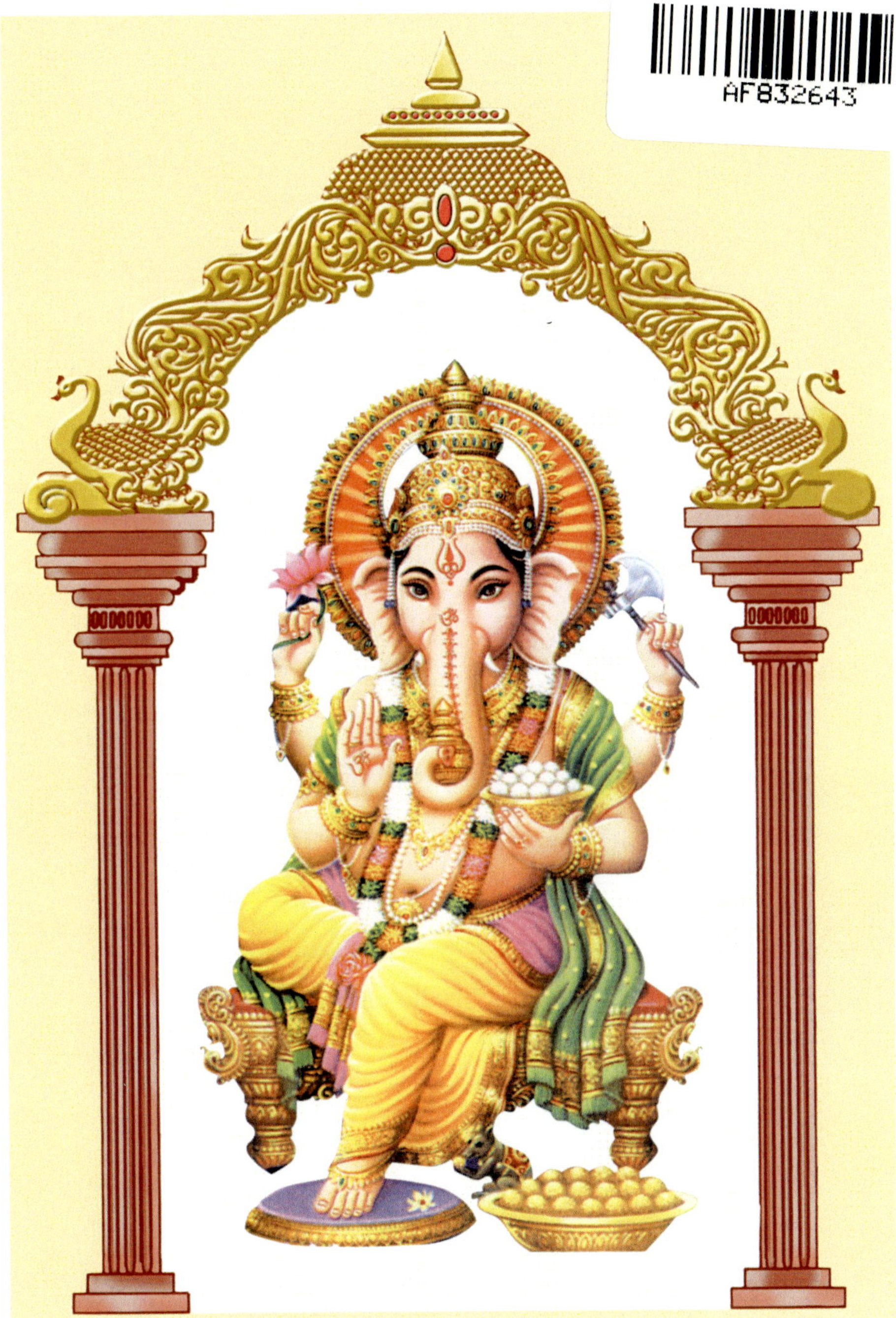

Shirdi Sai Babas Wege zur Heilung

SRI KALESHWAR

Titel der Originalausgabe:
Gifts of Shirdi Sai Baba
4. Auflage, Mai 2005

Die Deutsche Bibliothek verzeichnet diese Publikation in der Deutschen Nationalbibliografie; detaillierte bibliografische Daten sind im Internet über http://dnb.dbb.de abrufbar.

Sri Kaleshwar Publishing
Karl-Heine-Straße 99, 04229 Leipzig
www.sri-kaleshwar-publishing.com

1. Auflage

ISBN: 978-3-940656-01-8

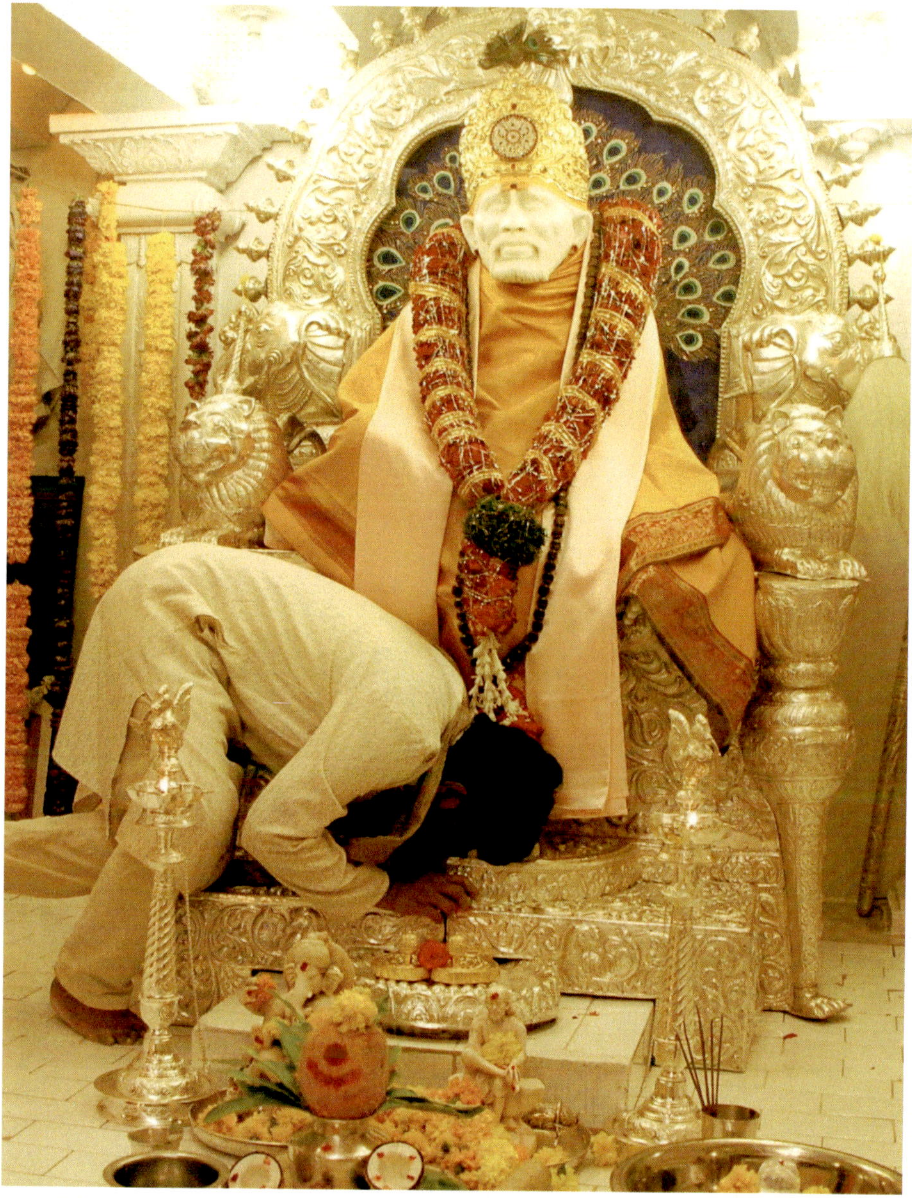

Dieses Buch ist meinem Meister
Shirdi Sai Baba gewidmet

INHALTSVERZEICHNIS

VORWORT

Als ich 1983 meine Arbeit an der Medizinischen Hochschule am Texas Medical Center begann, wurde mir schon sehr bald klar, dass etwas in dem wissenschaftlichen Modell von Gesundheit und Krankheit, das damals wie heute in der technologisch und industriell »fortschrittlichen« Welt vorherrscht, fehlte. Westliche Wissenschaften müssen noch die Beziehungen zwischen Bewusstsein und dem, was wir allgemein unter »Heilung« verstehen, entdecken.

Ob als Assistenzarzt in der Abteilung für Innere Medizin oder später als praktizierender Internist, ob in der Universität von San Francisco, in öffentlichen oder privaten Kliniken – wo die brillantesten Köpfe der Schulmedizin dieser Zeit beschäftigt waren, überall konnte ich beobachten, dass der Mechanismus von »Heilung« nicht vorhersagbar war. Der Grund dafür entzog sich meinem jahrzehntelang traditionell geschulten Verstand. Wo Heilung hätte aller Voraussicht nach stattfinden sollen, gewann manchmal die Krankheit; und wo die Schlacht verloren schien, stellte sich plötzlich auf gnadenreiche Weise Heilung ein. Viele Jahre habe ich nach tieferen, fundierteren Antworten auf die zeitlose Frage: »Was ist Heilung?« gesucht. Dies war die Frage, die mich zu Sri Kaleshwar führte.

Kaleshwar Anupati wurde am 8. Januar 1973 in der Nähe des kleinen Dorfes Penukonda in Südindien geboren. Seit seiner frühesten Kindheit ist sein Leben von den göttlichen, übernatürlichen Energien geprägt, die er verkörpert. Als kleines Kind galt sein Interesse seinem inneren Wesen, seiner Seele. Obwohl er auf Drängen seiner weltlich orientierten Eltern, die der Brahmanen-Kaste angehören (sein Vater ist Universitätsprofessor für Philosophie), die Schule besuchte, war er oft in stundenlange Meditationen versunken – alleine in seinem Zimmer oder in einem der unzähligen Hindutempel, die man überall in Indien findet. In jeder Vollmondnacht fand er eine Möglichkeit, aus seinem Elternhaus zu entwischen und bis zum Hals in das belebte Wasser eines Flusses oder Sees einzutauchen.

In seiner Gegenwart geschahen spontane Heilungen. In einem Fall wurde ein Fremder, der vor Schmerzen schrie, weil ihn ein Skorpion gestochen hatte, in tiefes Staunen versetzt, als seine Schmerzen und seine Angst auf wundersame Weise durch Kaleshwar gelindert wurden. In einem anderen Fall verwandelte sich ein zynischer Professor, der seine Schüler schikanierte, in einen sanften, umsichtigen Lehrer, der später einer der ersten Anhänger von Swamiji wurde. Kaleshwar hatte während eines Abendessens dem Lehrer von dessen bisherigem, sehr schwierigem Leben erzählt. Als Kaleshwar die vergangenen Erlebnisse, wie Krankheit und Einsamkeit, unter denen der Lehrer gelitten hatte, detailgetreu wiedergab, fühlte sich der Mann auf unerklärliche Weise verändert, und das Abendessen wurde zu einer Heilung für sein Herz und seine Seele. Es gibt zahlreiche ähnliche Geschichten.

Im Alter von 14 Jahren wurde Swami sich seines göttlichen Auftrags bewusst. Mit 16 Jahren lehrte und heilte er im Stile der großen Meister, und seine Studenten und Anhänger warteten auf dem Rasen vor seiner Schule auf ihn. Mit 20 Jahren hatte er bereits seinen eigenen Ashram (spirituelles Zentrum) in Penukonda gegründet, um seinen spirituellen Pflichten nachzukommen. Einige Jahre später begann er, seine Energien auf den Westen zu konzentrieren und mit Studenten aus Japan, Europa und Amerika zu arbeiten. Sein erklärtes Ziel, in Wort und Tat, war die Aussaat der »Samenkörner Gottes« und die Unterweisung seiner Studenten in kraftvollen Heilungstechniken, um sie als ausgebildete Heiler in die Welt zu senden.

Ich begegnete Kaleshwar im Juli 1997 zum ersten Mal. Dieses erste Treffen war eher zufällig, da ich zu jener Zeit keinesfalls auf der Suche nach einem spirituellen Meister oder Lehrer war. Ich nahm an einem Treffen in Ojai/Kalifornien teil, angezogen durch das, was ich über Kaleshwar als »Heiler« und »Wundermacher« gehört hatte. Es sollte sich beides bestätigen. Niemals zuvor war ich einer solch beeindruckenden Präsenz wie ihm begegnet. Ich wurde Zeuge zahlreicher Heilungen und Ereignisse, die ich damals als »Wunder« bezeichnet hätte. Diese Heilungen waren zu jenem Zeitpunkt meines Lebens wahrhaftiger, kraft- und wirkungsvoller als alles andere, was ich jemals zuvor erlebt hatte.

In den folgenden zwei Jahren bewegte und beeindruckte mich Kaleshwars Gegenwart, sowohl als meisterhafter Lehrer wie auch als meisterhafter Heiler, immer wieder neu. Seitdem habe ich unzählige Reisen nach Indien unternommen, um ihn zu besuchen und soviel wie möglich von ihm zu lernen. Ich selbst war Zeuge zahlreicher Heilungen, einschließlich der erfolgreichen Behandlung von akuten Verletzungen, Kobrabissen, anderen Vergiftungen und der Heilung chronischer Krankheiten wie Krebs, Herzkrankheiten und Lähmungen nach einem Hirnschlag. Während meiner Besuche bei Kaleshwar war ich persönlich während einer Vielzahl von Ereignissen anwesend, die man nach westlicher Auffassung als »Wunder« bezeichnen würde: das Manifestieren von Gegenständen in seine leeren Hände, die Verwandlung von Wasser in Wein, das Transformieren von schwarzem Fluss-Sand in leuchtend rotes Kum Kum (rotes Pulver, welches von Hindus benutzt wird) oder die Verwandlung von frisch geschnittenen Blumen in Vibhuti (heilige Asche).

Für Sri Kaleshwar sind solche Ereignisse nicht wirklich ein Wunder oder von besonderer Bedeutung, abgesehen von ihrem Wert, unsere Aufmerksamkeit zu erwecken. Sie demonstrieren die Möglichkeiten, die uns durch die bewusste Beeinflussung der göttlichen Energie zur Verfügung stehen. Er versichert uns immer wieder, dass seine Mission darin besteht, jedem von uns dabei zu helfen, unsere wahre Natur zu erkennen – dass wir göttliche Seelen in menschlicher Form sind, deren Geburtsrecht die Verkörperung Gottes und des göttlichen Geistes ist. Er zeigt uns einen Weg, der zur Heilung und Bewusstheit unserer Selbst führt, zunächst für jeden von uns persönlich, aber letztendlich für alle Menschen in unserem Leben.

Ich selbst habe Swamis Körper während tiefer Stadien der Meditation, die als »Yoga Samadhi« bekannt sind, untersucht und versorgt. In dieser Zeit ist seine Trance so tief, dass sein physischer Körper kein wahrnehmbares Lebenszeichen von sich gibt – kein fühlbarer Puls, keine erkennbaren Atembewegungen; sogar Herzschlag oder Atemgeräusche lassen sich beim Abhören mit dem Stethoskop nicht mehr feststellen. Zu zwei unterschiedlichen Gelegenheiten habe ich seinen Körper während solcher Samadhi-Meditationen beobachtet und untersucht. Diese Meditationen dauerten im ersten Fall 36 Stunden und im zweiten 24 Stunden.

Jedes Jahr bringt Sri Kaleshwar zu einer bestimmten Zeit Gegenstände hervor, die Atma-Lingams genannt werden und eine göttliche Heilschwingung besitzen. Diese Gegenstände bringt er nach heftigen energetischen und wehenähnlichen Kontraktionen aus seinem Mund zur Welt, und sie scheinen aus einer Art Stein zu bestehen, obwohl sie sich direkt nach dem Austritt aus seinem Körper weich und fleischähnlich anfühlen. Jeder Lingam verbreitet einzigartige Schwingungen, die Heilungsprozesse unterstützen, ob körperlich, emotional, mental oder spirituell. Ich selbst war bei der »Geburt« von fünf solcher Lingams anwesend.

Eine dieser Gelegenheiten war für meinen naturwissenschaftlich konditionierten Verstand besonders bemerkenswert. Swamiji litt in der Woche vor der Geburt des Lingams an starken Bauchschmerzen und konnte nur schwer Nahrung aufnehmen. Nachdem ich nachdrücklich darauf bestand, er möge doch etwas essen, vertraute er mir an, dass der Lingam, der in ihm heranwuchs, größer sei als alle bisherigen. Es sei möglich, dass sein Körper beim Hervorbringen des Lingams ein so starkes Trauma davontragen würde, dass es seinen Tod bedeuten könnte. Er sagte, sobald der Lingam beginnen würde, in seinem Körper aufwärts zu wandern, hätte er nur geringe Kontrolle über dessen Verlauf und dass er möglicherweise meine Hilfe bräuchte.

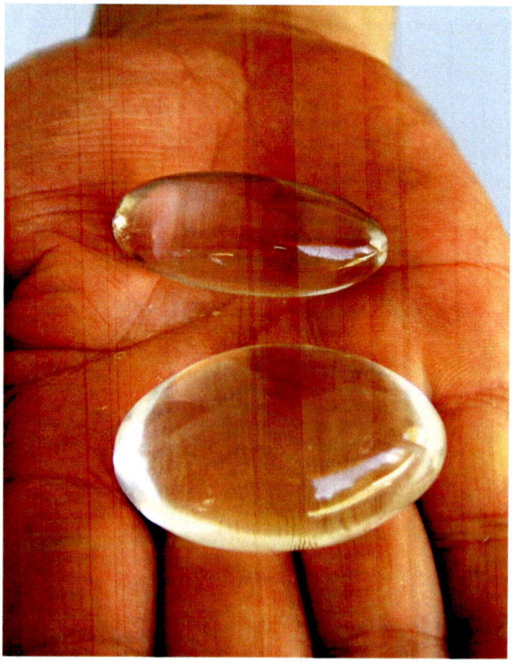

Würde ich im Notfall den Lingam so drehen können, wie einen falsch liegenden Fötus während der Eröffnungsphase einer Geburt? Eifrig bestrebt zu helfen überschlug sich mein ärztlicher Verstand. Wir machten eine Röntgenaufnahme von seinem Bauch, auf der wir einen großen eiförmigen und undurchsichtigen Gegenstand mit der Dichte eines Knochens sehen konnten. Der Gegenstand war zehn mal vier Zentimeter groß und unterhalb der linken Brustkorbhälfte eingeklemmt. Es sah so aus, als würde er eher durch den Brustkorb in Richtung Herz hinaufwandern als durch die Speiseröhre zum Mund hinaus. Nach langer Diskussion beschloss Kaleshwar, dass ich den Lingam im richtigen Augenblick an eine geeignete Position im Körper lenken solle, wo er dann aufsteigen könne.

Als dieser Augenblick schließlich kam und Swami bereits eine Stunde oder länger schweigend, von wehenartigen Krämpfen geschüttelt, umhergegangen war, deutete er mir an, dass er nun rasch Hilfe bräuchte. Er stand zwischen seinen Studenten im abgedunkelten Tempel und ich trat näher an ihn heran. Sofort nahm er meine rechte Hand und legte sie auf seine linke obere Bauchhälfte. Dann presste er meine Hand in seinen Körper, bis ich die Form des Lingams durch seine Haut spürte. Als ich versuchte, nach dem Lingam zu »greifen«, um ihn in die richtige Richtung zu lenken, krümmte sich Swami zusammen und stützte sich auf meinen Arm.

Auf einmal ließ er sich mit dem gesamten Gewicht seines kleinen Körpers über meinen Arm fallen, gleich einem Handtuch, das man über eine Stange gehängt hat. Sein Körper begann sich zu winden und ich musste meinen linken Arm um seine Taille legen, um uns beiden einen stabilen Stand zu geben. Der Gegenstand in meiner Hand schien sich nun um seine eigene Längsachse zu drehen und unglaublich heiß zu werden. Auf einmal wirkte es, als ließe sich Kaleshwar noch mehr auf meinen Arm fallen und meine Hand hörte einfach auf, als Teil meines Körpers zu existieren. Stattdessen fühlte sich meine Hand an, als würde sie sich innerhalb von Swamis Körper befinden oder mit ihm verschmolzen sein. Auf einmal gab es nichts mehr zwischen meiner Hand und dem Lingam. Für die Dauer eines unglaublich kurzen und doch unendlichen Augenblicks hielt ich den wirbelnden Lingam in meiner Hand.

Plötzlich schien er sich in zwei Hälften zu teilen und zu beiden Seiten meiner Hand herauszuschießen. Sofort schoss ein Schwall von Blut und Gewebe aus Swamis Mund, gefolgt von einem kleinen Lingam in der Größe einer Walnuss. Ich wusste nun, dass der eine große Lingam sich tatsächlich geteilt hatte.

Einen Moment später kam der zweite Lingam zum Vorschein. Als alle Studenten nacheinander die beiden Lingams in ihren Händen hielten, nahm ich den Ausdruck von Frieden und Liebe auf allen Gesichtern wahr, der meinen Bewusstseinszustand widerspiegelte. Die beiden Lingams erhielt an jenem Abend ein amerikanischer Student, um diese für Heilungen in Amerika zu benutzen.

Sri Kaleshwar ist auch ein meisterhafter Lehrer. Er unterweist ständig eine große Anzahl von Menschen, die zu ihm kommen, in Themen, die wir im Westen als »Spiritualität« bezeichnen würden. Sobald er sich im Ashram aufhält, wird dieser zu einem rastlosen Zentrum von Aktivität. Während meiner Aufenthalte besuchten ihn jedes Mal weit über tausend Inder in einem Zeitraum von nur wenigen Tagen. Zu besonderen Anlässen folgen an einem einzigen Tag mehrere tausend Menschen seiner Einladung, um seinen Darshan (seinen Segen) zu erhalten. Ich habe Kaleshwar auch ins Ausland begleitet, nach Amerika und Europa, wo er sich einer wachsenden Anzahl von Menschen widmet, die wie ich nach tiefer Wahrheit und Sinnhaftigkeit in ihrem Leben suchen und wahre Heilung erfahren wollen.

Obwohl die Lehren Sri Kaleshwars für alle zugänglich sind, gilt seine besondere Absicht der Verbreitung dieser göttlichen Energie und des Wissens im Westen. Er stellt für jeden Menschen etwas anderes dar. Zu seinen Gaben gehört die Fähigkeit, göttliche Informationen in einer leicht verständlichen Art zu übermitteln, wie unterschiedlich seine Zuhörerschaft auch sein mag. Es ist ihm möglich sich in einer Art und Weise auszudrücken, die für jeden Zuhörer, unabhängig von seinen bisherigen Erfahrungen, verstanden werden kann.

Durch regelmäßiges Studium und Praxis führen Swami Kaleshwars Lehren die Studenten zu einem stetig wachsenden Bewusstsein ihrer wahren Natur, als Seelen in menschlicher Form.

Es folgt eine klare Wahrnehmung dessen, was wir als Realität erfahren, die Verwirklichung des Wissens, das wir alle besitzen und die Erinnerung an jene Aufgabe, die zu erfüllen wir gekommen sind.

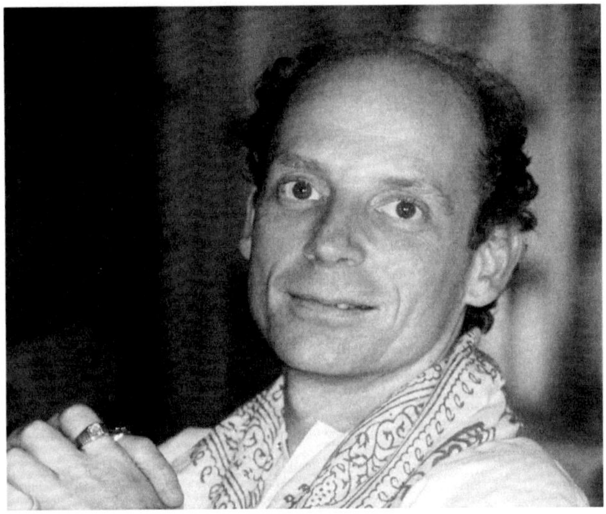

Clint Thompson, MD
P.O.Box 603
Laytonville, California, 95454 USA

E-Mail: nityaananda@penukonda.info

EINLEITUNG

Jeder Versuch, die umfassende Bedeutung eines göttlichen Wesens in Worten auszudrücken, muss scheitern. Es ist einfach unmöglich. Eine göttliche Seele ist einfach eine göttliche Seele. Und jemand, der das große Glück hat, mit einer solchen Seele verbunden zu sein, der versteht auch die Liebe, die ich für meinen wunderbaren Freund und Meister Swami Kaleshwar empfinde. Die wundersamen Erzählungen über Swami in diesem Buch sind wahr, und mit ihm zu leben heißt, sich in einer Welt von grenzenloser Magie, Kraft und Schönheit aufzuhalten.

Als ich Swami Kaleshwar 1997 zum ersten Mal traf, wusste ich sofort, dass er eine göttliche Seele ist und als solche die Gegenwart Gottes verkörpert, erfährt und sie zum Ausdruck bringt. Schon zu Beginn meiner Beziehung zu Swami erklärte ich unmissverständlich, dass ich Gott durch direkte Erfahrung kennenlernen wollte. Swamis bloße Gegenwart berührte mich tief, und ich konnte nur ahnen, was er innerlich erfuhr. In seinen leuchtenden schwarzen Augen konnte ich sehen, dass es offensichtlich etwas Wunderbares sein musste. Was auch immer er innerlich wahrnahm, war stark und schön genug, um jeden Menschen in seiner Umgebung zu berühren. Das wollte ich erfahren. Ich fragte ihn, ob das Erlernen der Heilungstechniken, die er unterrichtete, zur Gottesverwirklichung, meinem wahren Ziel, führen würde. Als er mir dies bestätigte, fragte ich ihn, wie es möglich sei. Ich werde nie vergessen, wie Swami mir die Analogie mit der Mango erzählte.

Swami verglich Gotteserkenntnis mit dem Verzehr einer Mango. »Wenn ich hier sitze und eine Mango esse, Genusslaute von mir gebe und dir sage, wie köstlich sie ist – was hast du davon? Wenn ich dir über die Wurzeln, das Wasser, die Sonne, die Bäume, die Blätter, den Zucker, eben über alles erzähle, was zum Reifungsprozess der Mango dazugehört, hilft dir das? Füllt meine Beschreibung, wie wunderbar der Geschmack ist, deinen Magen? Kannst du die Süße durch meine Worte schmecken? Nein! Du musst sie selbst probieren, erst dann wirst du es wissen.«

Swamis Botschaft an die Welt ist, dass jeder seine eigene, ihm innewohnende Göttlichkeit erkennen und Zugang zur göttlichen, zur kosmischen Energie finden soll, so dass wir nicht nur zu natürlichen, schönen Menschen, sondern zu übernatürlichen Wesen mit wunderbaren Fähigkeiten erblühen. Könnt ihr euch die positive Wandlung vorstellen, die sich in der Welt ereignen würde, wenn die Menschen wüssten, dass die übernatürliche Kraft der göttlichen Energie für jeden zugänglich ist, dass übernatürliche Seelen genauso gewöhnliche Menschen sind wie du und ich, dass die meisten Heiligen ihre spirituelle Meisterschaft durch Jahre harter Arbeit erreichten und nicht aufgrund irgendeiner kosmischen Auslese und dass jedem Menschen genau dies möglich ist? Könnt ihr euch vorstellen, wie sehr sich der Zustand der Welt verändern würde, wenn übernatürliche Seelen in der Gesellschaft lebten und heilend tätig wären? Wie viele Menschen würden dann danach streben, Gott und ihre eigene wahre Natur zu erkennen?

Die enorme Kluft zwischen dem Natürlichen und dem Übernatürlichen, die jahrtausendelang bestand, wird von Tag zu Tag kleiner. Es ist eine solch unglaubliche Zeit, um Zeuge der Geschichte der Menschheit zu sein. Die Qualität von Wissen hat sich in den letzten 20 Jahren sprunghaft verbessert. Sei es durch Fortschritte in den Naturwissenschaften oder die Freigabe geheimen esoterischen Wissens; das Verständnis und die Möglichkeiten in diesen Bereichen nehmen täglich zu. Es ist kein Zufall, dass die Vorsehung gerade diese Zeit für das Erscheinen und die Lebensbotschaft von Swami Kaleshwar gewählt hat.

Was bedeutet es, ein übernatürlicher Heiliger zu sein? Mit »übernatürlich« bezeichne ich eine Person mit der Fähigkeit, Dinge zu tun, die vollkommen gegen die uns heutzutage bekannten wissenschaftlichen Gesetze verstoßen. Dazu zählen z.B. das Teleportieren eines Gegenstandes von einem Ort an einen anderen oder die Verwandlung eines Gegenstandes, wie Wasser in Wein oder Blumen in Asche – oder auch wundersame Heilungen, durch die Lahme wieder gehen, Blinde wieder sehen und Taube wieder hören können. Obwohl Swami ein Meister im Vollbringen von Wundern ist, sind die verblüffendsten Wunder für mich seine Heilungen.

Swami ist erst 27 Jahre alt, hat aber bereits tausende von Wunderheilungen vollbracht. Ich selbst habe ihn einen kleinen Jungen mit einer genetischen Krankheit heilen sehen, die Ärzte aus aller Welt nicht einmal diagnostizieren, geschweige denn behandeln konnten. Andere Beispiele sind die Heilung von tödlichen Schlangenbissen und Skorpionstichen – was am häufigsten vorkommt – bis hin zu Asthma, Blindheit, schweren Herzkrankheiten, Krebs, bösartigen Tumoren oder Hirnschäden.

Swamis Fokus liegt jedoch nicht so sehr auf Wundern, abgesehen von Heilungen, es sei denn, sie dienen als Beweis für die Existenz und Fähigkeit dessen, was er kosmische Energie nennt. Er stellt routiniert und ohne Anstrengung eine Kraft unter Beweis, größer als das, was Menschen im Allgemeinen kennen oder verstehen, um in ihnen die Sehnsucht nach dem spirituellen Pfad zu wecken. Sich in seiner Nähe aufzuhalten, erschüttert unsere Glaubensgrundsätze und zwingt uns, die Welt und unseren Platz in ihr neu zu überdenken. Konfrontiert mit der Wahrheit eines Wunders, muss sich der Verstand mit Vorstellungen über die Existenz und die Kraft Gottes auseinandersetzen.

Mit Ausnahme der Heilungen sind andere Wunder nicht zu vergleichen mit der Schönheit und Gnade, die von der Gegenwart dieses göttlichen Wesens ausgehen. Ich erinnere mich an das erste Mal, als ich Swami traf. Er sah damals aus wie ein Junge, und nicht wie die Person, die ich erwartet hatte. Ich konnte jedoch meinen Blick nicht von ihm wenden und spürte, wie sich meine Gefühlswelt innerhalb weniger Sekunden veränderte. In Gegenwart einer göttlichen Seele stellen sich Freude und Frieden mühelos ein, auch wenn man sie nur für einen kurzen Augenblick oder aus der Entfernung sieht. Die Liebe und die Energie, die von ihr ausgeht, ist deutlich spürbar. Es hat nichts mit Glauben zu tun oder mit der Fähigkeit, Energien wahrnehmen zu können. Diese Erfahrung geht buchstäblich über den Glauben hinaus. Selbst wenn man felsenfest davon überzeugt ist, dass die Sonne am nächsten Morgen nicht aufgehen wird, tut sie es dennoch. Gleichermaßen haben in der Gegenwart von Göttlichkeit die Schatten falscher Glaubensgrundsätze keinen Einfluss auf unsere direkte Erfahrung und werden zerstreut, um bisher verborgene Möglichkeiten zu offenbaren.

Die erste Unterweisung, die ich – wie viele andere, die Heiler werden wollten – von Swami erhielt, war der Prozess der Fünf Elemente. Wann immer Swami ein neues Heilungssystem lehrt, empfiehlt er allen neuen Studenten als Voraussetzung den Prozess der Fünf Elemente abzuschließen. Das Geschenk dieses Heilungssystems kann gar nicht hoch genug bewertet werden. Als ich mit dem Prozess begann, hatte ich noch nie zuvor ein Mantra rezitiert. Die Vorstellung, ein paar Sanskrit-Worte unablässig zu wiederholen, erschien mir töricht. Was sollte das für einen Sinn haben? Ich wusste nicht einmal, was diese Worte bedeuteten!

Der Durchgang mit dem ersten Erdmantra glich einem befremdlichen Ritual. Jeden Morgen saß ich, eine Hand im Gras und in der anderen eine Mala (Gebetskette mit 108 Perlen), auf meinem kleinen Rasenstück in Los Angeles und rezitierte dieses ziemlich lange Mantra. Die ganze Sache dauerte etwas mehr als eine Stunde, in der zahlreiche Autos und Passanten mit ihren Hunden vorbeikamen. In den ersten zehn Tagen fühlte ich mich wie ein Idiot. Es war so unnatürlich und peinlich! Den Daumen in der Erde, eine Mala haltend, versuchte ich mich an das Mantra zu erinnern, es korrekt auszusprechen, mich zu konzentrieren, zu entspannen und den Juckreiz zu ignorieren – ich konnte mich ja nicht kratzen, weil meine Hände beschäftigt waren.

Hinzu kam das Bemühen, nicht auf meinen Geist zu hören, der mir erzählte, wie lächerlich ich für die vorübergehenden Leute aussah und womit ich hier meine Zeit vergeudete. Was für eine Herausforderung! Oft habe ich laut über mich selbst gelacht. Wie könnte das Aussprechen dieser Worte irgendetwas bewirken? Das Einzige, was mich bewegte weiterzumachen, war das Versprechen an mich selbst, den Prozess unter allen Umständen abzuschließen. Nur so ließ sich herausfinden, ob Swamis Lehren sich bewahrheiten würden.

Ich erinnere mich noch sehr deutlich an den zehnten Tag, an dem ich trotz meines körperlichen Unbehagens, der geistigen Ablenkungen und der Passanten in Trance fiel! Als ich wieder zu mir kam, hatte ich das Mantra nur 15-mal wiederholt und mich für ungefähr 20 Minuten in Trance befunden.

Es war anders als alles, was ich bisher erlebt hatte. Der Daumen, der die Erde berührte, kribbelte, als wäre er eingeschlafen. Daher wollte ich ihn ausschütteln und hob meine Hand, die sich so anfühlte, als würde sie ein großes Gewicht heben. Mein Daumen wurde magnetisch vom Erdboden angezogen! Ich hob und senkte meinen Daumen mehrmals um zu sehen, ob es sich vielleicht um Halluzinationen handelte. Doch mein Daumen fühlte sich tatsächlich so an, als würde er stark nach unten gezogen, sobald er nur wenige Zentimeter vom Boden entfernt war. Ich versuchte es sogar mit geschlossenen Augen um zu sehen, ob mein Verstand mich austricksen wollte. Nein, es war das gleiche Ergebnis! Meine Hand und mein Arm waren nicht eingeschlafen, und es war auch nicht mein Verstand, der mir etwas vorgaukelte. Mein Daumen war zu einem Magneten geworden! Ich weiß, wie sich das anhört, aber ich kann nur sagen, dass es so war.

Während der verbleibenden Tage gab es keine anderen tiefen Erlebnisse – vielleicht, weil ich sie zu sehr erwartete. Viele Leute aus dem gleichen Kurs hatten andere Erlebnisse oder Empfindungen. Manche Teilnehmer spürten ein Brennen im Daumen oder in den Zehen. Einen Mann umgab ein stinkender Geruch, der seinem ganzen Körper entströmte. Obwohl er als Anwalt täglich Überstunden machte, stand er trotzdem jeden Tag noch vor Sonnenaufgang auf, um die Mantren drei Stunden lang zu rezitieren. Er wusste nicht, was vor sich ging, bis er die 41 Tage beendet hatte und der unangenehme Geruch verschwand – ein weiteres Beispiel für eine Reinigung, die man erfahren kann.

Eines fiel mir allerdings auf: Irgendwo in mir verspürte ich eine andauernde, unbeschreibliche Freude. Es war seltsam – wie eine winzig kleine, in mir sprudelnde Quelle intensiver Freude, unabhängig davon, wie ich mich körperlich oder emotional fühlte. Schon dieser kleine Unterschied in meinem Leben hatte eine äußerst starke Auswirkung. Es war, als ob eine Dunkelheit von mir genommen wurde und ich Frieden und Freude viel leichter und spontaner erleben konnte. Bis heute, dreieinhalb Jahre später, praktiziere ich immer noch täglich die Mantren der Fünf Elemente. Sie haben essentielle und grundlegende Bedeutung und ich erlebe sie jedesmal wieder neu.

Swami bezeichnet die Fünf Elemente als die Säulen, auf denen alle anderen Energien, natürliche wie übernatürliche, ruhen. Das Aufladen und Reinigen der Elemente erhöht die Seelenkapazität und magnetisiert buchstäblich die Seele, um hohe Schwingungen anzuziehen. Dadurch wird die Negativität, welche die Seele umgibt, gereinigt und Energiekanäle zu den Elementen werden geöffnet. Sobald diese Kanäle offen sind, beginnt automatisch ein Austausch der Schwingungen zwischen der Seele und den natürlichen Elementen. Dies kann genutzt werden, um Negativität zu entladen. Und währenddessen steigt auch der Magnetismus der Seele kontinuierlich an. Dadurch ist es einfach, Menschen von verschiedenen Arten von Negativität zu befreien und diese dann in die Erde, ins Wasser oder ins Feuer zu entladen. Wenn du beginnst Heilungen durchzuführen, wird vieles verständlich, was zunächst noch unklar erscheint. Die Energie ist so stark, dass normalerweise Heiler und Patient spüren können, wie sie arbeitet. Wenn du die Mantren anwendest, wirst du eigene Erfahrungen machen und erkennen, dass es absolut wahr ist, so seltsam es auch im Moment klingen mag.

Swami Kaleshwar ist ein Siddhi Purusha. Dies ist ein Mensch, der Kontrolle über die Fünf Elemente hat. Mit seiner yogischen Kraft kann er ein Feuer entzünden, Wasser oder Asche manifestieren. Er kann Regen oder Wind abwenden. Von überall in der Welt kann er einer Person Heilung oder einen Gedanken telepathisch senden. All dies habe ich persönlich schon miterlebt. Seine Seele hat dieselbe Energie wie die Elemente in der Natur und kann diese somit auch kontrollieren. Der Unterschied zwischen einer normalen Seele und einer übernatürlichen Seele liegt bei den Fünf Elementen. So kraftvoll ist diese Information!

Das Wissen um das Heilungssystem der Fünf Elemente ist nicht neu. Tatsächlich ist es jahrtausendealt. Swami sagt oft: »Es ist nicht meine eigene verrückte Idee. Ich habe das Ganze nicht erfunden.« Denn oft klingt das, was er lehrt, gerade für die westliche Welt sehr bizarr. Wann immer er das sagt, muss ich lachen, weil ich mich dann an meinen Chemielehrer erinnere. Er sagte das Gleiche, wenn ich wiederholt bat, das Konzept eines »Mol« zu erklären (die Menge einer Substanz, gemessen in Gramm, rechnerisch gleich dem Molekulargewicht dieser Substanz) und wie diese Zahl von $6{,}022 \times 10^{23}$ für irgendein Gas bestimmt wurde.

Der Professor unternahm immer wieder vergebliche Versuche, es mir zu erklären und sagte schließlich: »Ich habe das doch nicht erfunden! Wenn wir diese Zahl in die Gleichung einsetzen, funktioniert es eben.« Mit anderen Worten: Jemand anderes hat es entdeckt und obwohl ich nicht genau weiß, warum es so ist, funktioniert es. Sogar Swami konnte, als er mit seinen Sadhanas (spirituelle Übungen) begann, sehr schwer glauben, was ihn einige Heilige lehrten. Aber er probierte es aus, erzielte Ergebnisse und verkörpert nun die Wahrheit dieses Wissens. Er weiß genau, dass seine Lehren für die Allgemeinheit sehr anspruchsvoll sind. Er weiß aber auch, dass sie der Wahrheit entsprechen und alle, die diese Systeme praktizieren, Ergebnisse sehen werden. Wahrheit ist Wahrheit.

Dieses Buch ist für Menschen gedacht, die offenen Herzens sind und den aufrichtigen Wunsch haben, kraftvolle Heiler zu werden. Viele von Swamis Studenten vollbringen bereits jetzt unglaubliche Heilungen – wie die Heilung von Blindheit und Krebs – und erleben in der Praxis die Ergebnisse seines Wissens und seines Segens. Swamis größtes Bestreben ist es, überall in der Welt hunderte von Heilern mit übernatürlichen Heilkräften auszubilden. Er erwartet keine Gegenleistung, denn für ihn bedeutet es Freude, wenn ein Student mit anderen teilt, was ihm gegeben wurde. Nur wenige von uns Studenten haben in den letzten drei Jahren bei Swami in seinem Ashram gelebt, und wir wissen, dass wir nicht sehr lange hier bleiben werden. Er hat bereits angekündigt, dass er uns sozusagen aus dem Nest werfen wird, damit wir unsere Aufgaben in der Welt erfüllen; sonst hätte er seine Zeit und Energie vergeudet. Er will sich keine spirituelle Anhängerschar schaffen, sondern uns zu spirituellen Meistern ausbilden. Das Programm der Fünf Elemente ist der erste Schritt in diese Richtung, und jeder ist dazu fähig.

Swami ist überzeugt davon, dass ein Heiliger einzig und allein an seinen Studenten zu messen ist. Nur durch seine Studenten kann sich das wahre Wissen weiter verbreiten. Wird ein Student zu einem Meister, dann wird die Wirkung dieses Wissens sichtbar. Auch Jesus sagte: »An der Frucht sollst du den Baum erkennen.« Die Frucht des Wissens ist unreif, wenn andere sie nicht genießen können. Swami verurteilt jene Heilige ganz offen, die das Wissen nur für sich selbst nutzen und nicht mit der Welt teilen. Seiner Meinung nach begehen übernatürliche Seelen, die das eine praktizieren und etwas anderes lehren, ein schweres Vergehen. Damit bereiten sie jenen Menschen Schmerz und Leid, die den aufrichtigen Wunsch haben, Gott zu erfahren.

Swami geht in seinen Bemühungen, dieses Wissen herauszugeben, sehr weit. Er ist in jeder Hinsicht ein unglaublicher Meister, der wirklich lebt, was er lehrt: Mitgefühl, Opferbereitschaft, Demut, Liebe, Sanftmut, Brillanz und Toleranz – die Liste seiner Qualitäten ließe sich noch weiter fortsetzen. Und vergesst die Vorstellung von einem alten, still in sich gekehrten, sich langsam fortbewegenden und in Meditation versunkenen Heiligen. Das ist nicht Swami. Er ist jung, gut aussehend, charmant, wenn er das will, und außerdem auch noch sehr kühn und wagemutig. Wenn er nicht gerade meditiert oder stundenlang in sein Feuer schaut, ist er lebhaft und vergnügt und freut sich immer an den Menschen, die gerade bei ihm sind. Was immer Swami macht, es ist etwas ganz Besonderes. Wenn das Leben eine Prüfung wäre, bei der es keine Pluspunkte gibt, würde es Swami dennoch irgendwie schaffen, auf über 100 Prozent der erzielbaren Punkte zu kommen. Er ist außergewöhnlich in allem, was er tut, und die Ergebnisse seiner Arbeit verblüffen mich immer wieder. Swami beschreibt die Art und Weise, wie er Aufgaben angeht, mit »Augen zu und durch«.

»Wenn ich ein Stück Zuckerrohr habe, so liegt es in meiner Natur 99,9 Prozent des Saftes herauszupressen. Ich lasse nie mehr als 0,1 Prozent Süße darin zurück. Was übrigbleibt, werfe ich fort.« Swami benutzte diese Analogie, um sich selbst zu beschreiben, und besser könnte man es nicht ausdrücken. Es bezieht sich auf alles, was er tut. Er arbeitet unglaublich hart und schafft es, das Maximum aus jedem einzelnen Tag herauszuholen. Er ist immer aktiv mit etwas beschäftigt. Bei den Menschen, mit denen er zu tun hat, kommen die intensivsten Gefühle hervor. Sie können in seiner Gegenwart gar nicht anders, als etwas lauter zu lachen, tiefer zu erröten, breiter zu lächeln oder heftiger zu weinen.

Wäre Swami kein Heiliger, so wäre er sicher Rennfahrer. Als ich das erste Mal mit ihm fuhr, lernte ich schnell, was es heißt, mein Leben in seine Hände zu geben. Swami hat mehr Geduld als alle Menschen, die ich bisher kennengelernt habe, und wartet buchstäblich Jahre, bis die beste Zeit zu handeln gekommen ist.

Wie ein Tiger erst im richtigen Augenblick auf seine Beute springt, wartet Swami stets, bis er sich sicher sein kann, das gewünschte Ergebnis zu erreichen. Bis zu diesem Zeitpunkt kann ihn niemand von der Stelle bewegen. Andererseits ist er, wie er zugibt, ein Meister der Abkürzungen und nicht daran interessiert, den normalen langen Weg zu gehen. Wenn er sich sicher ist, etwas in einem Bruchteil der sonst üblichen Zeit erreichen zu können, sieht er es als Herausforderung an. Das gilt besonders für die Spiritualität.

Swami Kaleshwar versteht genau den Wunsch aller spirituell Suchenden, so schnell wie möglich greifbare Ergebnisse zu erzielen. Er gibt seinen Studenten das, was er sich selbst wünschen würde. Nehmen wir als Beispiel die Mantren der Fünf Elemente. Im Heilungssystem der Fünf Elemente gibt es tatsächlich weit mehr als 100 Mantren für jedes Element – ein absoluter Alptraum für den durchschnittlichen westlichen Studenten, sich alle zu merken. Außerdem würde es Jahre intensiver Praxis erfordern, um den Prozess abzuschließen. »Es ist wie in einem Dschungel«, sagt er. »Wer braucht schon all das?« Swami hat die schwierige Aufgabe vollbracht, diese vielen Mantren für seine Schüler auf die absoluten Schlüsselmantren zu reduzieren. Die Energien sind das Ziel dieser Information; es geht darum, diese Energie in uns aufzubauen. Wenn wir die Mango essen wollen, brauchen wir nichts über die biochemischen Abläufe im Mangobaum zu wissen. Es reicht, die Frucht zu erkennen und zu wissen, wie man sie verzehrt. Ebenso verhält es sich mit den Fünf Elementen: Das Wissen ist nicht neu, wohl aber die Art und Weise, wie Kaleshwar es für die Welt aufbereitet hat.

Swami sagt immer: »Ich bin kein Gott. Ich bin euer bester Freund.« Er wünscht sich nur Freude und Erfolg für alle Menschen. Swami gibt stets sein Allerbestes, um jedem beim Erreichen seiner Ziele zu helfen, egal ob auf der spirituellen oder der materiellen Ebene.

Swamis Meister, Shirdi Sai Baba, pflegte zu sagen: »Ich gebe den Menschen das, was sie wollen, so dass sie irgendwann anfangen sich zu wünschen, was ich ihnen geben will.« Wenn ich meine Vorstellung von einem vollkommenen Guru oder Lehrer beschreiben sollte, würde mein Ergebnis nicht annähernd an das Phänomen Swami Kaleshwar herankommen.

Ich betrachte Swami als ein Geschenk von Shirdi Sai Baba und staune jeden Tag aufs Neue über mein großes Glück, eine persönliche Beziehung mit diesen zwei unglaublichen Seelen zu haben. Shirdi Baba und Swami Kaleshwar haben ihr Leben und all ihre Kraft der enormen Aufgabe gewidmet, um Schmerz, Leid und Ignoranz in der Welt im großen Stil zu heilen. Das System der Fünf Elemente ist das erste von vielen Samenkörnern, die in der Welt gesät werden, um diese Aufgabe zu erfüllen. Beide sehen dies als ihre Aufgabe und Freude an – zu unserem großen Glück.

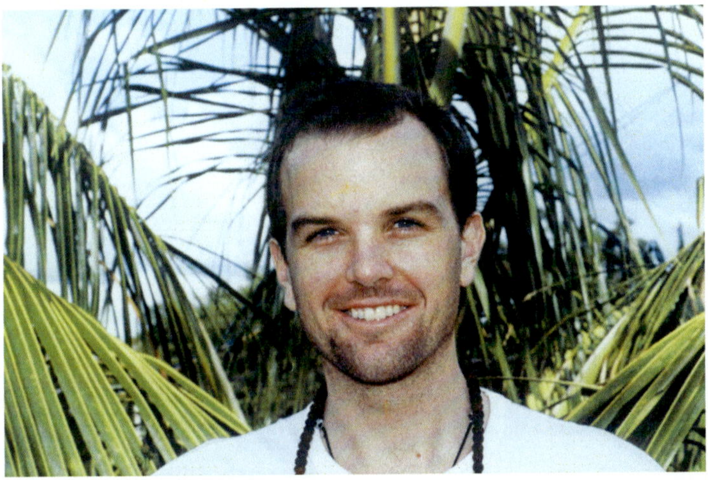

Ramakrishnananda

Penukonda, Indien im Juli 2000

Anmerkungen des Herausgebers

Die folgenden zwei Kapitel sind Transkriptionen von Vorträgen, die Sri Kaleshwar in englischer Sprache gehalten hat. Es ist keine Übersetzung aus seiner Muttersprache Telugu.

Die Seiten zum Thema »Regeln zur Verwendung der Mantren« sind vom Herausgeber hinzugefügt worden. Die Anleitungen, die jedem Element folgen, sind Zusammenfassungen der Lehren von Sri Kaleshwar. Ergänzungen und Erklärungen des Herausgebers wurden in Klammern gesetzt.

Teil Eins

Meine Botschaft an die Welt

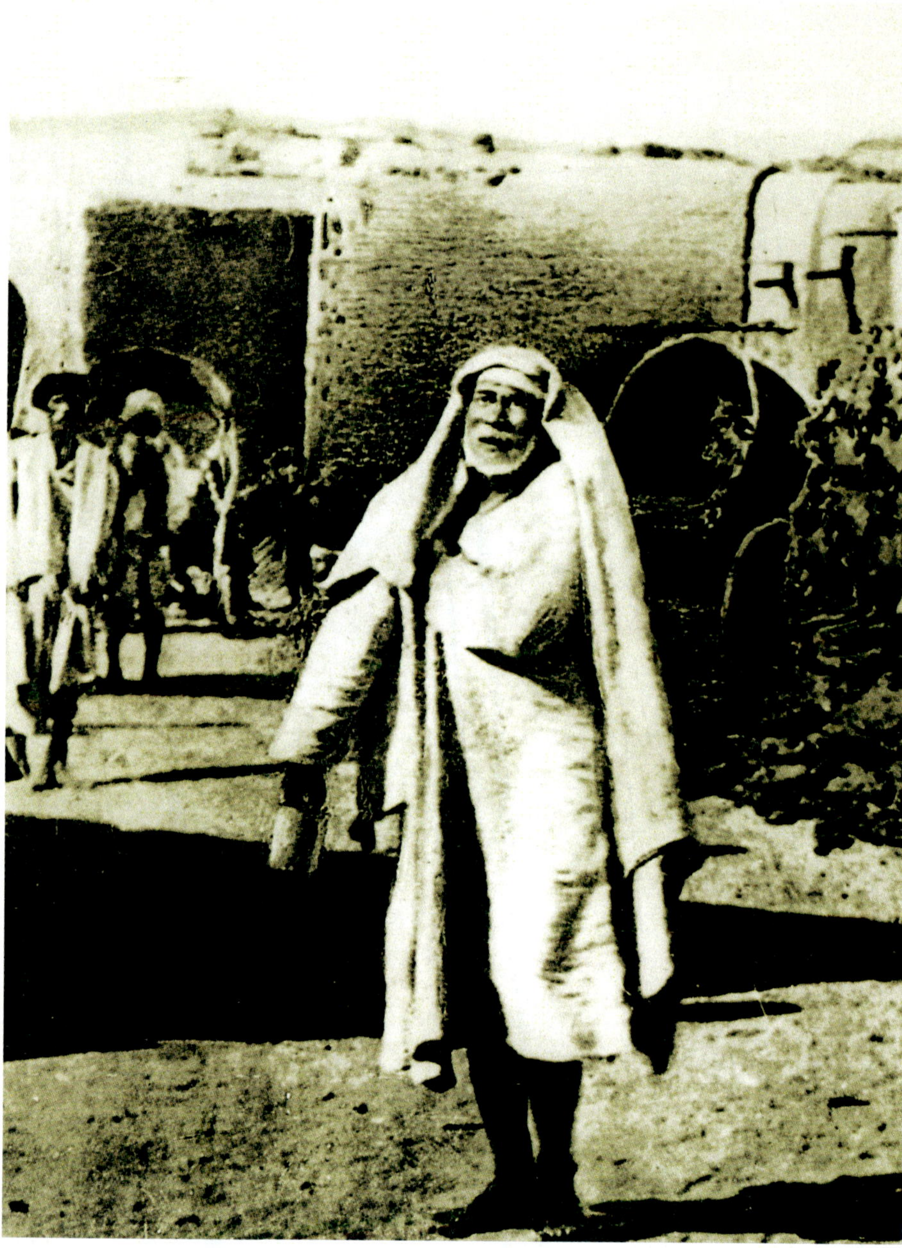

MEINE BEGEGNUNG MIT SHIRDI BABA

Mein Meister ist Shirdi Baba. In meinem Ashram steht eine ca. 1,80 m große Marmor-Statue von ihm, die eine Krone mit Diamanten trägt. Er ist der große Boss. Ja, wirklich! Der Meister aller Meister, eine übernatürliche Seele, eine absolut übernatürliche Seele. In meinem Leben habe ich bereits viele praktische Erfahrungen gemacht, eine Geschichte dazu werde ich nun erzählen.

Als 14-Jähriger hatte ich keinen Glauben an Gott. Zu dieser Zeit spielte ich, fuhr mit dem Fahrrad oder schwamm im Fluss. Es war eine sehr heiße Zeit im Sommer und gerade Prüfungszeit in meiner Klasse. Ich ging damals in die zehnte Klasse und erreichte in jedem Fach 92 bis 95 Prozent der möglichen Noten. In meiner Klasse war ich der Beste. Zum Lernen ging ich in einen alten Tempel – ein guter, friedlicher Ort. Ich fuhr mit dem Fahrrad zu diesem friedlichen Platz, etwa zwei Kilometer vom Dorf entfernt, um mich auf meine Prüfung vorzubereiten. Es war ein sehr alter Tempel, bereits völlig zerstört. Jeden Tag kam ein alter Mann dorthin. Er war sehr alt, hatte einen Bart und konnte nicht mehr richtig gehen. Bei sich hatte er eine Tasche, eine Bettelschale und einen Stock. Vier Tage beobachtete ich ihn von einer Ecke aus.

Immer wenn ich mich nach dem Lernen auf den Weg machen wollte, bat er mich: »Kannst du mir ein paar Münzen geben?« Zwei Tage hintereinander gab ich ihm die Münzen. Am dritten Tag wies ich seine Bitte zurück. Am Nachmittag des vierten Tages war ich sehr hungrig und wollte gerade zum Essen nach Hause fahren. Wieder bat er mich um ein, zwei Münzen. Ich antwortete ihm, dass ich kein Geld bei mir hätte. Da sagte er: »Warum lügst du? Du hast einen 50-Rupien-Schein bei dir.« Ich war so überrascht: »Woher weißt du das?« Er antwortete: »Ich weiß alles über dich. Es ist wahr.« Da ich kein Kleingeld hatte, versprach ich ihm, nach dem Essen wiederzukommen und ihm ein paar Münzen zu bringen, er solle sich keine Sorgen machen. Er fragte: »Warum willst du nach Hause fahren?« Ich erwiderte: »Ich bin sehr hungrig und will etwas essen.« Er antwortete: »Ich gebe dir mein Essen.« Ich lehnte ab: »Nein, nein, nein, ich mag dein Essen nicht!« Da fragte er: »Du magst mein Essen nicht? Es schmeckt aber sehr gut!«

Er öffnete seine Tasche und holte seine Bettelschale heraus. Das Essen war vier bis fünf Tage alt und schon verdorben. Ich fragte ihn: »Warum isst du dieses Essen? Damit ruinierst du deine Gesundheit. Ich hole dir gleich etwas Essen von zu Hause, mach dir keine Sorgen.« Er schaute mich mit Tränen in den Augen an. »Was ist los? Ich habe zwar morgen meine Prüfung, aber es ist wirklich kein Problem, ich bringe dir in einer halben Stunde etwas zu essen.« »Dein Prüfungsfach morgen ist Mathematik.« sagte er. Ich war überrascht: »Vielleicht hast du mich in den letzten vier Tagen beobachtet und alles gesehen.« Er sagte: »Was glaubst du, woher ich das weiß? Ich bin Shirdi Baba.«

Shirdi Baba – diesen Namen hörte ich zum ersten Mal. Ich hatte noch nie zuvor einen spirituellen Meister kennengelernt. »Ok« sagte ich »jetzt gehe ich jedenfalls.« »Nein, nein!« sagte er. »Iss doch dieses Essen.« Ich verweigerte, denn es war wirklich verdorben. Dann nahm er seinen Stock und klopfte dreimal auf die Schale. Köstlicher Dampf stieg vom Essen auf. Ich war überrascht und bekam es mit der Angst zu tun: »Wer bist du, warum machst du diese Zaubererei?« Er entgegnete: »Ich bin ein Meister der Magie.« Jedes seiner Worte war von großer Tiefe – von wirklich großer Tiefe!

Zu diesem Zeitpunkt wollte ich nun endlich nach Hause gehen. Am nächsten Tag sollte meine Mathematikprüfung stattfinden. Es war ein sehr schwieriges Thema, bei dem ich noch unsicher war und mich vorbereiten musste. Aber dieser alte Mann hielt mich auf und verwickelte mich in ein Gespräch.

Er forderte mich auf: »Probier doch ein wenig von meinem Essen und schau, ob es dir schmeckt, oder ob du dann immer noch bei deiner Mutter essen möchtest.« Dann gab er mir ein bisschen von seinem Essen zu kosten. Es war wundervoll! Sehr schmackhaft! Davon wollte ich mehr! Er materialisierte zwei Löffel in seiner Hand. Ich aß 20 bis 30 Löffel voll aus der Schale. Damit war ich satt und ging höchstens vier, fünf Schritte zum Wasserhahn, um mir die Hände zu waschen. Ich war nicht länger als ein bis zwei Minuten fort, doch als ich zurückkam, war er verschwunden. Aber er hatte seinen Stock zurückgelassen. Ich habe ihn immer noch in meinem Ashram.

Ich hatte Angst und war verwirrt. Es war ein alter Tempel, wo sich niemand sonst aufhielt. Er hätte sich in dieser Zeit unmöglich so weit entfernen können. Ich ging hinaus und kletterte auf den Tempel. Ich schaute in alle Richtungen, aber er war nirgends zu sehen. Ich entdeckte jedoch seine Fußabdrücke! Mein Herz schlug wie wild und Schweiß lief mir von der Stirn. Oh mein Gott! Ich war vollkommen verwirrt. Es war niemand mehr da. Nicht mal jemand, dem ich erzählen könnte, was passiert war. So nahm ich den Stock und ging nach Hause zu meiner Mutter. Ich erzählte ihr von meinem Erlebnis. Sie sagte: »Vielleicht hast du das nur geträumt. Du hattest bestimmt einen Traum.« Ich entgegnete: »Aber siehst du nicht diesen Stock hier?« Sie meinte nur: »Ach, du bist immer so töricht.«

Während ich am nächsten Tag an meiner Prüfung schrieb, hörte ich seine Stimme. Sie war direkt in meinem Ohr. Immer wenn ich schreiben wollte, hörte ich wieder seine Stimme. Er sagte nur: »Wie geht es dir, wie geht es dir?« Nach diesem Erlebnis ging ich zu einem Priester und fragte: »Ein alter Mann hat mich verhext. Ich höre seine Stimme in meinen Ohren. Was ist passiert, ist es etwas Gutes oder Schlechtes?« Er glaubte mir nicht: »Ach, vielleicht ist irgendein böser Zauber über dich gekommen.« Dann sprach er ein Gebet für mich und verlangte 50 Rupien. Einige Monate später sprach der alte Mann in meinen Träumen zu mir: »Warum hast du Angst? Ich bin kein böser Mann. Ich bin dein Großvater. Ich bin ein Großvater für alle Menschen. Du wirst ehrenhafte Arbeit tun – du bist ein Mensch für die ganze Welt.« Ich verstand es nicht. Doch er lud mich ein, zu ihm zu kommen: »Komm zu meinem Platz nach Shirdi, im Staat Maharastra.«

Nach diesen Träumen versuchte ich herauszufinden, wo der Ort Shirdi lag und wer Shirdi Baba war. Ein Priester zeigte mir ein Bild von Shirdi Baba. Es war derselbe Mann, den ich im Tempel gesehen hatte. Da beschloss ich, nach Shirdi zu fahren. Ich fand eine Gruppe, die mit dem Bus nach Shirdi fahren wollte. Meine Mutter gab mir keine Erlaubnis zu fahren. Ich begab mich für zwei Tage in einen Hungerstreik und verweigerte Essen und Trinken. »Ich werde erst wieder essen, wenn du mir erlaubst nach Shirdi zu fahren.« »Warum willst du nach Shirdi fahren?« fragte sie mich, »Das ist doch ein spirituelles Zentrum. Warum willst du gerade nach Shirdi fahren? Warum hast du solch einen starken Wunsch? Gut, dann fahr' also!« Somit gab mir meine Mutter die Erlaubnis, nach Shirdi zu fahren.

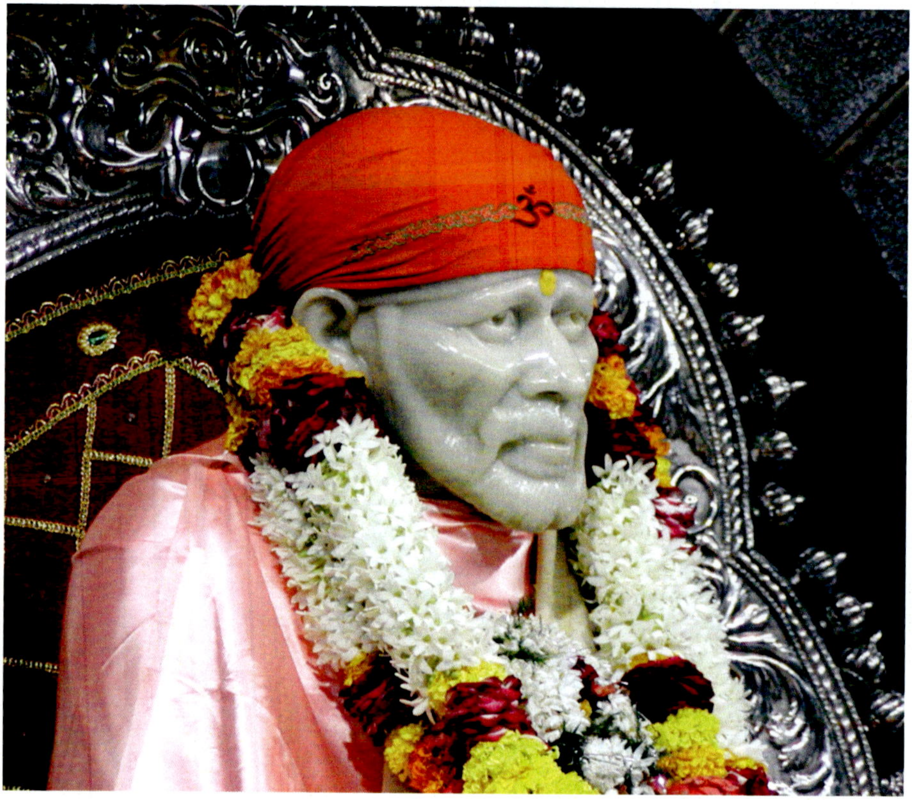

Als ich vor der Baba-Statue in Shirdi stand, sprach er zu mir auf Telugu: »Ich habe auf dich gewartet. Nun ist die richtige Zeit gekommen. Ich habe auf dich gewartet.« Es ist wahr. Ich stand einfach vor seiner Statue und er sprach zu mir. Seitdem verstehe ich selbst nicht, was vor sich geht. Einmal bin ich hier, dann bin ich dort – er steuert mich – es ist, als würde er mich mit einer Fernbedienung lenken. Manchmal bete ich: »Warum gibst du mir so harte Arbeit, zu viel harte Arbeit? Auf diese Weise kann ich für niemanden gute Dienste leisten.« Darauf erwidert er: »Es ist genug. Niemand kann alles auf einmal schaffen. Versuche dein Bestes. Arbeite hart, arbeite hart!«

Seitdem ich Baba getroffen habe, ist mein Leben dem Heilen und Lehren gewidmet. Ich bin ein Werkzeug in seinen Händen.

ÜBERNATÜRLICHE ENERGIE

Ich gebe einige Formeln für übernatürliche Energien heraus, die eine direkte Abkürzung darstellen, um die Göttliche Gnade in kurzer Zeit zu gewinnen. Bei diesen Formeln handelt es sich um 3000 Jahre altes Wissen.

Es ist das erste Mal, dass dieses Wissen herausgegeben wird, das allererste Mal. Es stammt nicht von mir. Es ist das Wissen von übernatürlichen Heiligen. Nun kann es genutzt werden.

Es muss mehr Wissen über Spiritualität herausgegeben werden. Meine Mission, mein Bestreben ist es, dieses Wissen schnell weiterzugeben. Warum sollte ich es nur einer einzigen Person geben? Ich will das Wissen verbreiten. Jeder kann den Duft Gottes riechen. Auf diese Weise kann ich gute Heiler überall auf der Welt ausbilden, die durch diese Formeln Schritt für Schritt zur Heilungsenergie gelangen können.

Heilung ist ein sehr, sehr einfacher Weg, um jegliche negative Energie aufzulösen. Heilung kann in Sekunden stattfinden. Ich muss dieses Wissen lehren. Ich muss ganz einfach mein Bestes geben, wunderbare Studenten auszubilden und die göttliche Botschaft so viel und so gut ich nur kann zu verbreiten. Dann liegen die Möglichkeiten in ihren Händen.

Über das spirituelle System sagen die Heiligen folgendes: »Wenn ihr in eurem Meditationszimmer sitzt und die perfekten Formeln rezitiert, könnt ihr mit dieser Energie machen, was immer ihr wollt. Ihr könnt jemandem über große Entfernung Heilungsenergie senden, oder wenn ihr jemandem eine Mitteilung zukommen lassen wollt, so erreicht sie die Person automatisch durch Gedankenübertragung. Das ist die tiefere Bedeutung: Das gesamte Universum ist erfüllt von Schwingungen.«

Fast alle Menschen beschränken sich darauf, die Schöpfung auf wissenschaftliche Weise zu erfassen, aber es gibt etwas viel Größeres im Universum: Die kosmische Energie, die spirituelle Energie. Diese spirituelle Energie ist am kraftvollsten.

Der Prozess

Diese Mantren zu den Fünf Elementen stellen insgesamt einen Prozess dar – eine große Reinigung. Nach der gesamten vedischen Tradition und dem traditionellen indischen Wissen bedeutet es zweifellos eine große Reinigung, wenn man äußerst kraftvolle Bidschaksharas (Samenworte) in der richtigen Art und Weise (in Form eines Mantras) rezitiert. Wenn jemand beginnt, die Mantren zu rezitieren, wird innerlich sehr viel verbrannt – gereinigt. Die Negativität kommt heraus. Erlebt man dabei Höhen und Tiefen oder ereignet sich etwas Ungewöhnliches, bedeutet dies, dass die Energie arbeitet. Es ist wie eine hohe Schwingung. Danach kommt man zur Ruhe und wird ausgeglichener.

Für einige Leute wird dieser Prozess der Reinigung sehr schnell gehen. In nur wenigen Monaten werden einige bereits Heilungen geben können; sie haben diese Art von Seelenenergie. Bei anderen Menschen dauert es vielleicht ein oder zwei Jahre. Das ist ganz in Ordnung. Eure Seele durchläuft eine tiefe Reinigung. Seid geduldig in eurem Prozess.

Ein weiterer wichtiger Punkt ist, dass jeder den tiefen Wunsch und ein ernstes Interesse für diesen Prozess haben sollte. Angenommen, wir bringen eine Kuh zum Flussufer. Wir glauben, dass sie Durst hat und zeigen der Kuh das Wasser. Wenn sie möchte, wird sie trinken. Andernfalls können wir nicht ihren Kopf ins Wasser tauchen und sagen: »Trink doch!«. Entschlossenheit ist ebenso notwendig für diesen Prozess.

Genauso wichtig sind Glauben und Vertrauen. Wer Glauben hat, wird es einfach tun und erfolgreich sein. Wer diesen Prozess macht, wird mit Sicherheit sehr große Liebe und ein offenes Herz entwickeln. Auch der Verstand wird geschärft und bringt gute, wirkungsvolle Gedanken hervor. Daran gibt es keinen Zweifel, es ist hundertprozentig sicher, jedoch nur, wenn der Prozess mit starkem Glauben durchgeführt wird.

Wenn die Seele sehr kraftvoll wird und die Person sich dann auf etwas konzentriert, kann sie in ihrem Vorhaben nicht scheitern. Ihr Fokus führt zu intelligentem Handeln und macht es ihr möglich, jedes Problem zu lösen.

Aber sie muss wissen, worauf sie sich konzentrieren sollte. Zunächst muss sie verstehen, was genau sie tut und warum sie es tut und sich dann auf das Ziel ausrichten. Einfach so: »Gut, ich gehe diesen spirituellen Weg. Was ist mein Ziel? Ich möchte eine bestimmte Stufe erreichen. Was aber ist dann zu tun? Was soll ich mit der »Frucht« anfangen, nachdem ich sie erhalten habe? Ich muss Pläne schmieden, wie ich das, was ich erreicht habe, im Universum verbreite, wie ich meine Arbeit mache und mein Glück genieße, so gut ich nur kann.« Wenn das getan ist, könnt ihr diese Welt verlassen.

Manifestationen und Wunder

Der Grund, weshalb ich Wunder vollbringe, ist einfach. Meistens manifestiere ich einen Gegenstand, indem ich ihn mit Gedankenkraft von einem Ort zu einem anderen transportiere. Ich mache dann einfach jemandem ein Geschenk. Wunder zu zeigen ist, besonders in meinen Leben, als würde ich Schokolade verschenken, um die Herzen der Menschen zu gewinnen. Das Wunder an sich ist nicht wichtig. Es ist ohne Bedeutung, denn es dient einfach dazu, die Herzen der Menschen zu öffnen, durch verschiedene Kanäle anzuziehen und ihr Denken zu verändern. Wunder, wie eine Manifestation zu zeigen und mit verschiedenen Energien an den Menschen zu arbeiten, dienen dazu, sie auf den spirituellen Weg zu bringen.

Wunder können bei einigen zu Verwirrung führen. Wozu braucht man sie eigentlich? Nun, sie sind letztlich nicht notwendig, aber heutzutage sind sie von Bedeutung. Es ist eine Möglichkeit, die Sehnsucht nach Gott zu erwecken. Auf einer Ebene bringt ein Wunder dem Studenten Verwirrung, auf einer anderen schafft es tiefen Glauben und auf einer weiteren bringt es große Selbstzweifel. Er kann nicht mehr unterscheiden, was wirklich ist und was nicht. Das Zeigen von Wundern hat seine Berechtigung, aber es ist wichtig, dass es nicht falsch verstanden wird.

Das Samenkorn

Dies ist mein Rat: Wenn der Meister euch diese Formeln gibt, kann man es mit Samenkörnern vergleichen. Er streut die Saat auf der Erde aus. Der Regen ist Gottes Angelegenheit, die Sonne scheinen zu lassen, ist eure.

Denkt immer wieder daran! Die Saat liefert der Meister. Um das Wasser kümmert sich Gott. Eure Aufgabe ist es, die Sonne scheinen zu lassen. Das alles lässt den Baum wachsen. Der Meister kann euch nicht sagen, wie schnell euer Baum wächst. Während eures Prozesses können sogar Blumen oder Früchte an eurem Baum wachsen. Alles hängt von Gottes Gnade ab. Aber eines ist sicher: Jeder ist dazu fähig, und jeder kann es schaffen! Ihr könnt die Kraft bekommen zu heilen. Ihr könnt die größten Heilungen vollbringen. Ihr könnt zu kraftvollen Heilern werden. Dafür kann ich sorgen.

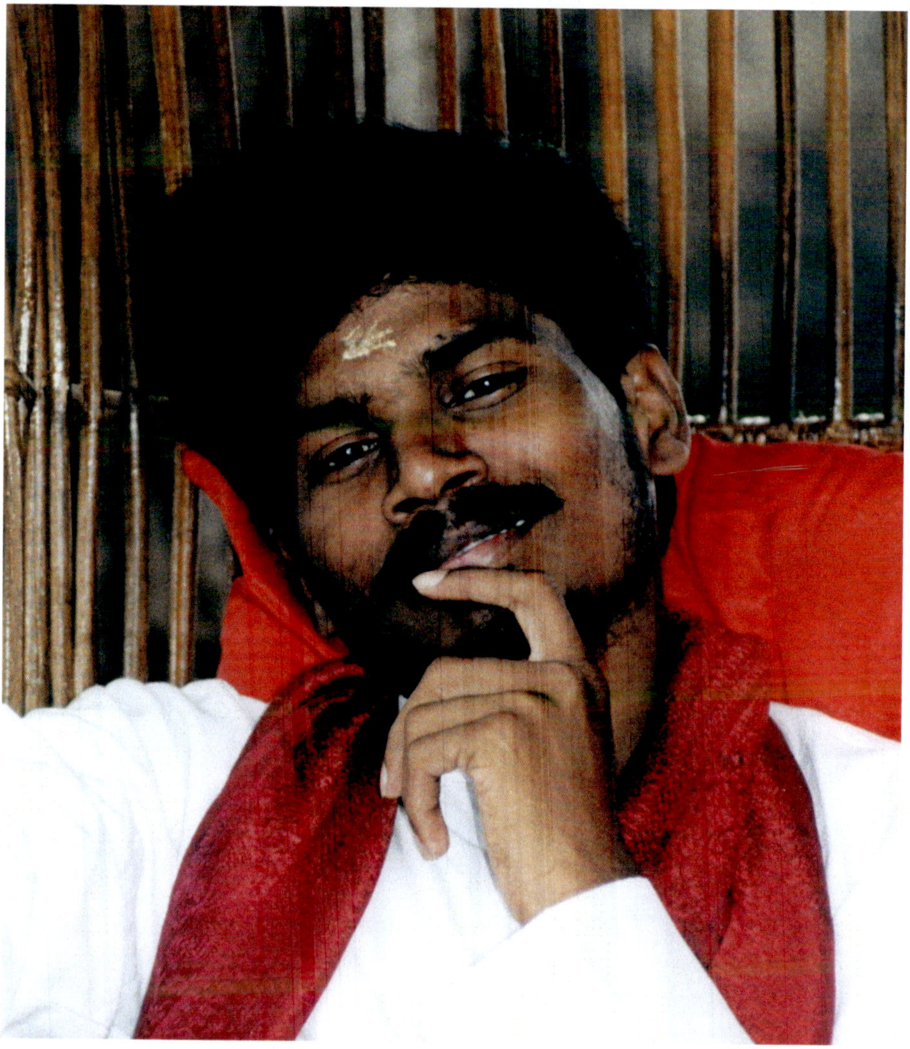

Teil Zwei

Die Fünf Elemente

Die Fünf Elemente

Wenn ihr euch entschließt, diese kraftvollen Mantren zu praktizieren, die ich herausgegeben habe, lasst ihr euch auf einen Reinigungsprozess für eure Seele ein. Sie durch diese Mantren zu reinigen, gibt euch höchsten Frieden und verbindet euch mit der kosmischen Energie. Was bedeutet, euch mit Gott zu verbinden. Wenn ihr euch mit Hilfe der Elemente reinigt, richtet sich euer Ziel nach den Elementen aus. Angenommen, ihr wählt das Erdmantra, ein perfekt schwingendes Mantra, und rezitiert dieses Mantra immer wieder. Nach einer gewissen Zeit kommt eure Seele in Übereinstimmung mit der Erdenergie und befindet sich automatisch in der richtigen Position. Und sie verfügt nun über enorme Kapazität. Ihr besitzt eine sehr starke positive Energie, die euch vor negativer Energie schützt.

Die Elemente in euch zu reinigen, bringt unglaubliche Vorteile. Erstens steigert es eure Willenskraft und zweitens seid ihr in der Lage, höchste positive Energie in euch aufzunehmen. Ihr werdet um euch herum höchste positive und göttliche Kreise aufbauen. Außerdem könnt ihr euch sehr einfach selbst heilen und auch andere Menschen, die große Probleme mit negativen Energien haben. Wenn jemand die Energien in negativer Weise einsetzt, wie bei schwarzer Magie, könnt ihr diese Energien leicht beseitigen und sie stoppen.

Ihr könnt euren Verstand zur Ruhe bringen, um euch besser auf die Meditation zu konzentrieren. Die Qualität eures Wissens wird sich automatisch verbessern, um euer Leben erfolgreich zu machen. Es erzeugt in euch wunderbare Gedanken und hilft euch im Alltag wie im Berufsleben – einfach in allen Aspekten eures Lebens. Ihr könnt natürlich auch eure Familie und Kinder heilen und Glück in euer Leben bringen.

Dieser Prozess bringt eurer Seele, ohne dass ihr es bemerkt, großen Nutzen – kosmische Energie in Form von Frieden und göttlicher Liebe. Diese Vorteile genießen nur jene, die tiefen Glauben und ein starkes hingebungsvolles Herz haben, das für Gott geöffnet ist! Nur bei diesen Menschen funktioniert es. Wer keinen Glauben an Gott hat und die

Mantren rezitiert, verschwendet nur seine Zeit. Für ihn hat es keinen Zweck, sich mit den Mantren zu beschäftigen. Glauben ist Gott – Gott ist Glauben.

Wenn ihr mit diesen Mantren meditiert, so beginnt mit dem Erdmantra, konzentriert euch auf dieses Element und denkt dabei an Gott. »Gott hat mich durch diese fünf Elemente erschaffen. Alle fünf Elemente sind in mir. Bitte, Gott, ich nehme jetzt ein einzelnes Element in meinem Körper und reinige dieses in meinem Körper. Ich reinige die mit diesem Element verbundene Energie. Ich reinige dieses Element nun zu 100 Prozent.« Setzt euch dieses Ziel, beginnt mit dem Mantra und wiederholt es immer wieder.

Wenn ihr die Mantren des Erdelements beendet habt, sprecht mit offenem Herzen: »Gut, ich habe nun ein Element in meinem Körper gereinigt. Du hast meinen Körper durch die fünf Elemente erschaffen und ich habe jetzt eines gereinigt. Als zweites nehme ich mir das Element Feuer vor.«

Wenn ihr alle Elemente, eines nach dem anderen, gereinigt habt, erlangt ihr hohe Befehlskraft über alle Elemente. Wenn dann Menschen zu euch kommen, die krank sind, Ängste haben oder unter negativer Energie leiden, könnt ihr sie durch die Elemente mit euren Gebeten heilen. Ihr könnt mit einem beliebigen Gebet anfangen zu heilen. Sie werden automatisch großen Nutzen bringen. Noch bevor ihr bereit seid, andere zu heilen, spürt ihr eine starke Wirkung in euch selbst.

Die Kanäle und Elemente im Körper

Wir besitzen einen physischen Körper, das heißt unser Körper, so wie jegliche Schöpfung Gottes, ist ein Teil der fünf Elemente. Selbst Jesus kam in einem menschlichen Körper auf diese Welt. Auch er wurde in die Fünf Elemente hineingeboren und stand unter ihrem Einfluss. So war es auch bei Mohammed, der göttlichen Mutter und Shiva. Alles in diesem Universum, welche Energie auch immer, befindet sich in den fünf Elementen.

Nachdem ihr den Prozess mit den Fünf Elementen beendet habt, seid ihr vollständig gereinigt. Für viele hundert Leben, bis ihr Gott erreicht habt, können negative Kräfte euch kaum mehr etwas anhaben.

In unserem Körper sind besonders die Augen sehr kraftvoll. Dies gilt für jeden Menschen. Die Augen sind mit unserem Verstand und unserem Herzen verbunden. Auch wenn ihr eure Augen schließt, wirkt das, was ihr zuletzt gesehen habt, in euch und wird gereinigt. Was immer ihr für eine Energie durch die Augen aufnehmt, sie geht zum Herzen und damit auch zur Seele. Wenn ihr schöne Musik hört, so haltet ihr für kurze Zeit in eurem Tun inne, weil sie euch berührt.

Aber angenommen, ihr habt eure Augen geschlossen und ich erzähle, dass etwas Wundervolles vor euch steht. Wenn ich behaupte: »Oh, es ist großartig, so phantastisch, so wunderbar!«, bleibt es doch ohne Bedeutung, wenn ihr eure Augen nicht öffnet und es selbst seht. Wenn ihr euren Geruchssinn verloren habt, könnt ihr mit einem wunderbar duftenden Jasmin nichts anfangen. Wenn ihr nicht richtig hören könnt, macht es keinen Sinn, wenn ich mit wundervoller, melodiöser Stimme zu euch spreche. Wenn euer Geschmackssinn nicht ausgeprägt ist, haben die köstlichsten Gerichte keine Bedeutung.

Diese vier Sinne werden auch die vier Veden genannt. Gott lebt durch diese vier Kanäle in euch, um euer Herz zu gewinnen. Durch eure Ohren kommt der Klang, durch eure Nase der Geruch, durch eure Zunge der Geschmack der Nahrung, und die Augen nehmen die Schönheit auf. Das sind die vier Veden. Gott hat diese vier Kanäle in euch erschaffen. Wenn sich eine Person wirklich mit Gott verbindet, so muss sie Gottes Stimme hören, Gottes Angesicht sehen, den wahren Duft Gottes riechen und die Gebete Gottes singen. Die Gebete müssen aus euch herausfließen.

Gebete und Glauben

Das ganze Universum betet. Der Baum betet, der Vogel betet, die Kuh betet. Alles, sogar ein Stein betet. Ich werde euch eine Geschichte erzählen: Einige Leute bearbeiten einen Felsblock, um daraus eine Gottesstatue zu meißeln. Während sie daran arbeiten, fängt sogar der Stein voller Liebe zu weinen an: »Oh, ich werde wie Gott, Millionen von Menschen werden Pujas (Feuerzeremonien) für mich machen und Gebete zu mir sprechen.« Wenn euer Herz für den Stein als Statue geöffnet ist und ihr ihn anbetet, wird dieser Stein mit eurer Energie aufgeladen. Die Energie baut sich weiter auf. Ihr sät ein Samenkorn und dieses wächst zu einer Pflanze heran – sie trägt Früchte und bringt unzählige weitere Samenkörner hervor. Jeder, der in sich große Liebe und großen Glauben entwickelt, gleicht einem gepflanzten Samenkorn, das zu wachsen beginnt.

Auch wenn ihr es euch nur vorstellt, dass ein unbehauener Stein eine Statue darstellt, ist Gott da, ist Jesus da. Dieses Samenkorn reicht aus, um hundertfache, ja tausendfache Kraft zu erzeugen. Es war nicht immer so, aber heutzutage ist es die universelle Wahrheit. Das Beispiel, wie der Stein Energie aufnimmt, zeigt, dass Gott überall existiert: Aham Brahmasmi. Was immer ihr für einen Samen des Glaubens pflanzt, er wird hundertfache Kraft in diesem Zeitalter (Kali Yuga) hervorbringen. Die Kraft des Glaubens breitet sich wie eine Kernreaktion aus – es ist ein innerer Energieprozess.

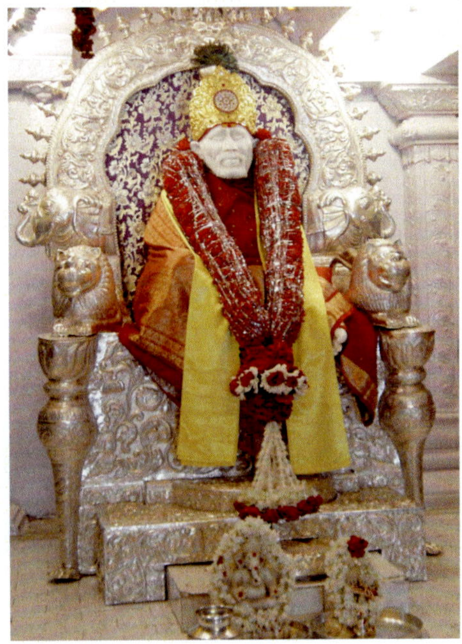

Ihr müsst einen felsenfesten Glauben besitzen und euer Herz öffnen. Wenn euer Herz verschlossen bleibt, könnt ihr nichts sehen. Angenommen, da gibt es eine schöne Pflanze mit wundervollen Früchten und Blüten. Ich sage zu euch: »Schaut euch diese wunderschöne Blume, diese herrliche Pflanze an! Wie bezaubernd!« Ich habe meine Augen geöffnet, sehe die Pflanze und beschreibe sie. Wenn ihr eure Augen geschlossen habt und fragt: »Wovon redest du eigentlich? Du redest ja Unsinn, da ist doch gar nichts!«, dann gibt es nichts als Blindheit. Ihr müsst eure Augen öffnen und es selbst sehen.

Öffnet eure Herzen

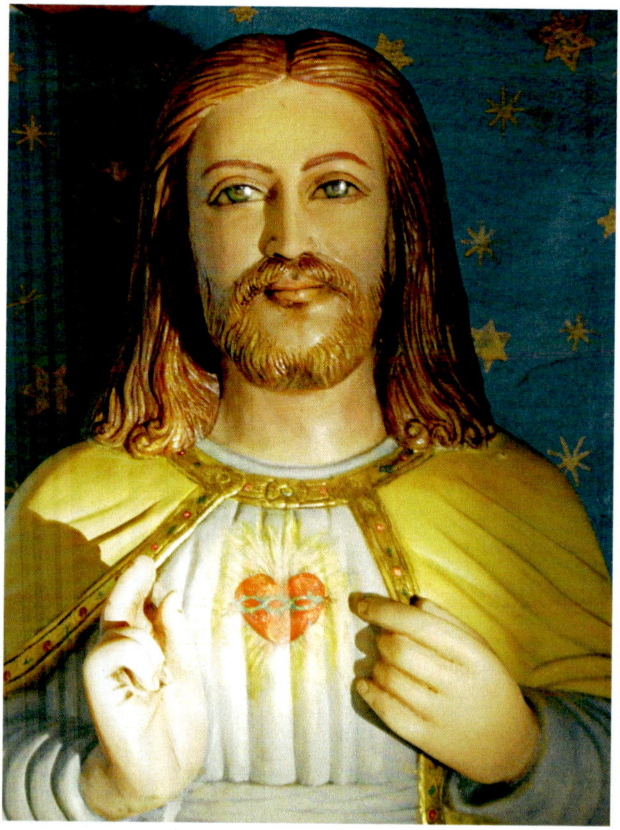

Für diese Botschaft muss ein Mensch sein Herz öffnen. Sie muss mit dem Herzen verstanden werden. Auch der Verstand muss empfangsbereit sein. Es ist töricht, mit verschlossenem Herzen die Elemente-Mantren zu praktizieren, es ist zwecklos. Die Resultate der Mantren werden sich nicht einstellen und euer Meister, euer Lehrer ist dafür nicht verantwortlich, genauso wenig Gott. Ihr selbst seid für euch und euer Karma verantwortlich. Alles beruht auf dem Glauben. Es ist eine neue Botschaft an die Welt, meine Botschaft, weshalb wir die Elemente verwenden – das Feuer, das Wasser, die Luft, den Himmel, die Erde und die den Elementen innewohnenden verschiedenen Geheimnisse.

Die Mantren erzeugen nur dann die perfekte Schwingung, wenn das Herz offen ist. Ihr könnt jedes beliebige Gebet sprechen, wie etwa: »Oh du mein Gott, mein Herz ist offen für Dich, bitte komm und wohne in meinem Herzen«, und wenn das Gebet aus tiefem Herzen kommt, werden die entsprechenden Schwingungen erzeugt. Wenn ihr betet: »Gott, ich brauche Dich!«, dann ist Er da. Bei verschlossenem Herzen hilft euer Gebet zu keiner Zeit, an keinem Ort, auch wenn ihr es unablässig wiederholt. Natürlich hat das Mantra eine gewisse Energie, ob ihr es mit oder ohne Glauben betet. Es wirkt dann zwar auf einer bestimmten Ebene, aber ohne Glauben wird die vollständige Wirkung nicht entfaltet.

Gottes Geheimnisse wirken im Herzen. Öffnet euer Herz für die herrlichen Elemente und reinigt euch durch die Elemente-Mantren. Dann werdet ihr diese Liebe für immer ausstrahlen.

REGELN ZUR VERWENDUNG DER MANTREN

Mantren sind Formeln, um die göttliche Energie anzuziehen, sich mit ihr zu verbinden und sich auf sie auszurichten.

Im Folgenden wird gezeigt, wie das System der Fünf-Elemente-Mantren angewendet wird. Zuerst »lädt« man sich auf, indem man die Mantren in der vorgeschriebenen Zeit rezitiert. Das bringt Heilung und Reinigung des jeweiligen Elementes. Sobald die »Symptome« auftreten, die darauf hinweisen, dass ihr das entsprechende Element aufgeladen habt, seid ihr auf die spezielle Energie dieses Elements ausgerichtet und könnt andere damit heilen.

Dieser Prozess erfordert, dass die Mantren auf bestimmte Art und Weise verwendet werden, um den vollen Nutzen zu erhalten. Für jedes Mantra gibt es bestimmte Regeln, die befolgt werden müssen. Für jedes Mantra ist vorgeschrieben, für wie viele Tage und mit wie vielen Wiederholungen es rezitiert werden muss. In manchen Fällen muss es zu einer bestimmten Tageszeit praktiziert werden. Die meisten werden an 41 aufeinanderfolgenden Tagen, täglich 108-mal, rezitiert. Wenn nicht anders vermerkt, sind die frühen Morgenstunden oder die Zeit in der Nacht am besten geeignet. Die Zeit vor dem Schlafengehen eignet sich besonders, die Mantren zu praktizieren, weil sie dadurch Teil der gewohnten Routine werden. Wenn keine besondere Tageszeit angegeben ist, erweist es sich als förderlich, das Mantra täglich zur gleichen Tageszeit zu praktizieren. Mit einem festen Zeitplan ist es leichter, sich an das Rezitieren des Mantras zu erinnern.

Es ist sehr wichtig, sich zum Rezitieren der Mantren einen ruhigen Platz zu suchen und eine Zeit zu wählen, in der man nicht gestört wird. Versucht während der gesamten Zeit bequem zu sitzen oder zu liegen (es ist wichtig, dabei nicht einzuschlafen). In den meisten Fällen werden die Mantren bei geschlossenen Augen wiederholt. Mit einer Kerze und Räucherwerk kann der Meditationsraum gereinigt und mit göttlicher Energie aufgeladen werden.

Sobald ihr mit dem Rezitieren des Mantras begonnen habt, solltet ihr es nicht mehr unterbrechen. Vermeidet in dieser Zeit auch Tätigkeiten wie zur Toilette gehen, Telefonanrufe entgegennehmen oder Gespräche mit Familienmitgliedern führen. Wenn ihr aus irgendeinem Grund unterbrochen werdet, müsst ihr die 108 Wiederholungen erneut beginnen. Bedenkt auch, dass der Gebrauch der Mantren ein Prozess ist, der auf ein bestimmtes Endresultat hinzielt. Wenn ihr einen Tag versäumt, müsst ihr die gesamte Anzahl an Tagen für den jeweiligen Prozess erneut durchführen. Wenn ihr mehr als ein Mantra gleichzeitig ladet, ist zu empfehlen die ganze Gruppe der jeweiligen Mantren nochmals zu beginnen, sofern ihr eines davon einen Tag vergessen habt zu rezitieren.

Wenn ihr mit einem neuen Mantra beginnt, ist es empfehlenswert, es so lange laut auszusprechen, bis ihr in der korrekten Aussprache sicher seid, was ein paar Tage dauern kann. Das laute Aussprechen hilft, die energetische Verbindung herzustellen. Sobald ihr euch mit dem Rezitieren des Mantras wohlfühlt, könnt ihr es auch innerlich rezitieren. Solange ihr das Mantra noch nicht auswendig könnt, legt am besten eine Kopie des Mantras vor euch.

Um die Wiederholungen des Mantras zu zählen, wird in der indischen Tradition eine Mala verwendet. Eine Mala ist eine Gebetskette aus 108 Samenkörnern oder Perlen mit einer zusätzlichen Perle (genannt Guru-Perle, die 109. Perle), die Anfang und Ende markiert. Verwendet eine solche Mala, um die Wiederholungen zu zählen. Die Mala speichert die Energie der Mantren. Ihr könnt sie um den Hals tragen, um diese Energie nahe bei euch zu haben. Um die Energie des Mantras bestmöglich zu speichern, wird eine Mala aus Rudrakscha- oder Lotussamen empfohlen. Aber auch jede andere Art von Gebetskette oder Rosenkranz kann benutzt werden. Jede Perle steht für eine Wiederholung des Mantras und man bleibt so lange bei einer Perle, bis das Mantra vollständig und in der korrekten Aussprache rezitiert wurde.

Benutze nie den Zeigefinger zum Zählen der Perlen. Dieser Finger steht für das Element Feuer und sollte die Mala niemals berühren. Wenn ihr diesen Finger benutzt, verbrennt ihr die Energie oder unterbrecht den Energiefluss.

Auf diese Weise würdet ihr die Mala jedes Mal laden und wieder entladen. Verwendet den Daumen (Erdelement), um die Perlen über den Mittelfinger (Himmelselement) zu ziehen. Der Himmel bekommt Hilfe von der Erde. Es gibt keine Begrenzung, nur unendliche Energie.

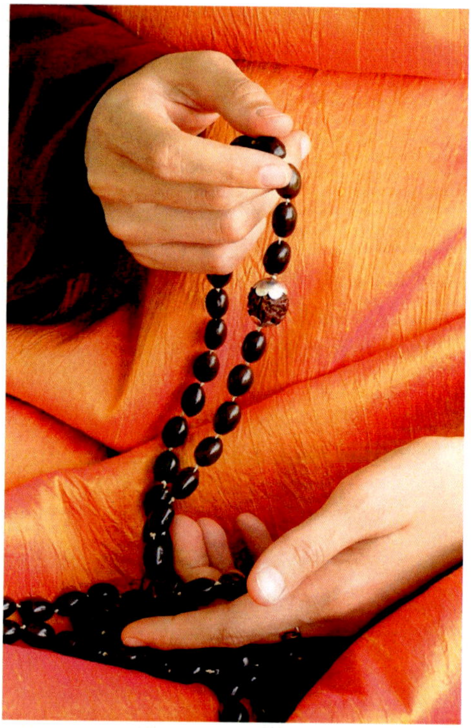

Ladet die Elemente in der vorgegebenen Reihenfolge auf – zuerst alle drei Erdmantren, dann das Mantra des Feuers, des Himmels, des Wassers und die drei Luftmantren. Bevor ihr andere Menschen heilen könnt, müsst ihr zuerst alle Erdmantren, das Feuermantra und das Himmelsmantra erfolgreich aufladen.

Bei jedem Mantra gibt es spezifische »Symptome«, die während des erfolgreichen Aufladens auftreten. Es gibt auch einige allgemeine Symptome, die für alle Elemente gelten: starkes Hitzegefühl im Körper, Benommenheit, eine tiefe Trance mit wundervollen Träumen, auch großen Appetit, Hunger (gute Verdauung) sowie einen klaren Verstand. Wenn ihr keine der allgemeinen oder speziellen Symptome bei euch beobachtet, solltet ihr den Prozess des Aufladens wiederholen.

Es ist möglich, gleichzeitig alle Mantren eines Elementes zu laden. Jedoch ist es am besten, die Mantren der verschiedenen Elemente nacheinander zu laden. Schließt ein Element ab, bevor ihr mit den Mantren des nächsten Elements beginnt, nur so lassen sich die Symptome des jeweiligen Elementes klar erkennen. Ihr werdet dann keine Schwierigkeiten haben, die Symptome zuzuordnen. Dadurch kann man sich besser auf die Energie eines jeden Elementes konzentrieren.

Richtet euch jeden Tag auf euer Ziel aus, bevor ihr mit der Meditation beginnt. Durch das Rezitieren der Mantren mit offenem Herzen erlangt ihr die Fähigkeit, euch mit göttlicher Energie aufzuladen und euch selbst und andere zu heilen.

Der Prozess der Fünf Elemente schafft eine Grundlage an Wissen und Energie für eure Seele, auf der die weiterführenden Lehren Sri Kaleshwars aufbauen. Die Mantren dieses Systems sollte man am besten direkt von Swami oder einem seiner Studenten lernen, der die Mantren von ihm erhalten hat und sie bereits aufgeladen hat. Eine Energieübertragung findet durch die mündliche Unterweisung in den Mantren statt und auf diese Weise ist auch sichergestellt, dass sie korrekt ausgesprochen werden.

Vorbereitung bei Heilungen

Wascht eure Hände vor jeder Heilung mit reinem Rosenwasser. Wenn ihr kein Rosenwasser habt, dann gebt einige frische Rosen oder andere Blumen in eine Schale mit Wasser und wascht eure Hände darin, um euch zu reinigen.

Gebt dann auch der betreffenden Person etwas Rosenwasser, um damit Hände, Gesicht und Nacken zu waschen. Wenn jemand allergisch auf Rosenwasser reagiert, kann er stattdessen auch normales Wasser verwenden. Dadurch findet eine Öffnung für die Heilung statt, und die Energie der Person wird automatisch gereinigt und auf die Heilung vorbereitet.

Diese Vorgehensweise sollte bei jeder Heilung mit den Fünf Elementen befolgt werden.

Eröffnungsmantren

Sri Kaleshwar empfiehlt ausdrücklich, vor Meditationen, Heilungen und der Weitergabe von spirituellem Wissen die Eröffnungsmantren zu rezitieren: das Guru-, das Ganesh- und das Gayatrimantra.

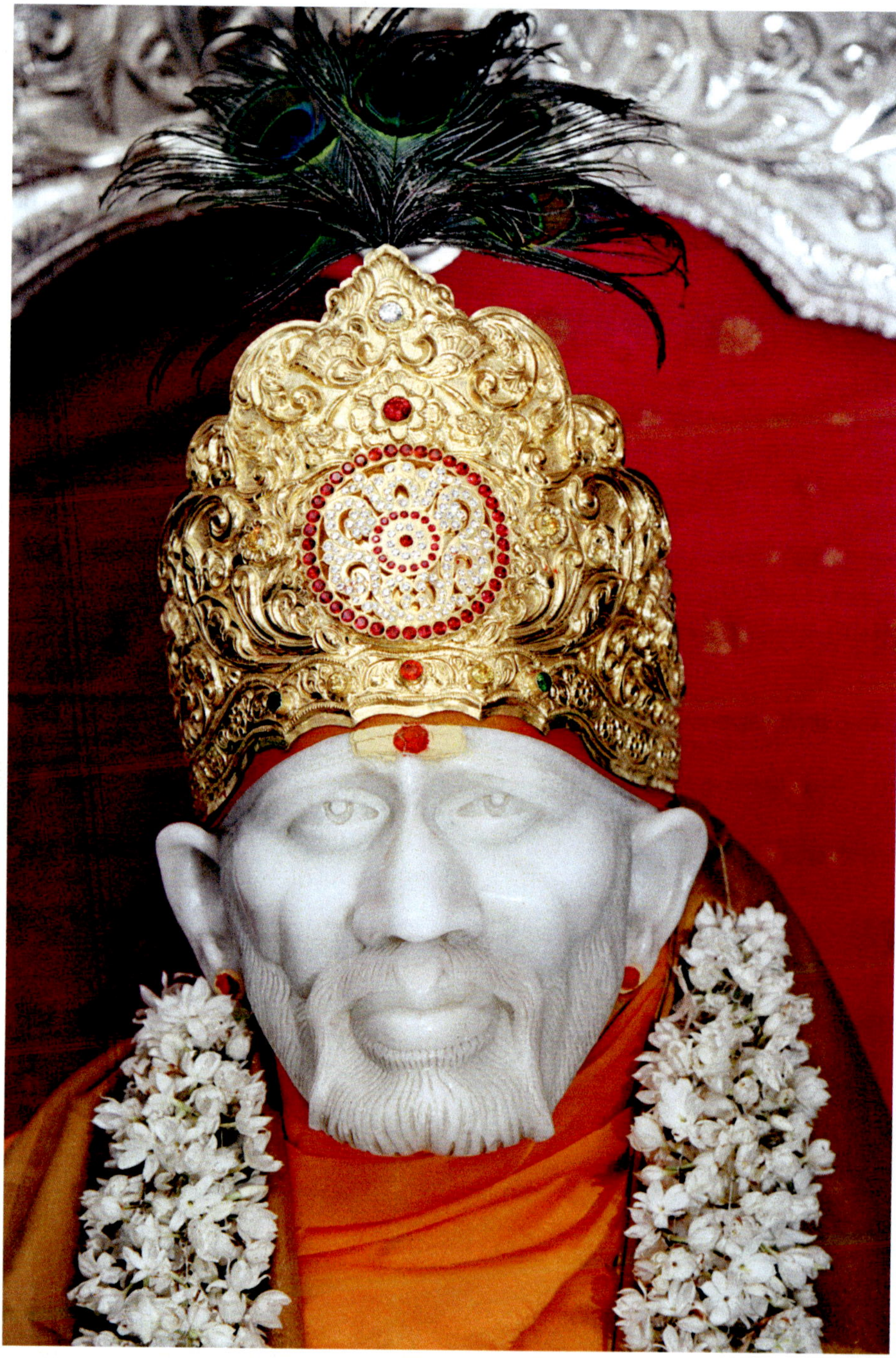

GURU-MANTRA

om guru bramha
guru vishnu
guru devo maheshvaraha
guru sakshat parabramham
tasmayi sri guruveyna namaha

Das Guru Mantra stellt eine Verbindung zum Meister her. Die Meisterlinie (die zurückreichende Reihe von Meistern, die jeweils ihr Wissen an den nachfolgenden Meister weitergegeben haben) wird Guruparampara genannt. Die Energieverbindung mit dem Guruparampara erstreckt sich über die gesamte Meisterlinie bis hin zu Gott oder dem ‚Paramaguru'. Sie ermöglicht, dass jegliche Negativität, die wir von anderen beispielsweise während einer Heilung aufnehmen, an unseren Meister weitergeleitet wird und wir uns nicht damit auseinandersetzen müssen. Die Negativität wird sozusagen vom Guruparampara gereinigt. Ein weiterer Nutzen ist, dass sich die Energie des Meisters darum kümmert, wenn jemand aus Versehen ein Mantra falsch ausspricht.

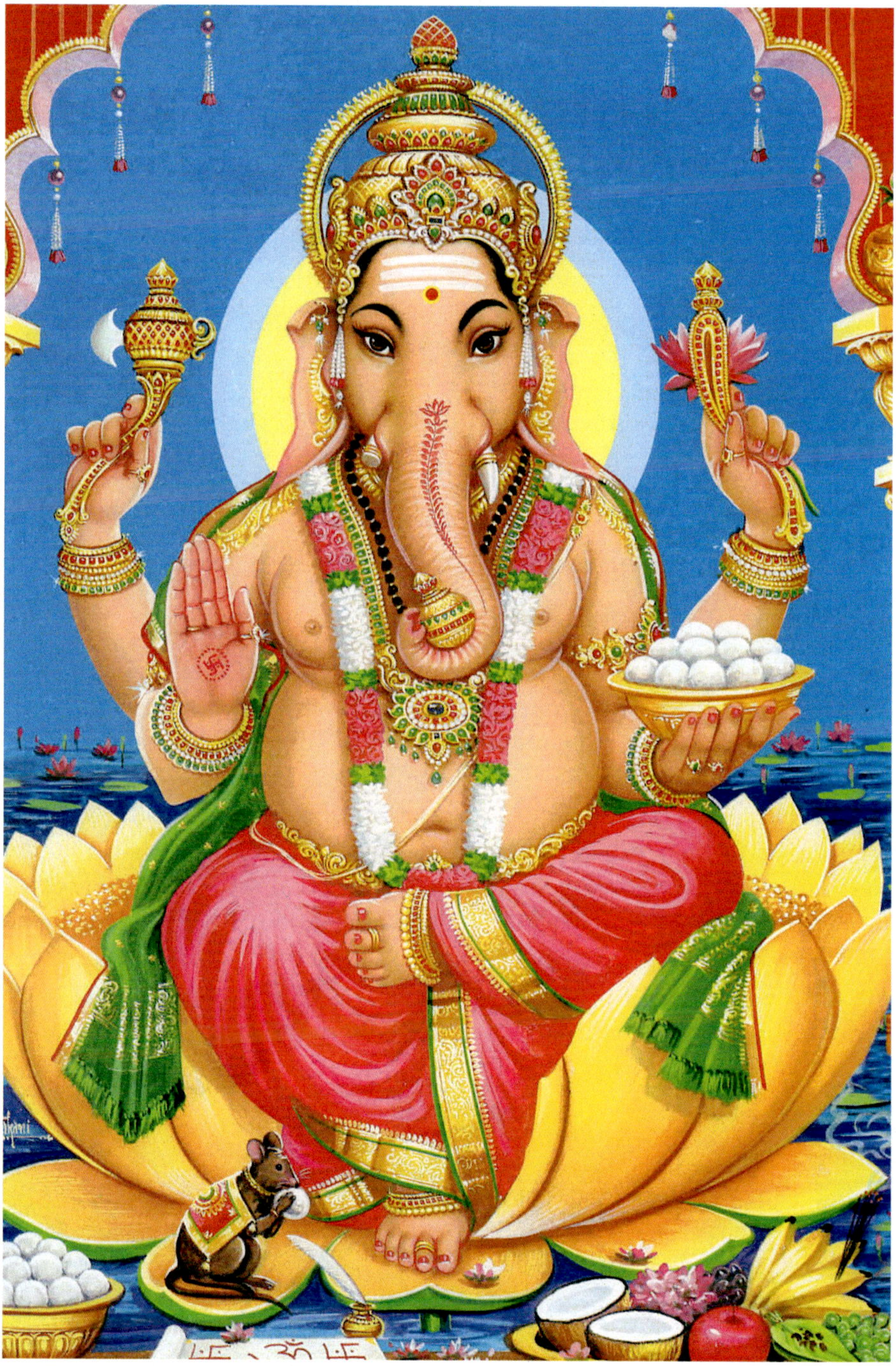

GANESH-MANTRA

om suklam bharadharam vishnum
sashivarnam chatur bhujam
prasanna vadanam dhiaye
sarva vignopa shantaye

Ganesha, auch Vigneshwara genannt, hilft dabei, Hindernisse aus dem Weg zu räumen. Ein Gebet an ihn, aus tiefem Herzen gesprochen, öffnet die positiven Energiekanäle. Als Metapher, um den Nutzen der Anrufung Ganeshas zu beschreiben, verwendet Sri Kaleshwar das Bild eines riesigen Elefanten, der einem den Weg durch den Dschungel freiräumt.

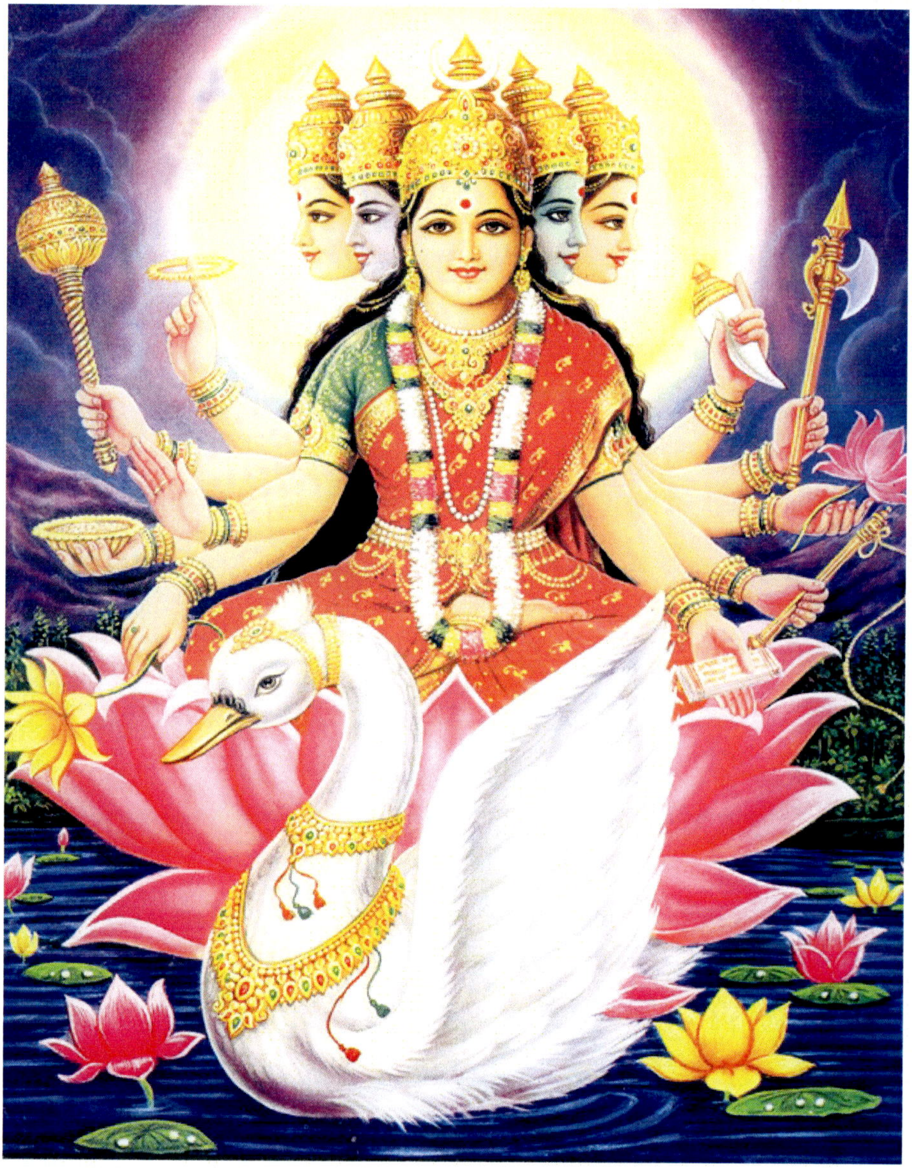

GAYATRI-MANTRA

om bhur bhuva suvaha

tat savitur varenyam

bhargo devasya dhimahi

dhiyo yo naha prachodayat

Das Gayatri Mantra ist gleichbedeutend mit den vier Veden. Wer den Inhalt der vier Veden kennt, kann die wahre Kraft dieses Mantras einschätzen. Über das Gayatri Mantra wurde bereits auf der ganzen Welt sehr viel geschrieben, die Essenz seiner Kraft ist jedoch nur für spirituell sehr weit entwickelte Seelen greifbar. Bei kraftvollen Feuerzeremonien lässt Sri Kaleshwar seine Studenten oft nur dieses Mantra singen, damit ihre Negativität aufgelöst und ihre Seelenwünsche erfüllt werden. Während der Durchführung des Fünf-Elemente-Prozesses hilft dieses Mantra, wie Swami sagt, große negative Energieblockaden zu beseitigen, wodurch der Prozess der Reinigung und des Aufladens der Seele sanfter verlaufen kann.

NAMA SHIVAYA

Überall im Universum, wo auch immer ihr hingeht, könnt ihr die Erde, das Feuer, die Luft, das Wasser und den Himmel finden. Wir müssen alles über die Fünf Elemente lernen; wie wir unseren Körper durch sie heilen und wie wir sie kommandieren können.

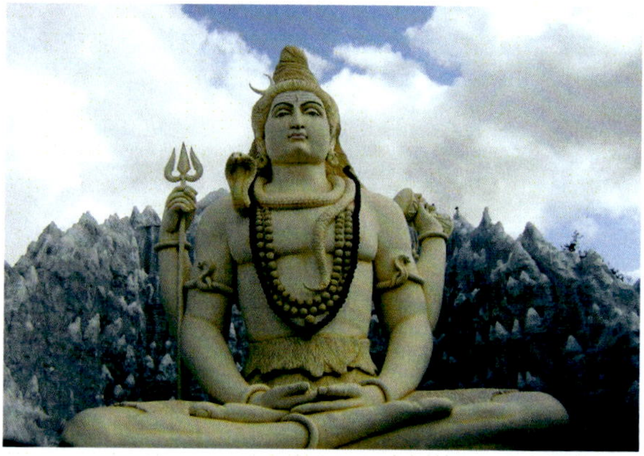

Diese Fünf Elemente werden vom Fluss der Energie Shivas durchdrungen. Er ist überall, seine Energie ist überall. Die Elemente sind mit seiner Energie erfüllt: Nama Shivaya. Der Begriff Nama Shivaya setzt sich aus fünf Silben zusammen. Sie werden auch die Fünf Elemente genannt: NA MA SHI VA YA – Erde, Feuer, Himmel, Wasser, Luft.

Element	Erde	Feuer	Himmel	Wasser	Luft
Klang	NA	MA	SHI	VA	YA
Finger	Daumen	Zeigefinger	Mittelfinger	Ringfinger	kleiner Finger

Wir haben fünf Finger an jeder Hand. Sie stehen für die fünf Elemente NA MA SHI VA YA. In der indischen philosophisch-religiösen Tradition symbolisiert der Daumen die Erde, der Zeigefinger das Feuer, der Mittelfinger den Himmel, der Ringfinger das Wasser und der kleine Finger die Luft. Wir haben also die fünf Elemente an unserer Hand. Nachdem ihr mit den Engeln kommuniziert habt, könnt ihr mit Hilfe der Fünf Elemente tun, was immer ihr wollt. Ihr könnt die fünf Elemente von eurer Hand aus lenken.

DAS ELEMENT ERDE

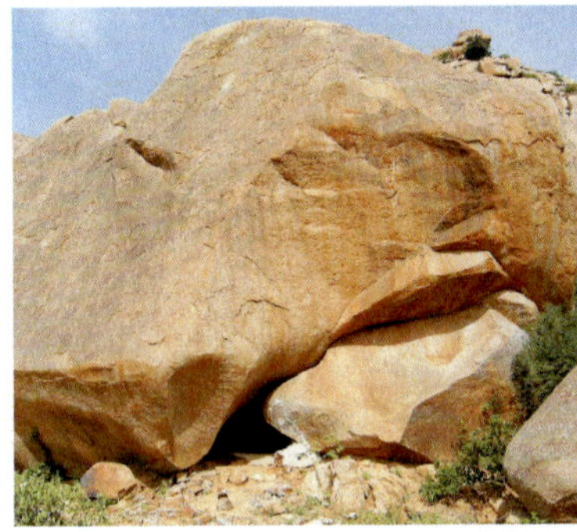

Was ist das Großartige an der Erde? In diesem Universum gibt es unermessliche Energie, und die Erde verkörpert eine bestimmte Art dieser Energie. Die Erde besitzt eine große magnetische Kraft, verschiedene Arten magnetischer Kraft; sie besitzt enorme Energie. Diese enormen Schwingungen werden von der Erde natürlicherweise ausgestrahlt. Wenn wir mit den Mantren meditieren, kann sich unsere Seele automatisch mit dieser Energie verbinden, was das Leben sehr glücklich und erfolgreich macht.

Die Erde ist so wunderschön, die Schöpfung ist so herrlich! Wenn wir Berge oder überhaupt die Natur betrachten und schöne Dinge sehen, wird unser Herz durch die göttliche Energie ganz weich. Wenn das geschieht, ist es leicht, die Erdenergie anzuziehen.

Menschen, die sich mit der Erdenergie verbinden, erfahren automatisch große Freude und Frieden und können in großem Glück auf dieser Erde leben. Auch wenn sie große Probleme haben, können sie enorme Tapferkeit aufbringen. Sie schenken ihren Problemen – ohne dass es ihnen bewusst ist – keine Beachtung mehr, wodurch die Probleme immer weniger werden. So wirkt diese Art von Glück, die durch die Erdenergie entsteht. Die Energien von Erde und Seele verbinden sich miteinander und die Erdenergie beschützt diese Menschen automatisch und macht sie sehr glücklich.

Heiliges Land

Das Element Erde bezieht sich auf die gesamte physische Materie. In der Schöpfung findet man unterschiedliche Energien, verschiedenartige Schwingungen, die natürlicherweise auftreten. Die Energie, die von der Erde ausgestrahlt wird, ist magnetisch und besitzt die Kapazität, andere Energien zu vervielfachen.

Manche Plätze oder Substanzen verfügen über eine höhere oder intensivere Energie als andere. Manche Orte wie Sri Sailam, Tirupati, Shirdi, Penukonda, Israel oder Mekka verfügen über eine enorme Erdenergie. Wer dorthin kommt, wird – ohne es zu merken oder darüber nachzudenken – hohe Schwingungen fühlen. Die Erde ist dort höchst kraftvoll, ebenso die Luft, der Wind und die Wolken. Der Boden gibt dort hohe elektrische Energie, elektrische Schwingungen ab.

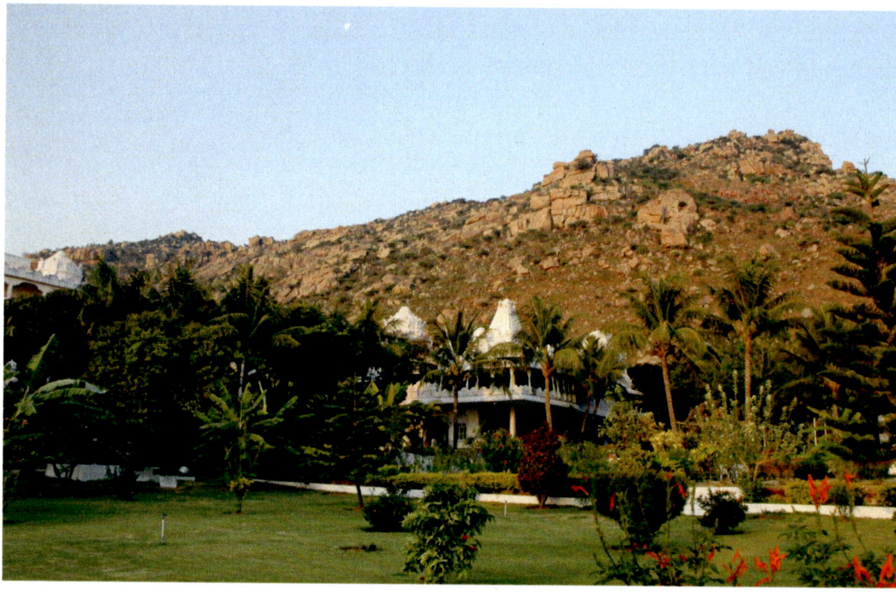

Weshalb ist das so? Wenn eine starke Seele, eine heilige Person für bestimmte Zeit an einem Ort meditiert oder nur dort spaziert oder den Erdboden auch nur kurz berührt, so wird dieser Ort für hunderttausende von Jahren diese Energie ausstrahlen. Die Erde beginnt, diese Energieschwingungen hervorzubringen und wird zu einem Kraftplatz.

Angenommen, ich schenke einer Person mein Gewand, das ich getragen habe. Tausend Jahre lang besitzt dieses Gewand die außerordentlich hohe Energie meines Körpers. Es behält meine Schwingung, meine Energiewellen. Plätze, an denen bestimmte Menschen meditierten oder über die sie spaziert sind, wurden zu sehr heiligen, sehr kraftvollen Orten.

Wenn ihr euch an solchen Orten aufhaltet, befindet ihr euch inmitten dieser Energie. Was immer ihr an negativer Energie in euch tragt, wird gereinigt, wenn ihr diesen Boden auch nur betretet und ganz ahnungslos darauf herumspaziert. Ob ihr die Schwingungen dabei wahrnehmt oder nicht, spielt keine Rolle.

Ausstrahlung von Energie

Die gesamte Schöpfung strahlt Energie aus. Während des gesamten Zyklus von Geburt, Leben und Tod wird ständig Energie ausgestrahlt.

Eines Tages geht alles wieder in die Erde zurück. Die gesamte Schöpfung, alle Menschen, alle Vögel, Tiere, die Bäume, alles muss sich in Sand und Staub verwandeln. Schlussendlich wird alles zu Erde. Millionen von Seelenhäusern (Körpern) sind bereits zu Erde geworden, haben sich in der Form der göttlichen Schöpfung aufgelöst.

Jeder strahlt Energie aus. So ist die Schöpfung Gottes. Wenn eine Seele in einem Körper gewohnt hat, gibt dieser Körper nach einer gewissen Zeit eine enorme Energie ab. Wenn ein Mensch umherspaziert und sich seines Lebens auf der Erde erfreut, verbindet sich sein Körper unweigerlich stark mit der Erdenergie. Wenn dann die Seele den Körper verlassen hat, verbleibt immer noch ein gewisses Maß an Energie in diesem Körper und gibt hohe Schwingungen ab. Selbst nachdem die Seele aus dem Körper getreten ist, hat dieser immer noch Energie. Der tote Körper, die Knochen, die Asche, was immer noch übrig ist, hält die Energie.

Ein Mensch von sagen wir 60 bis 80 Jahren hat sich, ohne es zu merken, sein ganzes Leben hindurch mit der Erdenergie verbunden. Jeder verbindet sich mit dieser Energie. Und wer diese Mantren jeden Tag rezitiert, reinigt sie in sich und lädt sich vollkommen mit der Erdenergie auf. Wenn die Seele dann den Körper verlässt, lösen sich dessen aufgeladene Knochen, löst sich der gesamte aufgeladene Körper in der Erde auf.

Heiliger Samadhi

Die sterblichen Überreste eines normalen Menschen geben eine bestimmte Menge an Energie ab. Bei Heiligen geht jedoch eine besonders hohe Schwingung von ihren Überresten aus. In Indien wird dies Heiliger Samadhi genannt. In der indischen Tradition werden an solchen Plätzen von Samadhis, wo die Gebeine von Heiligen begraben sind, zu ihren Ehren bestimmte Rituale durchgeführt, um ihren Segen und ihre Energie zu empfangen. Es werden beispielsweise Feuerzeremonien (Pujas) abgehalten oder Blumen, Räucherwerk oder Früchte dargebracht.

Es gibt einige tausend Samadhis von Heiligen, die wir immer noch verehren. Natürlich haben ihre Seelen den Körper verlassen, aber dennoch bringen wir an ihren Samadhis Opfer dar. Wir halten Pujas ab, legen Blumen nieder und berühren dann ihre Samadhis und empfangen die Energie. Das heißt, die Gebeine der Heiligen strahlen von sich aus eine höhere Energie, hohe positive Schwingungen ab. Unsere Seelen sind ganz offen dafür. Wir bitten, wir flehen um Hilfe. Dann lädt sich unser Körper automatisch mit Energie auf. Diese ausgestrahlten Energien kommen alle aus dem Element Erde.

Meine eigene Seele nimmt enorme kosmische Energie auf. Die Energie geht auch in meinen Körper, meine Knochen, meine Nerven, meine Haare über – alles wird hoch energetisch. Wenn meine Gebeine dann später begraben sind, wird sich dieses Stück Erde in einen riesigen Magneten verwandeln und gleich einem Rundfunksender Energie aussenden. Alle, die ihr Herz für diese Erdenergie, diese magnetische Strahlung öffnen, werden diese Energie bekommen und Heilung erfahren. Der Platz, an dem sich dann meine Knochen befinden werden, wird sich in einen Magneten verwandeln. Selbst wenn sie mit Sand und Schlamm bedeckt sind, werden sie elektrische Schwingungen, wie ein Stromschlag, abgeben.

Warum berühren wir heutzutage Shirdi Babas Samadhi? Seine Seele ist nicht mehr im Körper, warum also gehen wir immer noch hin und berühren seinen Samadhi?

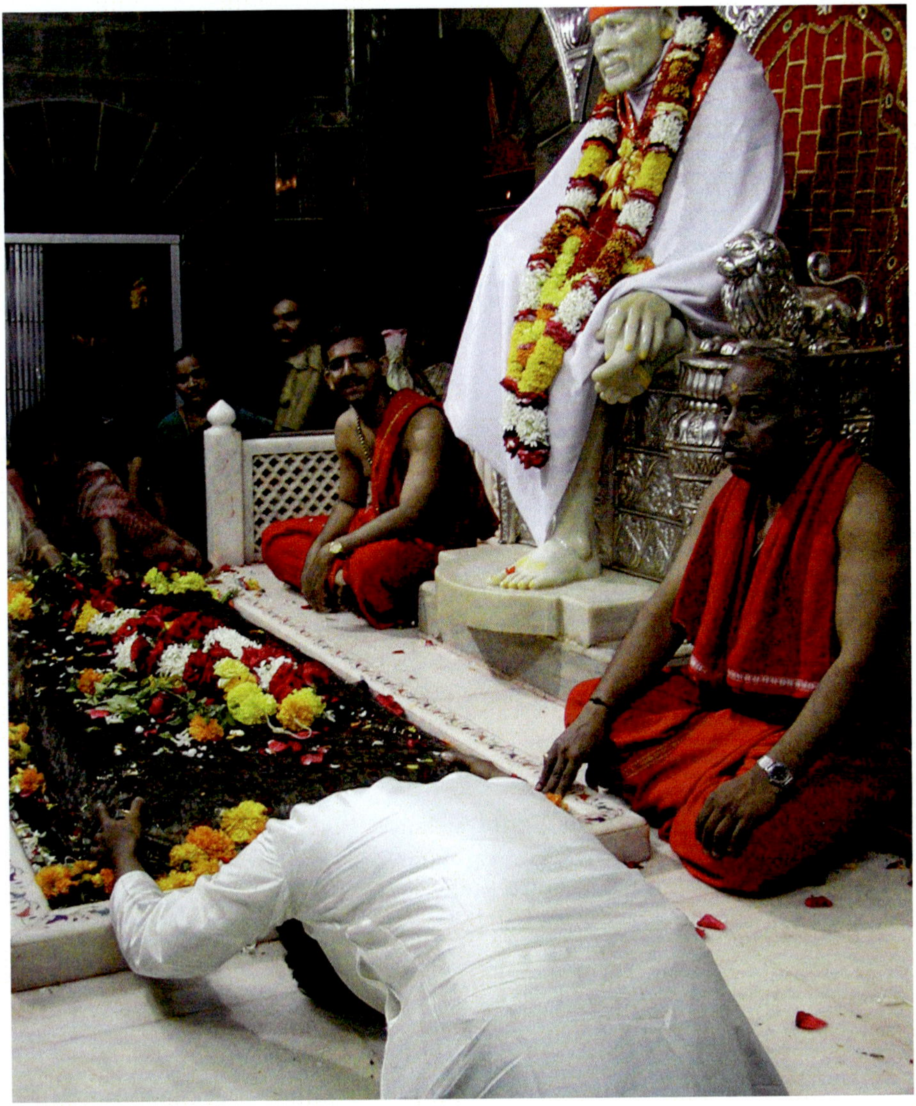

Dieser Samadhi ist ein gigantischer Magnet. Dieser Ort, diese Steine, dieses Stück Land, dieser Sand – das alles ist ein gigantischer Magnet. Wer in diese Gegend kommt, kann diese Energie empfangen. Er hat dieser Erde befohlen, sehr hohe Energie und magnetische Kraft auszustrahlen. Die Erde besitzt diese Kapazität, Energie viele Millionen Mal zu verstärken.

Verstärkende Energie und Magnetismus

Die Erde besitzt nicht nur die Kapazität, die Energie eines Platzes zu potenzieren, sondern auch die Energie von Menschen. Wenn jemand mit der Erde in Berührung kommt, können sich unter bestimmten Umständen seine Emotionen oder Gedanken in dem Moment verstärken, sie können durch die Kraft der Erde hundertfach zunehmen. Die Erde spiegelt die Emotion, die Energie wider und verstärkt sie. Eine solche Kraft besitzt die Erde.

Der enorme Magnetismus der Erde ist ebenfalls sehr kraftvoll. Diese Art von Energie findet sich nicht nur an heiligen Plätzen, sondern auch an anderen Orten, besonders in der Natur. Im Allgemeinen besitzt jeder Platz in der Natur ein gewisses Maß an magnetischer Energie, die in kraftvoller Weise genutzt werden kann.

Der Magnetismus der Erde kann die negative Energie herausziehen, was den Menschen hilft, ihren Stress zu entladen. Ohne es bewusst zu tun, können wir auf diese Weise unsere Seele (von negativer Energie) entladen. Wir können geheilt werden. Und die Erde kann diese Energie leicht (in positive Energie) umwandeln.

Jeder, der die Erdmantren benutzt, sie auflädt, wird magnetisiert. Ein Kanal zur Erdenergie wird geschaffen. Durch diesen Kanal oder diese Verbindung wird negative Energie automatisch in die Erde gezogen oder kann bewusst in die Erde entladen werden. Dieser Prozess des Aufladens mit dem Erdelement bringt starken Schutz, starke positive Schutzkreise. Sobald man sich mit dieser höheren magnetischen Energie aufgeladen hat, kann sie in positiver Absicht benutzt werden, um andere Menschen von Negativität zu befreien und ihre Emotionen und geistigen Krankheiten zu heilen.

Angenommen, ihr nehmt einen starken Magneten und eine kleine Eisennadel und reibt diese sie für ein paar Minuten aneinander – die Nadel wird magnetisiert, wird selbst zu einem Magneten. Wenn ihr dann eine andere Nadel nehmt, wird diese von der magnetisierten Nadel angezogen.

Die Heilungsenergie der Erde

Das Gleiche geschieht, wenn ihr mit eurem Daumen die Erde berührt und das Erdmantra aus den Veden fehlerfrei rezitiert. Dies ist eine Formel für höchste übernatürliche Energie – dieses Mantra besitzt höchste Energie. Wenn ihr jemanden berührt, um ihn zu heilen, geht negative Energie auf euch über. Danach müsst ihr nochmals mit eurem Daumen die Erde berühren, um mit demselben Mantra diese negative Energie zu entladen.

Das Erdmantra heilt mentalen Stress, geistige Krankheiten und psychische Probleme. Es wirkt zu 100 Prozent auf Emotionen. Es zieht schwere mentale Krankheiten und Stress heraus. Angenommen ihr habt drei Tage durchgehend hart gearbeitet und habt großen Stress. Ihr nehmt Schlaftabletten und andere Mittel, aber sie wirken alle nicht. Dann braucht ihr einfach nur mit dem Erdmantra zu meditieren, etwas Sand, etwas Staub, etwas Lehm in die Hand zu nehmen und zu meditieren. Haltet die Erde, meditiert und werft sie danach in den Garten. Danach ist der Stress verschwunden.

Wenn ihr mit den Erdmantren meditiert, das Erdelement benutzt und euch darauf konzentriert, denkt vor Beginn der Meditation zuerst an Gott. Jeder Teil der Erde ist von Gott erschaffen. Euer Körper ist auch von Gott erschaffen. Wenn ihr durch das Mantra perfekten Magnetismus erzeugt, könnt ihr diese Energie zu eurer Seele heranziehen. Nachdem wir die Energie in uns aufgenommen haben, wird unsere Seele zu einer erhabenen göttlichen Seele. Sie wird emporgehoben. Dies ist die wunderbare Kraft der Erde.

MANTREN DES ERDELEMENTS

ERSTES ERDMANTRA

om aim kliem saum

sera hana bhava - seja nooli bhava

tri pura bhava - tiga jooli bhava

vari pura bhava - bhava nooli bhava

pari pura bhava - bhava nooli bhava

om aditiru murugaa

om guru guru paramaguru

om kumaara ranakalam

om shanti shanti shanti-hi

AUFLADEN DES MANTRAS

Rezitiert das Mantra an 41 aufeinanderfolgenden Tagen 108-mal täglich zur gleichen Zeit. Die beste Zeit ist vor dem Schlafengehen oder früh am Morgen. Während ihr das Mantra rezitiert, berührt mit eurem Daumen die Erde. Die Erde im Freien ist am besten, aber ihr könnt auch ein Gefäß mit Erde benutzen. Wenn dies alles nicht verfügbar ist, benutzt einfach den Fußboden. Lasst euren Daumen während der gesamten 108 Rezitationen auf der Erde. Am Anfang ist es am besten, wenn ihr das Mantra laut rezitiert, um mit der Sprache vertraut zu werden und um euch selbst auf eine korrekte Aussprache hin zu überprüfen.

Wenn ihr die elfte Zeile des Mantras rezitiert, denkt besonders an *Guru Guru Paramaguru*. (Guru ist der Meister; Guru Guru ist der Meister des Meisters und Paramaguru ist der höchste Meister, ist Gott.) Nachdem ihr das Mantra 41 Tage lang aufgeladen habt, ist das Erdelement in eurer Seele gereinigt.

Anmerkung: Wenn zwei oder mehrere Personen in einem Haus das erste und/oder das zweite Erdmantra zur gleichen Zeit aufladen, muss jede Person während der Rezitation der Mantren eine Blume oder ein (Pflanzen-)Blatt in der Hand halten. Nach jeder Meditation solltet ihr die benutzten Blumen oder Blätter einen Tag lang aufbewahren und sie dann im Freien ins Gebüsch werfen.

Symptome beim Aufladen

Euer Daumen auf der Erde wird heiß.

Der Daumen fühlt sich an, als würde er von der Erde magnetisch angezogen, so als könnte man ihn nicht vom Erdboden wegziehen.

Ihr spürt möglicherweise ein Kribbeln im Daumen oder im ganzen Arm.

Nutzen des Mantras

Es wird bei Stress, Depressionen und jeglicher Art von geistigen Erkrankungen und psychischen Problemen angewandt.

Es wird gegen negative Energie verwendet. Dieses Mantra besitzt höchste magnetische Energie, um jeden Menschen, dessen Seele negativ beeinflusst oder besetzt ist, zu behandeln. Es beseitigt Negativität.

Heilen mit dem ersten Erdmantra

Es gibt zwei Methoden:

1. Legt euren Daumen mit der Daumenspitze nach unten auf das dritte Auge eures Gegenübers und rezitiert das Mantra 108-mal.

Nach der Heilung müsst ihr (die negative Energie, die ihr aufgenommen habt) entladen, indem ihr im Freien mit eurem Daumen die Erde berührt und wieder 108-mal das Mantra rezitiert.

2. Die folgende Methode wird bei Problemen mit negativen Seelen angewandt. Setzt euch vor die zu behandelnde Person, rezitiert das Mantra einmal und blast daraufhin einmal in ihr Gesicht. Nachdem ihr das Mantra 108-mal rezitiert und der Person ein weiteres Mal ins Gesicht geblasen habt, nehmt zwei Haare vom Kopf dieser Person und steckt sie in eine Flasche. Dann verschließt die Flasche und werft sie ins Wasser – in irgendeinen See, Fluss oder ins Meer. Nachdem ihr die Flasche ins Wasser geworfen habt, verschwindet die negative Energie.

Durch Anwendung dieser Heilmethoden wird die Seele der behandelten Person angehoben.

Entladen

Um zu entladen, berührt mit eurem Daumen nach der Heilung für 15 bis 20 Minuten oder für die Dauer von 108 Wiederholungen des Mantras die Erde. **Es ist wichtig, sich daran zu erinnern, unmittelbar nach jeder Heilung zu entladen, um jegliche Negativität, die ihr durch die Heilung aufgenommen habt, abzugeben**. Wenn ihr mehrere Heilungen hintereinander vornehmt, könnt ihr nach Abschluss aller Heilsitzungen entladen, aber es ist absolut notwendig, es noch am selben Tag direkt nach der letzten Heilung (und bevor ihr Essen zu euch nehmt) zu tun.

Zweites Erdmantra

om sraa nam bhuum bhuteeshvari

mama kuru svahaa

Aufladen des Mantras

Rezitiert das Mantra an 41 aufeinanderfolgenden Tagen 108-mal täglich zur gleichen Zeit. Berührt mit eurem Daumen die Erde oder im Haus den Fußboden oder steckt ihn in ein Gefäß mit Erde, während ihr das Mantra rezitiert (gleich wie beim ersten Erdmantra). Verfahrt genauso, wie es für das erste Erdmantra beschrieben wurde, wenn zwei oder mehr Personen die Mantren zur gleichen Zeit im gleichen Haus aufladen.

Symptome beim Aufladen

Euer Körper wird sich sehr leicht, wie schwerelos, oder warm anfühlen.

Nutzen des Mantras

Das zweite Erdmantra wirkt genauso wie das erste Erdmantra.

Heilen mit dem zweiten Erdmantra

Wenn sich die behandelte Person nach der Behandlung mit dem ersten Erdmantra nicht besser fühlt, wendet das zweite Erdmantra an. Es ist wie ein zweiter »Pfeil«, der für die Heilung genutzt werden kann. Legt euren Daumen mit der Daumenspitze nach oben (also in umgekehrter Richtung als beim ersten Erdmantra) auf das dritte Auge der Person und rezitiert das zweite Erdmantra 108-mal.

Denkt wiederum daran, nach allen Heilbehandlungen zu entladen, indem ihr mit dem Daumen die Erde berührt und das Mantra 108-mal rezitiert (oder für etwa 20 Minuten).

Für die ersten beiden Erdmantren gilt: Entladet immer für die Zeit von 108 Wiederholungen des Mantras oder für mindestens 15 bis 20 Minuten. Wenn ihr eine Heilung von 30 Minuten durchgeführt habt, solltet ihr für 30 Minuten entladen.

Anmerkung: Wenn zwei oder mehr Personen gleichzeitig in einem Haus Heilbehandlungen durchführen, muss sich jeder Heiler einen Faden um das Handgelenk binden und dreifach verknoten. Nach der Sitzung nimmt sich jeder sein eigenes Band ab und wirft es ins Gebüsch oder verbrennt es. Das schützt vor jeglichen magnetischen Störungen durch die Erdenergie.

Drittes Erdmantra

om aim kliem sriem

om maha lakshmi njeena namaha

Aufladen des Mantras

Rezitiert das Mantra 108-mal täglich 21 Tage lang an einem beliebigen Ort. Ihr müsst dieses Mantra jedoch in der Abenddämmerung beten. Am 21. Tag zeichnet ihr das Lakshmi-Yantra (siehe Anweisungen rechts), während ihr das Mantra rezitiert.

Anmerkung: Dieses Mantra gehört ganz zu Lakshmi, der Göttin von Wohlstand, Erfolg und Gedeihen. Lakshmi ist das Licht, und wenn ihr das Mantra in der Abenddämmerung rezitiert, ladet ihr das Licht in euer Haus ein.

Nutzen des Mantras

Dieses Mantra ist für alle von Nutzen, die Geldsorgen haben oder darunter leiden, dass sie Geld nicht halten können – dass sie zwar leicht zu Geld kommen, es aber auch sehr leicht wieder verlieren.

Lakshmi-Yantra

Zeichnet auf einem großen weißen Blatt Papier neun konzentrische Kreise in verschiedenen Farben (verwendet jedoch kein Schwarz). Es gibt zwar keine bestimmte Farbfolge, aber ihr könnt in der Abfolge der Regenbogenfarben von innen her mit Rot beginnen und mit Violett außen aufhören. Schreibt auf die Außenseite jedes Kreises im Uhrzeigersinn das dritte Erdmantra und wiederholt es so oft, bis der Platz auf dem Kreis ausgefüllt ist. Beginnt stets auf der Zwölf-Uhr-Position eines jeden Kreises zu schreiben.

Jedes Wort sollte eine eigene Farbe haben, die jedes Mal benutzt wird, wenn das betreffende Wort geschrieben wird. Das Mantra kann am Ende des Kreises an jeder beliebigen Stelle enden, es muss jedoch auf jedem Kreis mindestens einmal vollständig niedergeschrieben werden. Versucht, das Mantra auf jedem Kreis in der gleichen Größe zu schreiben; dadurch ist es sehr wahrscheinlich, dass die einzelnen Worte des Mantras in den verschiedenen Kreisen in einer Reihe ausgerichtet sind, was aber nicht unbedingt erforderlich ist.

Nachdem ihr das Mantra auch vollständig um den innersten Kreis geschrieben habt, malt das Om-Symbol mit Rot oder Orange in die Mitte des Kreises. Hängt ein Yantra über euren eigenen Hauseingang oder den eines Freundes und ein weiteres über euer Bett oder das eures Freundes, so dass der Blick direkt nach dem Aufwachen darauf fällt. Während ihr es zeichnet, rezitiert von Anfang bis Ende ununterbrochen dieses Mantra, um das Yantra mit der Lakshmi-Energie aufzuladen. Dies sollte in Form einer konzentrierten Meditation erfolgen.

Der gesamte Vorgang muss in einer einzigen Sitzung abgeschlossen werden, in ungestörter Atmosphäre und ohne Unterbrechungen, wie beispielsweise durch Telefonanrufe oder Gespräche mit Familienangehörigen.

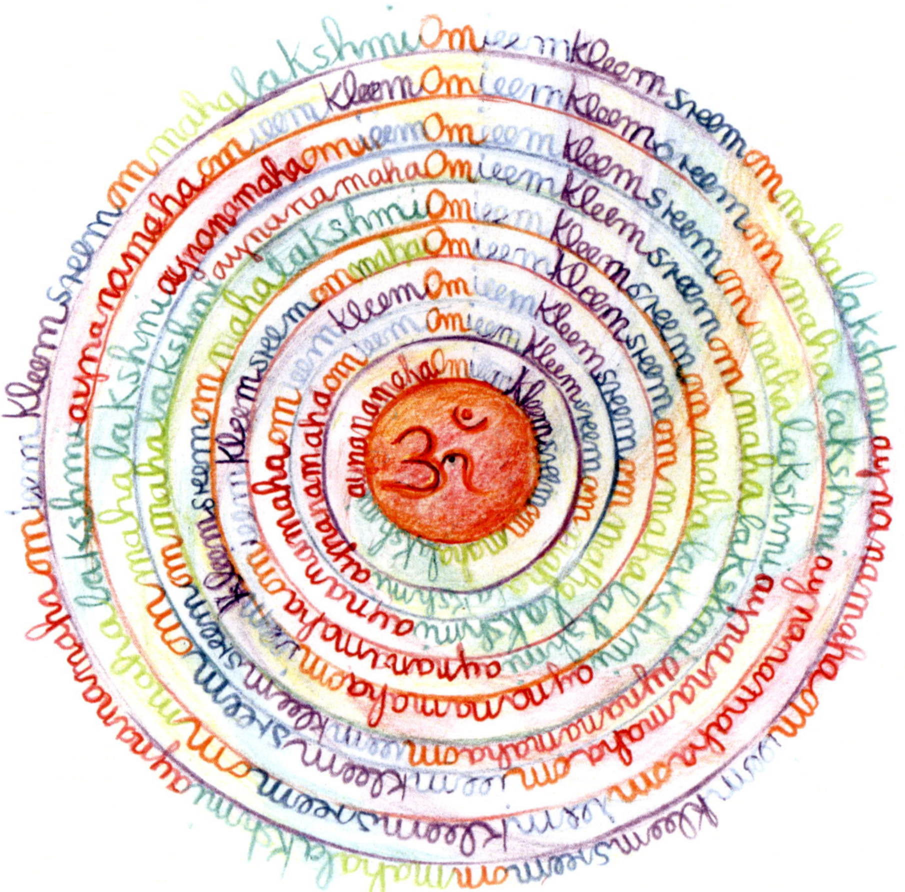

DAS ELEMENT FEUER

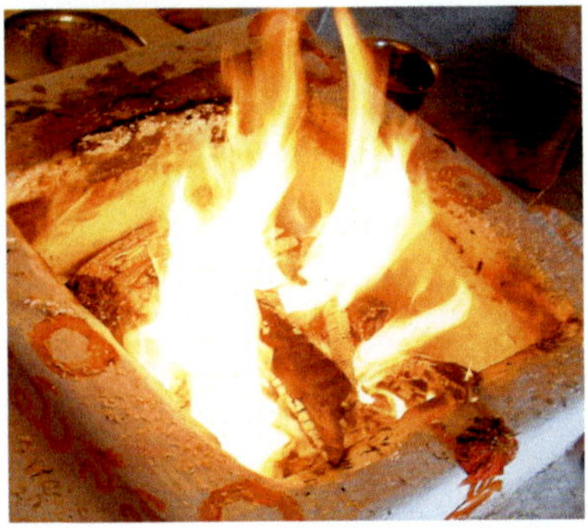

Gott hat die Sonne erschaffen, die uns für immer mit Licht, Energie und Wärme versorgt. Wir können die gesamte Energie Gottes in der Sonne sehen. Gott hat die Sonne erschaffen, um die gesamte Schöpfung zu ermöglichen. Ohne die Sonne, das Feuer, gäbe es kein Licht, keine Schöpfung, keinen Energiekreislauf. Die Sonnenenergie gleicht einem Teil der höchsten göttlichen Energie; sie ist Gottes Spiegelbild. Wie in einem Spiegel sieht Gott sich in jedem Geschöpf, in der ganzen Schöpfung.

Durch die Sonne kommt das Feuer in Form von Sonnenstrahlen zur Erde. Die Feuerenergie lässt Wasser auf der Erde verdampfen und verbreitet auf diese Weise enorme Schwingungen im Universum. Wenn ihr am frühen Morgen an einem See steht, könnt ihr den durch Hitze entstandenen Dampf aufsteigen sehen. Dieser Dampf ist voller Energie, voll hoher Schwingungen. Das Feuerelement erhitzt die Wassertemperatur, bringt es zum Schwingen und verwandelt die kosmische Energie in hohe positive Energie.

DIE GROSSE HEILERIN

Die Sonne ist die große Heilerin. Ihr könnt euch selbst unmittelbar durch die Sonne heilen. Dafür braucht ihr keinen Heiler aufzusuchen. Sie ist die große Heilerin, die täglich erscheint. Ihr könnt sie nutzen, indem ihr sie einfach in den frühen Morgen- und Abendstunden anschaut. Aber ihr müsst euer Herz öffnen, um diese Energie zu empfangen.

In Indien gehen die meisten Menschen traditionellerweise in den frühen Morgenstunden zum Wasser, beispielsweise zum Fluss, nehmen das Wasser (in eine Schüssel oder ihre Hände), um sich damit zu waschen.

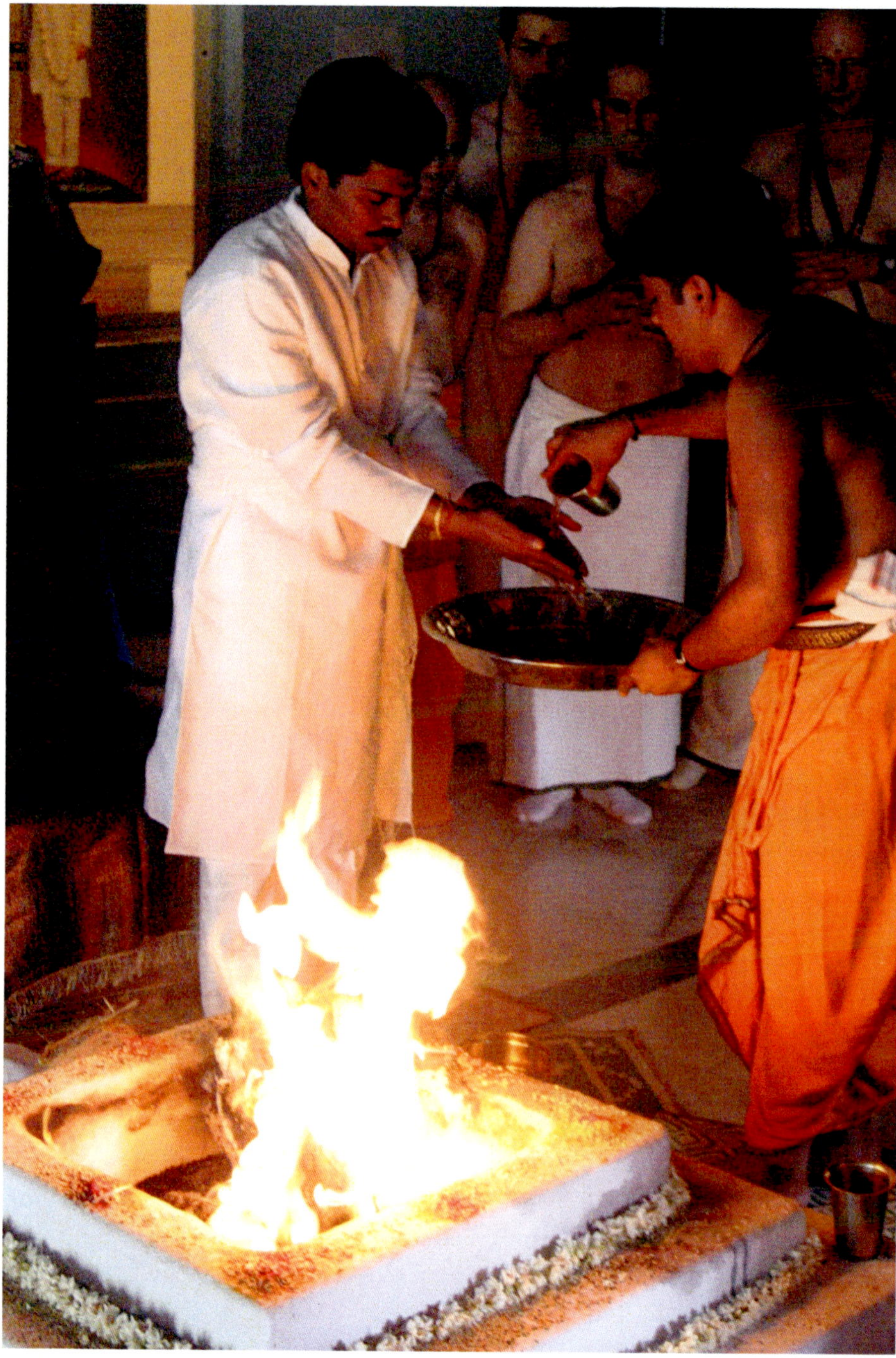

Sobald die Sonne aufgeht, beginnen sie, die vedischen Bhaskara-Mantren, die Sonnengebete, zu rezitieren. Anschließend nehmen sie ein Bad und steigen wieder aus dem Wasser. In ihren Gebeten setzen sie die Sonne Gott gleich. Ihr braucht keinen Gott zu sehen, denn die Sonne ist Gott; Gott ist die Sonne. Aus diesem Grund schauen die Menschen in Indien in den frühen Morgenstunden in die Sonne.

Ich empfehle allen, die die Fünf Elemente praktizieren, sich einfach hinzusetzen und eine Stunde lang in die aufgehende Sonne zu schauen, um höchste positive Energie zu empfangen. Ihr werdet automatisch eine große Heilung erfahren und die Energie empfangen.

Auch bei Sonnenuntergang haben die Sonnenstrahlen viel Energie. Öffnet euer Herz für Gott, für die Sonne, um ihre Energie zu empfangen. Ihr müsst euch bewusst machen, dass ihr die Energie von der Sonne aufnehmt. Egal welche Art von Negativität euch umgibt, die Sonnenstrahlen können sie auflösen. Sie bringen hohe positive Energie, um euch von aller Negativität zu befreien.

Feuerzeremonien

In Indien nutzen die Menschen seit Jahrtausenden die Kraft des Feuers. Die Priester zelebrieren heilige Feuerrituale, Yagyas genannt, die insbesondere Heilung und Segen bringen. Schon seit jeher haben indische Herrscher riesige Vermögen für diese Yagyas ausgegeben, um ihr Königreich vor Seuchen, Dürren und Feinden zu schützen.

Seit frühester Zeit werden Yagyas zelebriert. Sie wirken heute wie damals und werden von Millionen Menschen durchgeführt. Ein Yagya wirkt sich auf alle segensreich aus, die während der Feier anwesend sind. Sie ziehen vielfältigen Nutzen aus den Feuerzeremonien.

Um ein Yagya durchzuführen, sitzen fünf oder sechs Priester rund um ein Feuer und reinigen es (durch ihre Gebete). Während sie vedische Mantren und Gebete sprechen, übergeben sie dem Feuer die Probleme und Schwierigkeiten der Person, für die das Yagya veranstaltet wird, um sie aufzulösen bzw. zu verbrennen.

Die Veden sind die ältesten spirituellen Schriften Indiens. Sie bestehen aus Gebetsformeln Gottes, die von den großen Rishis, den übernatürlichen Heiligen Indiens, in ihren Meditationen empfangen wurden, und besitzen kraftvolle Schwingungen.

Die Priester verwenden Mantren, die mit spezifischen Gottheiten, Göttern und Göttinnen, in Verbindung stehen, je nach dem Problem, welches gelöst werden soll. Sie rezitieren unablässig, während sie Ghee (geklärte Butter), Blumen und Früchte ins Feuer werfen, um Agni, die göttliche Energie des Feuers, zu nähren.

Sie übergeben das gesamte Karma der betreffenden Person dem Feuer, um es zu reinigen. Deshalb rufen die Priester: »dipam jyothi parabrahmham, parabrahmham jyothi dipam, mayam dipam prakasha vantum prakasha vantum. prakasha vantum, prakasha vantum«. Das heißt: »Es ist das strahlende Licht, es ist das Licht des Strahlenden.« Durch diese Mantren sprechen die Priester (über Gott) zum Feuer: »Er ist überall, und wenn ich auch töricht und unwissend bin, sehe ich Ihn doch in einem kleinen Feuer, ich mache hier ein kleines Feuer, und ich reiche Ihm alles Karma dar. Ich verwende ein wenig Ghee, ein paar Blumen und Früchte und nähre Ihn damit. Er ist gerade jetzt im Feuer. Er ist ins Feuer gekommen. Das Feuer hat eine große Kapazität, alles zu verbrennen. Welche Hindernisse auch immer gerade in meinem Weg liegen, ich übergebe sie jetzt dem Feuer. Ich helfe dieser Person, ihr Karma dem Feuer zu übergeben. Oh Gott, ich weiß, Du bist hier in diesem Feuer, bitte hilf dieser Person.« Sie sagen großartige Dinge über Gott, während sie vor dem Feuer sitzen.

Wenn man in früherer Zeit ein Feuer entfachte, um es regnen zu lassen, so kam der Regen tatsächlich. Es geschah viele, viele Male. Es funktionierte, weil die Menschen starken Glauben an das Feuer hatten. Es ist auch heute noch so, es kann alle Wünsche erfüllen. Heute werden Yagyas für alle möglichen Anliegen abgehalten. Die Menschen ziehen vielfältigen Nutzen daraus: die Heilung von Krankheiten, das Lösen von Problemen, geschäftlichen Erfolg, spirituelles Wachstum, geistige Stärke, das Heilen von gebrochenen Herzen, die Befreiung von Depressionen und anderen Arten von persönlichem Scheitern – und Glück und Wohlstand der Familie.

Angenommen, jemand zelebriert ein Yagya, um für die nächsten hundert Jahre Schutzkreise um sein Grundstück und Anwesen zu ziehen. Für die nächsten hundert Jahre gewährt dies der Familie und den Kindern höchsten Schutz gegen Krankheiten oder Schicksalsschläge. So stark ist die Kraft des Yagyas. Wie lange die Wirkung anhält, hängt von der Anzahl der Priester und der Zeit ab, die sie am Feuer verbringen.

Yagyas wirken auch über große Entfernungen hinweg. Wenn jemand in seinem Namen ein Yagya abhalten lässt, so reinigt das Feuer (alles Negative), und die höchste positive Energie geht automatisch an die betreffende Person. Der betreffenden Person wird die höchste positive Energie zugeschickt. Diese dharmische Energie kann wie eine starke Radiofrequenz überallhin gesendet werden. Dies ist die Kraft des Feuers.

Das ist indirekt der Grund, weshalb Shirdi Baba in seinem Dwarkamai (Tempel) immer ein Feuer brennen hatte. Er gab die strikte Anweisung, dort stets ein Feuer am Brennen zu halten. Es brennt immer noch – bereits seit über 125 Jahren. Baba saß einfach vor seiner Dhuni (Feuerstelle) und reinigte fortwährend die negative Energie der Menschen. Er hatte durch seine Seele starke Befehlskraft über das Feuer. Wenn jemand zu ihm kam, wirkte diese Energie des Feuers, ohne dass er es bemerkte, automatisch auf seine Seele. Es zog seine Negativität aus ihm. Shirdi Sai Baba heilte Krankheiten, indem er vor dem Feuer saß und den Anwesenden den Rauch des Feuers ins Gesicht blies. Dieser Rauch besaß die brennend heiße Energie des Feuers.

Die Flamme, die Augen, die Seele

Die Flamme ist ein winziges Symbol für das riesige Licht Gottes. Es ist ein Teil von Gottes Licht, das in jedem Teil der Schöpfung brennt. Kerzenlicht symbolisiert die göttliche Energie. Stellt euch vor, ihr stellt eine Kerze bei euch zu Hause in einen dunklen Raum – kein elektrisches Licht, nur eine Kerze. Wenn ihr das Kerzenlicht seht, spürt ihr automatisch die Liebe in eurem Herzen. Angenommen ihr seht 100 Kerzenlichter – welch überwältigend schöner Anblick! Als ich in Los Angeles war, warteten bereits alle im Saal (in der Kirche).

Als ich kam und mich setzte, brannten hunderte Kerzen um mich herum. Was geschah? Für fünf bis zehn Minuten befanden sich alle Anwesenden in so vollkommener Stille, dass man eine Nadel hätte fallen hören. Eine solche Energie geht von brennenden Kerzen aus! Sie bewirkten bei allen eine große Herzensöffnung.

Das Gleiche geschieht, wenn ihr ins Feuer schaut. Das Feuer mit unseren beiden Augen zu sehen, bringt uns großen Nutzen. Unsere Augen sind in diesem Universum sehr kraftvoll. Angenommen, ihr schaut euch 100 Jesusstatuen an und eine davon gefällt euch ganz besonders. Weshalb ist das so? Die Augen sind direkt auf euch gerichtet mit einem friedvollen, bezaubernden Blick. Wenn ihr das seht, öffnet sich automatisch der Kanal eures Herzens, auch wenn es euch nicht bewusst ist. Wann immer ihr dann diese Statue seht, rührt euch ihr Anblick zu Tränen. Es ist ein Stein, eine Statue, aber ihre Augen fesseln dich vollkommen.

Diese Energie im Feuer kommt automatisch zu euch. Die Augen sind die wichtigsten Empfänger von Energie in unserem Leben. Sie nehmen automatisch entweder positive oder negative Energie auf. In unseren Augen befinden sich zwei Chakren: Sudarshana und Adarshana. Wenn ihr ins Feuer blickt, nehmt ihr die Energie durch eure Augen in euch auf. Ihr zieht großen Nutzen daraus, da die Energie in euer Herz strömt und damit auch in eure Seele.

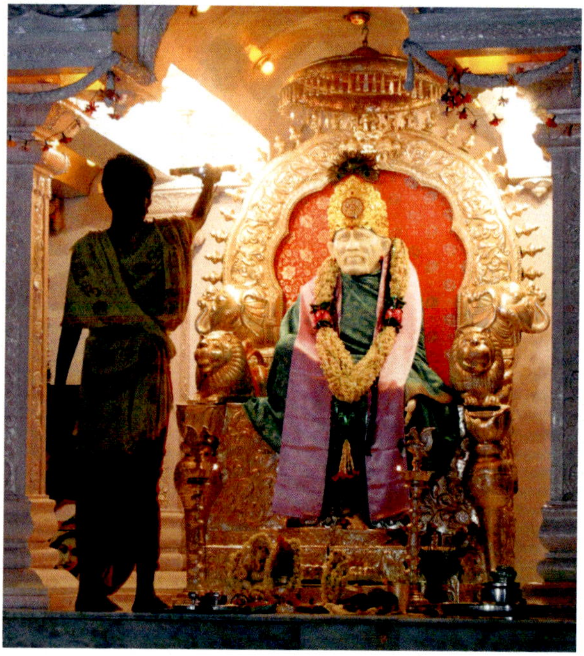

In den Tempeln Indiens führen die Priester die Zeremonie des Arati (das Schwenken einer Flamme) vor den Augen der Gottheiten durch.

Auf diese Weise verbindet sich das Licht der kleinen Flamme mit dem Licht und der Energie der großen Seele (der jeweiligen Gottheit) oder der Kraft Gottes. Die Priester reichen die Flamme dann an alle Anwesenden weiter, die ihr Licht mit ihren Augen aufnehmen und dadurch ihre eigene Seele mit dem Licht der göttlichen Energie verbinden.

Jeder hat ein drittes, ein spirituelles Auge zwischen den Augenbrauen, das Gurusthan genannt wird. Wenn ihr eure Augen zum Schlafen schließt, öffnet sich dieser Energiepunkt von selbst, um höchste Energie auszustrahlen. Es ist unser »inneres« Auge. Wenn wir unsere beiden physischen Augen öffnen, schließt sich unser inneres Auge. Wenn wir unsere beiden Augen während der Meditation schließen, beginnt sich unser drittes Auge automatisch zu öffnen. Es ist die Hauptflamme, der größte Energiepunkt in unserem Körper.

Shiva ist im gesamten Universum der Einzige, der drei Augen hat. Er benutzt sein drittes Auge nur zu bestimmten Zeiten, wenn es sehr wichtig und notwendig ist. Alle Menschen haben dieses gleiche dritte Auge Shivas, das aber mit sehr viel Negativität, Illusionen und Maya bedeckt ist. Durch spirituelle Energie, spirituelle Ausrichtung und Konzentration darauf, so dass gleichsam ein Loch an dieser Stelle entsteht, beginnt es sich zu öffnen. Ihr müsst damit beginnen es zu öffnen, dann könnt ihr das gesamte Universum sehen. Durch dieses dritte Auge könnt ihr jeden Menschen heilen, ihr könnt Energie aussenden, jegliche Arbeit tun und eure eigenen Schutzkreise erschaffen. Die Schutzkreise nehmen ihren Ausgang im dritten Auge. Wenn sehr hohe Energie in eurem dritten Auge wirkt, kann euch Negativität nicht beeinflussen.

Unter den fünf Elementen hat das Feuer die stärkste verbrennende Eigenschaft. Dieses Mantra verbrennt Negativität. Richtig angewandt hat es die Kapazität, höchste positive Energie zu erzeugen, Wohlstand zu bringen und all eure Herzenswünsche zu erfüllen.

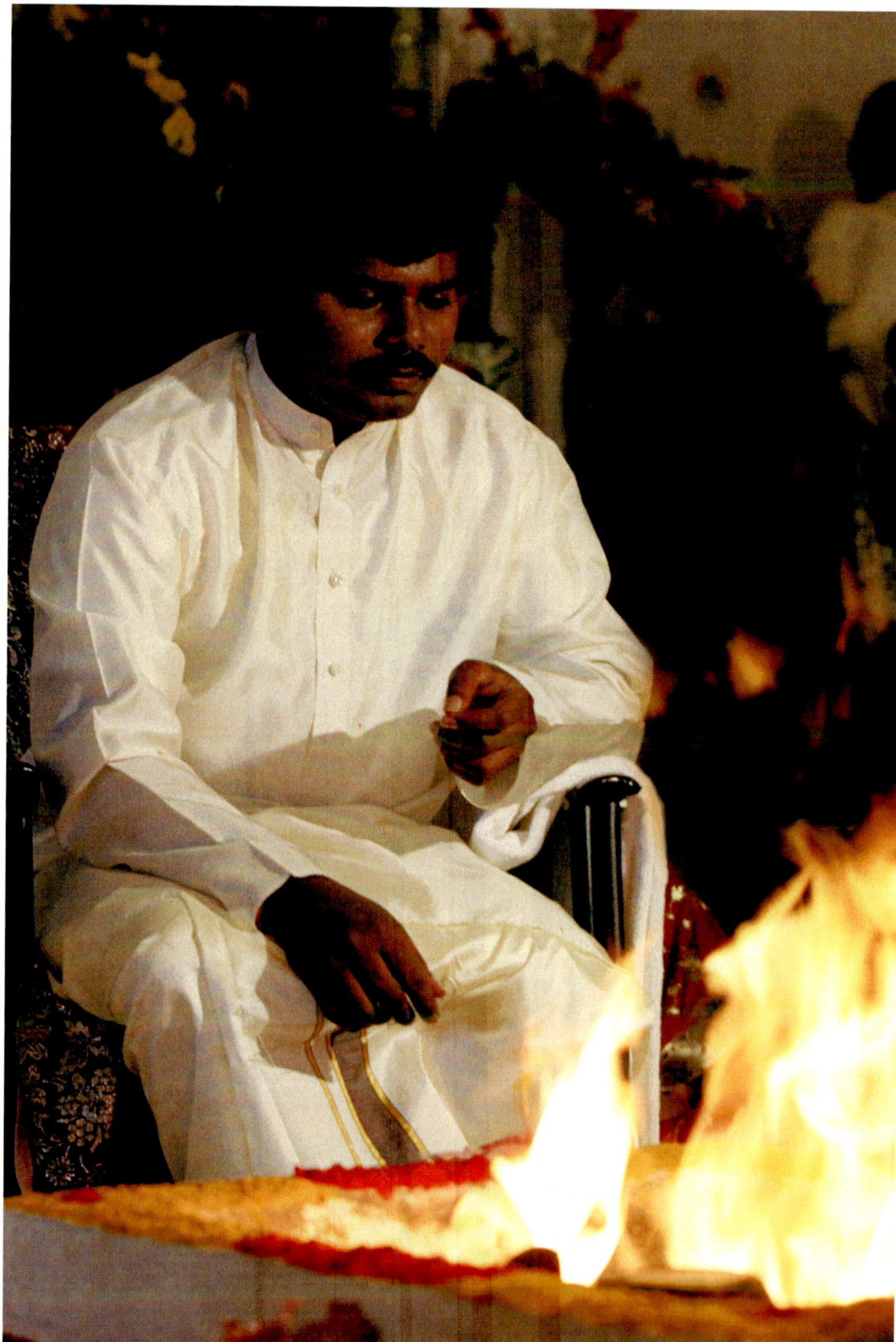

MANTRA ZUM ELEMENT FEUER

om hriem hesraim hriem

dhiem dhiem

kliem kliem

saum saum

mahaa agni swaruupa njeena namaha

Aufladen des Mantras

Rezitiert das Mantra an 41 aufeinander folgenden Tagen 108-mal täglich. Rezitiert es in der Nacht in einem geschlossenen Zimmer – bei geschlossenem Fenster, ohne einen Ventilator (ohne Luftzug). Zündet eine Kerze an und schaut während der Meditation ohne zu blinzeln in die Flamme, bis euch zwei oder drei Tränen in die Augen steigen. Blinzelt so wenig wie möglich, bis ihr die 108 Wiederholungen beendet habt. Wenn euch Tränen in die Augen steigen, breitet sich Tränenflüssigkeit auf eurer Retina aus und lässt die Bilder vor euren Augen verschwimmen. So entsteht ein Dreifachbild, das die eine Flamme wie drei Flammen erscheinen lässt.

Wenn wir beide Augen schließen, öffnet sich unser drittes Auge. Dieses dritte Auge wird Gurusthan oder Energiepunkt genannt. Es brennt wie eine Kerze. Es ist ein Licht. Es ist das spirituelle Auge.

Symptome beim Aufladen

Wenn ihr schlaft oder mit dem Auto fahrt, erscheint die Flamme vor eurem dritten Auge.

Ihr hört innerlich ein Geräusch wie ein Summen.

Nutzen des Mantras

Es verbrennt negative Energie. Wenn jemand den negativen Wunsch hat, einem anderen Menschen zu schaden, wird dieses Mantra einen solchen Wunsch zerstören.

Es wirkt kraftvoll auf negative Seelen und gegen Schwarzmagier und verbrennt zudem negatives Karma.

Ihr könnt über das Feuer starke positive Energie senden oder empfangen.

Heilen mit dem Feuermantra

Wenn ihr dieses Mantra benutzt, zündet eine Kerze und ein paar Räucherstäbchen neben der betreffenden Person an. Haltet euren Feuerfinger (Zeigefinger) in den Rauch der Räucherstäbchen und berührt danach das dritte Auge der Person mit diesem Finger. Konzentriert dann euren Blick auf die Augen der Person, bis euch zwei oder drei Tränen in die Augen steigen. Währenddessen rezitiert ihr durchgehend still das Mantra und berührt das dritte Auge eures Gegenübers mit eurem Feuerfinger. Macht das für zehn bis höchstens 15 Minuten. Wenn der Betreffende benommen oder müde wird, ist dies ein Zeichen, dass die Heilung stattfindet. Zum Entladen berührt mit eurem Feuerfinger die Erde und rezitiert das Feuermantra 108-mal. (Es ist nicht notwendig, sich vor der Heilung aufzuladen, aber es ist absolut nötig, sich direkt nach der Heilung zu entladen.)

Eine weitere Technik, die nur gegen schwarze Magie oder zur Heilung negativer Seelen verwendet wird:

Stellt Kerzen in einem Kreis auf und legt vor jede Kerze eine Rose. Stellt sicher, dass keine der Flammen während der Heilung erlischt. Der Heiler und/oder die betreffende Person sitzen in der Mitte des Kreises, umgeben von brennenden Kerzen, rezitieren das Feuermantra und lösen so alle Negativität auf. Nachdem dieser Prozess abgeschlossen ist, werft alle verwendeten Blumen ins Gebüsch.

DAS ELEMENT HIMMEL

Durch den Himmel könnt ihr euch mit den Engeln verbinden. Ihr könnt höchste Heilkraft erlangen. Ihr könnt euch mit Hilfe der Natur und des Himmels selbst darauf vorbereiten, ein großer Heiler zu werden. Ihr könnt Shiva direkt kommandieren und durch die Shiva-Energie zum Ziel kommen.

Das Himmelsmantra gehört zu Shiva, zur Shiva-Energie. Es ist das Gebet Shivas. Shiva bedeckt unsere Galaxie und darüber hinaus auch alle anderen Galaxien mit ungeheurer Energie, mit enormer kosmischer Energie, die keine Grenzen hat. Deshalb wird in der vedischen Tradition die Shiva-Energie mit dem Himmel verglichen. Beide sind grenzenlos, unendlich.

In der Natur des Himmels, in der himmlischen Schöpfung gibt es ganz unglaubliche Dinge. Es gibt Wesen in anderen Galaxien, die keine menschlichen Körper besitzen, sondern nur Energieformen sind. Diese Wesen sind sehr stark mit der Shiva-Energie verbunden. Sie haben ungeheure kosmische Energie in sich aufgenommen und wurden zu äußerst kraftvollen übernatürlichen Seelen. Sie können Gegenstände beliebiger Größe heben und sich selbst in Bruchteilen von Sekunden, wie Astralkörper, von einem Ort zu einem anderen bewegen. Ihre Seelen verfügen über außerordentliche Kapazität. All das kommt direkt von der Shiva-Energie.

Verglichen mit allen anderen Galaxien haben die Menschen auf diesem Planeten Erde enorme Eifersucht, ein gewaltiges Ego und Stolz. Das war nicht immer so. Vor 700 bis 800 Jahren besaßen 40 Prozent der Menschen auf diesem Planeten Erde sehr fähige Seelen. Und vor 5000 Jahren wurde dieser Planet von sehr kraftvollen Seelen bevölkert. Rama, Krishna, ja sogar Shiva kamen in einem menschlichen Körper, um sich auf bestimme Weise um diese Welt zu kümmern.

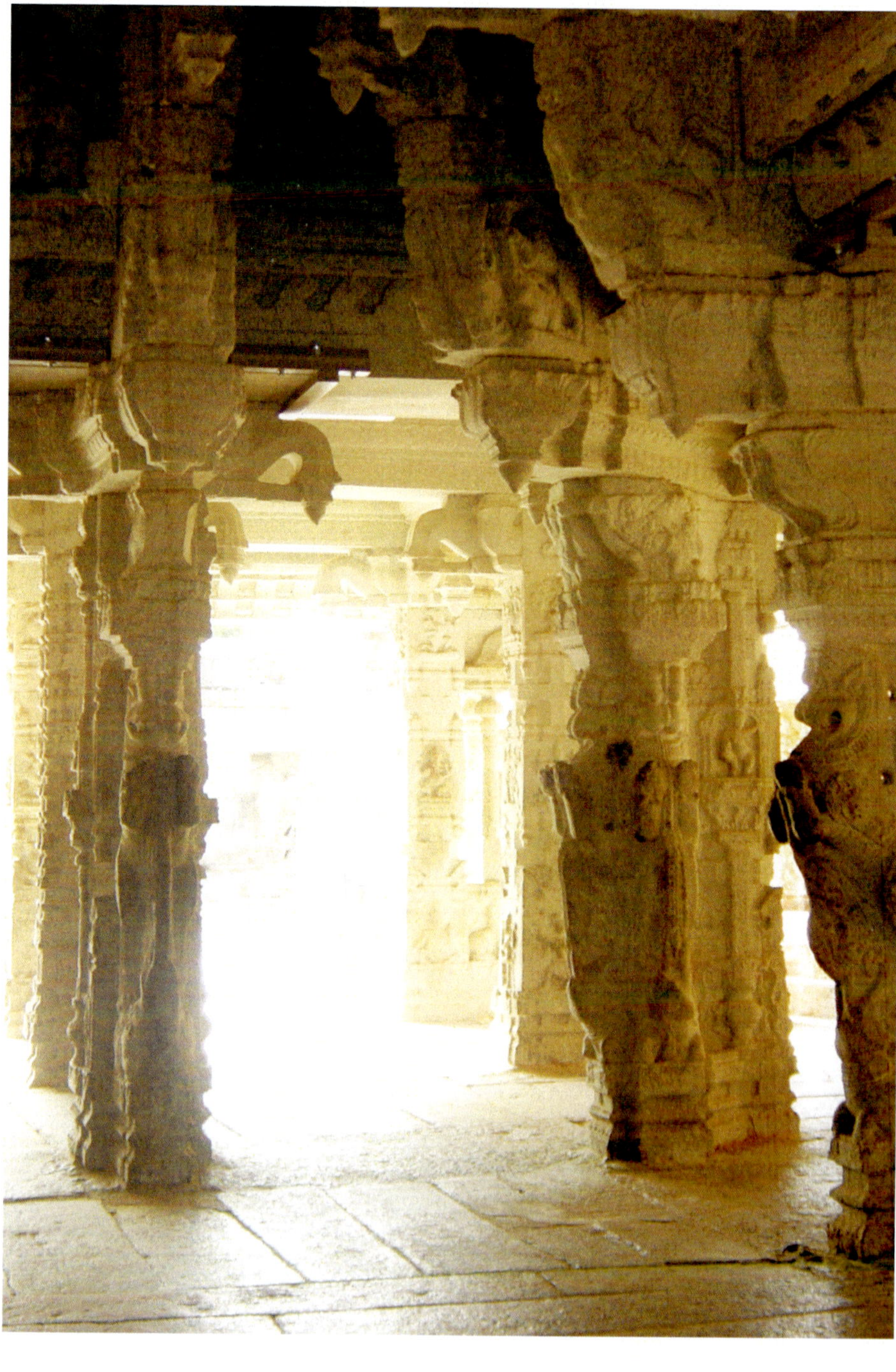

Aus diesem Grund können wir besonders in Indien viele übernatürliche Dinge und Wunder sehen. Die Könige und ihre Väter, deren Könige und deren Väter erkannten diese Energie. Sie erbauten große Festungen, riesige Tempel. Sie bauten nie große Paläste, sondern errichteten Tempel. Die meisten Menschen lebten in diesen Tempeln. Zu jener Zeit war die Bevölkerungsdichte noch recht gering; in einem Dorf lebten vielleicht nur sechzig Menschen. Zuerst bauten sie riesige Tempel. Dann begannen sie, in kleinen Hütten zu leben. Sie alle gingen, um ihre Pflichten zu erfüllen, bauten Nahrungsmittel und Gemüse an und kehrten dann zurück, um zu schlafen und sich mit Shiva zu verbinden.

Sie praktizierten starke Mantren und empfingen höchste Energie. Vor einigen tausend Jahren entdeckten die Heiligen das Gayatri-Mantra, die gesamten Veden, die geheimen Mantra-Formeln, die Engel-Energien. Jedes Dorf, jeder König, jeder Mensch widmete sein Leben voll und ganz der Verbindung zu Gott. Deshalb können wir heute noch diese Kraft in den uralten indischen Tempeln spüren.

Nach dieser Zeit stieg die Bevölkerungszahl enorm an und damit verschlechterten sich die natürlichen Lebensbedingungen. Die Negativität stieg an und Diebstahl, Betrug und Egoismus kamen auf und hielten die Menschen in eisernem Griff. Vor dieser Zeit war Indien ein riesiges menschenleeres Land. Sogar in der Festung von Krishnadevaraya in Hampi kann man noch heute einige 1000 Tempel sehen. Jeder Stein wurde zu einer Skulptur gemeißelt. Millionen von Skulpturen entstanden aus diesen Felsblöcken. Wenn ihr dort umher spaziert, entdeckt ihr auf Schritt und Tritt in jedem Stein eine Statue.

Sie widmeten jede Skulptur einer besonderen Energieform: Brahma, Krishna, Engel, Tänzerinnen, Elefanten, Ganesha und Shiva. Sie widmeten ihr ganzes Leben, von der Kindheit an bis zum letzten Atemzug, vollkommen Gott. Ihre Verehrung bestand darin, die Steine zu Statuen zu meißeln. Sie taten nichts anderes als zu essen und zu arbeiten. Es war ihnen egal, ob sie etwas dafür bekamen, Geld oder irgendetwas anderes. Sie machten es einfach, bauten wunderschöne Tempel, stellten hier eine Shiva-Statue hinein, dort eine Krishna-Statue.

Zu jener Zeit fertigten sie die Statuen in den Bergen aus riesigen Felsblöcken. Es gab keine Kräne und weder mit Elefanten, noch auf andere Weise waren diese Plätze erreichbar. Es ist extrem schwierig – wie haben sie das damals gemacht? Es ist wirklich erstaunlich! Wie hätten selbst Elefanten diese Felsen anheben sollen? Aufgrund ihrer vollkommenen Hingabe, mit der sie ihr Leben Gott darbrachten, konnten die Menschen damals diese Felsen emporheben. Sie kannten bestimmte Energien und nutzten diese Kraft, um der Steine Herr zu werden.

Heutzutage verwenden wir Raketen, um zum Mond zu reisen. Unsere Wissenschaftler verwenden Technologie. Früher, vor 700 bis 2000 Jahren, hatten sie eine starke Verbindung zu den Engeln und reine Herzen voller Hingabe.

Die unendliche Energie Shivas

Von Anfang an kam die Energie von Shiva. Er ist die Hauptperson, um die Verbindung zur Unendlichkeit herzustellen. Der Himmel ist unermesslich groß – es gibt keine Erklärung dafür. Deshalb sage ich, wenn ihr euch auf den Himmel, auf Shiva, zu konzentrieren beginnt, müsst ihr ihn zufrieden stellen, müsst ihr sein Herz berühren. Ihr müsst euch mit ihm verbinden, um seine Energie in euch aufzunehmen.

Ihr könnt nicht genau sagen, wo Shiva sich befindet. Wenn ihr lange Zeit meditiert, könnt ihr das Licht in euch wachsen fühlen. Wenn eure Seele beginnt, die Energie anzuziehen wie ein Magnet, werdet ihr automatisch in der Lage sein, die kosmische Energie, die Shiva-Energie, aufzunehmen.

Sobald ihr beginnt diese Energie in euch aufzunehmen, werdet ihr euch schläfrig und wie in Trance fühlen. Der starke sechste Sinn wächst heran. Wenn dann jemand wegen einer Krankheit zu euch kommt, könnt ihr eine starke Energie spüren, wenn ihr ihn anschaut. Ihr könnt fühlen, wie eine starke Energie durch eure Augen von euch ausgeht.

Auch wenn die Menschen in eurer Umgebung eure Kraft nicht bemerken – ihr könnt durch die Art und Weise, wie ihr sie berührt und ihnen Energie gebt, bewirken, dass sie sich großartig und glücklich fühlen.

Das ist nur durch eine starke, direkte Verbindung zu Shiva möglich – durch die Verbindung zum Himmel mittels des Shiva-Mantras.

Wir brauchen keine großartigen Dinge zu tun. Ein kleiner Same der Energie reicht aus, um sie wachsen zu lassen. So wie die Worte »saha moogatee« im Himmelsmantra bedeuten: »Im gesamten Universum, auf diesem gesamten Planeten gibt es nur eine Person, Shiva, auf die wir uns verlassen können. Ich bin vollkommen abhängig von dir.« »shiveena saha moogatee – saha moogatee – gatee« bedeutet: »Du bist die Person, die es letztendlich zu erreichen gilt. Du bist die Person, die ich letztendlich um Hilfe bitten kann. Ich brauche deine Hilfe. Bevor ich sterbe, mache mich bitte glücklich; hilf mir, dass ich mich besser fühle und versuche, mich aus allen Netzen der Illusionen zu befreien.«

Wenn ihr euch die tiefe Bedeutung des Himmelsmantras anschaut, werdet ihr all das darin finden. Der Himmel gleicht einer gigantischen, grenzenlosen Energie. Ich spreche zu Shiva, weil Shiva der Himmel ist – und der Himmel Shiva. Das bedeutet, er ist indirekt der Himmel. Es gibt keine Begrenzungen. Den Himmel und die Erde können wir wie zwei Scheiben sehen, als Shiva und Shakti. Zwischen ihnen laufen die Mechanismen ab. Das Feuer wurde aus der Erde erschaffen. Und im Wasser findet sich eine außerordentliche Wunderenergie.

In der Zukunft, in 1000 bis 3000 Jahren, werden die Menschen unglaubliche, wundersame Dinge durch die Wissenschaft entdecken – die Kräfte Gottes, die göttlichen Energien. Sie werden sehr viele wundersame Dinge finden. Das besagt die Astrologie für die Zukunft. Sie werden weitere Galaxien finden und zusätzliches Wissen, das sie auf diesen Planeten bringen werden, wenn es gebraucht wird. Das wird geschehen. Es werden auch Wesen aus anderen Galaxien auf diese Erde kommen und von großer Hilfe sein.

Wer in einem menschlichen Körper auf diesem Planeten geboren wird, kann nicht auf dieselbe Weise helfen wie die Wesen aus anderen Galaxien. Der Tag wird kommen und es wird geschehen. Es ist die kosmische Energie Shivas.

Shiva ist ein sehr direkter Meister, ein sehr geradliniger Gott. Ihr könnt ihn leicht zufrieden stellen. Ihr könnt ihn leicht anziehen, um eure Wünsche von ihm erfüllen zu lassen. Ich empfehle euch, Shiva auf die Probe zu stellen und ihn um die schönen Dinge zu bitten.

Wenn ihr zehn Jahre auf Krishna meditiert oder zehn Monate auf Shiva, so habt ihr den gleichen Nutzen. Natürlich könnt ihr absolut alles von Krishna bekommen. Krishna ist wie die Krishna-Lilas (göttliches Spiel). Er stellt euch ständig auf die Probe und macht Späße mit euch, hüllt euch in Illusionen. Das ist die Krishna-Energie, wir sie in der vedischen Tradition beschrieben wird. Wenn Krishna einmal Gefallen an euch gefunden hat, ist es der wahre Himmel. Wenn er aufhört, Illusionen auf euch zu werfen, euch keinen Prüfungen mehr unterzieht, habt ihr das glücklichste Leben – reine Freude und Vergnügen.

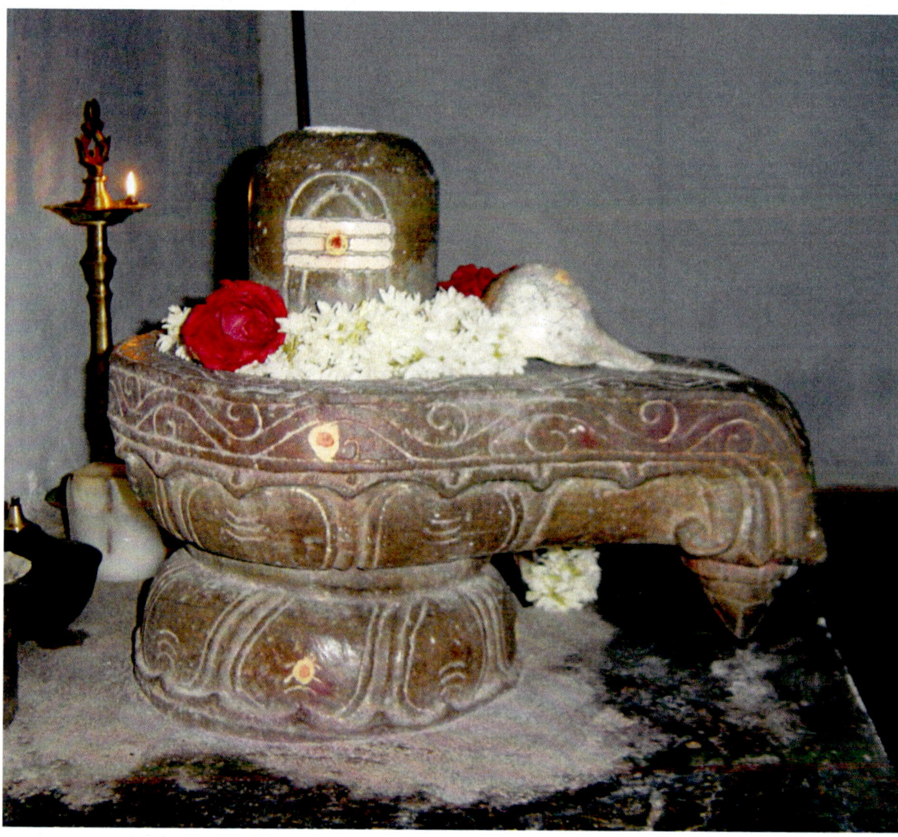

Nutzt die Himmelsenergie für euch selbst

Ich empfehle euch, die Himmelsenergie für euch selbst zu behalten und zu genießen. Behaltet sie und lasst sie immer stärker werden. Die anderen Elemente könnt ihr in euch aufnehmen, sie reinigen und dann dazu verwenden, andere Menschen zu heilen. Ihr braucht die grenzenlose Energie des Himmels nicht für andere zu benutzen. Es ist eine gigantische, unvorstellbare Kraft, die Kraft Shivas. Es ist nicht notwendig, sich damit aufzutanken, um sie an andere Menschen weiterzugeben. Es würde euch in Mitleidenschaft ziehen. Der Himmel ist grenzenlos und wenn ihr versucht, mit dieser grenzenlosen Energie zu heilen, müsst ihr die Shiva-Energie erneut in euch reinigen und sie aufladen. Deshalb empfehle ich niemandem, mit der Energie des Himmels Heilungen zu geben.

Kommunikation mit den Engeln

Was sind Engel? Sie sind Energie-Gefäße. Es gibt nicht eine festgelegte Struktur der Energie. Die Energie ist Gott. Die Energie ist voller Licht. Licht ist Gott. Engel sind wie Wirbelwinde oder wie Energiewirbel in der Natur. Wenn sie in eure Nähe kommen, werdet ihr ein Gewicht spüren. Ihr könnt zwar den Energiewirbel nicht sehen, aber ihr könnt die magnetische Kraft spüren. Es ist die Hitze, durch die euer Körper die Energie wie ein Magnet anzieht. In der Natur könnt ihr viele Engel finden.

Diese kosmische Energieschwingung dreht sich wie ein Ball im Kreis. Manchmal kann man beobachten, wie die Luft kleine Wirbel bildet. Sie dreht sich, wirbelt umher und steigt dann zum Himmel auf. So ist es auch mit der kosmischen Energie. Die Wirbel entstehen und bewegen sich in der Natur umher. Wenn jemand meditiert, stören ihn diese Energiewirbel manchmal. Oder wenn ihr im Haus umherspaziert,

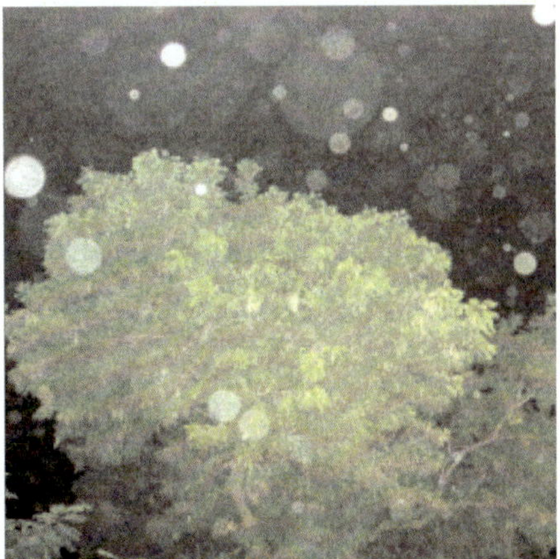

fühlt es sich plötzlich so an, als würde euch jemand anrempeln. »Oh, was war denn das?!« Wenn diese Energie kommt, lässt sie den Körper erzittern. Solche Dinge könnt ihr manchmal erleben.

Wenn ihr ruhig dasitzt und auf dieses Mantra meditiert, kann eure Seele jene Energiekreise magnetisch anziehen und zu euch bringen. Ihr habt bereits die Feuer- und die Erdenergie, und mit Hilfe des Himmelsmantras könnt ihr diese Energiekreise zu eurer Seele heranziehen. Sofort fühlt ihr: »Wunderbar! Oh mein Gott!« Euer Körper wird von Energie erfüllt. Ihr seid in Kontakt mit ihren Schwingungen gekommen.

Wenn ihr einmal einen Energiekreis in euren Körper aufgenommen habt, kommt der nächste automatisch. Bei dieser Meditation kommt es auf eure harte Arbeit an, eure Seele zu einem Magneten werden zu lassen. Wenn ihr diese Energie in eure Seele aufnehmt, wird euer Körper von überschüssiger Energie erfüllt. Wenn ihr dann wieder meditiert, werden unwillkürlich Gedanken fließen, und ihr könnt die Stimme der Natur hören. Hier liegt eine sehr tiefe Bedeutung verborgen. Jeder sollte sehr tief darüber nachdenken.

Wenn ihr einmal die Energie aus den Energiekreisen aufgenommen habt, hilft euch das, mit unterschiedlichen Arten von Energie zu sprechen. Sprechen bedeutet, Wissen auf der Seelenebene weiterzugeben. Sprechen heißt hier nicht mit Worten, nicht wie diese Worte. Es sind telepathische Gedanken.

Ich sage es noch einmal. Wenn ein Gefäß mit Energie in eure Seele kommt, wird euer Körper von Energie erfüllt. Das heißt, eure Seele wird gereinigt. Wenn eure Seele sich in einem gereinigten Zustand befindet und ihr dann erneut mit dem Himmelsmantra meditiert, könnt ihr viele Seelen, viele Energien magnetisch zu euch heranziehen. Es hängt alles von eurer harten Arbeit ab.

MANTRA ZUM ELEMENT HIMMEL

om lingaastakam niedam punjam
jaha patee shiva sannhi dhaou
shiva looka mavapnootie
shiveena saha moogatee

Aufladen des Mantras

Rezitiert das Mantra täglich mindestens 108-mal zu einer beliebigen Zeit an mindestens 41 aufeinanderfolgenden Tagen. Es ist am besten, es alleine draußen in der Natur und still für sich zu rezitieren. Dem Rezitieren dieses Mantras sind keine Grenzen gesetzt. Ihr könnt die Meditation Monate oder Jahre fortsetzen – so lange es eben braucht, bis die Seelen der Engel vor euch erscheinen.

Nutzen des Mantras

Dieses Mantra wird zur Kommunikation mit den Engeln benutzt und um Botschaften oder Gegenstände über große Entfernungen zu senden. Wenn ihr das Mantra fehlerfrei in der Natur rezitiert, kommt die Energie in eure Seele. Danach könnt ihr viele Dinge auf telepathischem Wege hören. Diese Energie manifestiert sich wie eine Stimme am Telefon.

Symptome beim Aufladen

Dieses Mantra kommandiert direkt auf Shiva. Es ist das Gebet Shivas. Es gibt kraftvolle Energie für Heilungen und zur Kommunikation mit den Engeln. Wenn ihr mit diesem Mantra still in der Natur meditiert, wird die Energie zu euch kommen. Ihr könnt die Energiekreise in eure Seele aufnehmen und dann fühlen, wie sie in euren Körper übergehen.

Wenn ihr die Energie aufnehmt, wird euer Körper erschüttert. Das ist das Zeichen dafür, dass ihr nun einen Energiekreis aufgenommen habt. Wenn ihr einen Energiekreis in eure Seele aufgenommen habt, ist sie mit dem Himmelselement gereinigt. Danach kann eure Seele viele Seelen, jeden beliebigen göttlichen Engel im Himmel magnetisch zu sich heranziehen. Das dauert sechs Monate bis maximal zwei Jahre. Die Engel können euch dabei helfen, Gegenstände zu manifestieren oder zu transportieren.

Anmerkung: Dieses Mantra sollte nicht zur Heilung von anderen verwendet werden. Am besten wird es nur zur eigenen Erbauung und Freude benutzt. Die Kraft des Himmels ist unbegrenzt. Wenn ihr sie direkt zur Heilung anderer verwendet, kann es sein, dass ihr eure gesamte Himmelsenergie verliert und sie wieder vollkommen neu aufladen müsst.

DAS ELEMENT WASSER

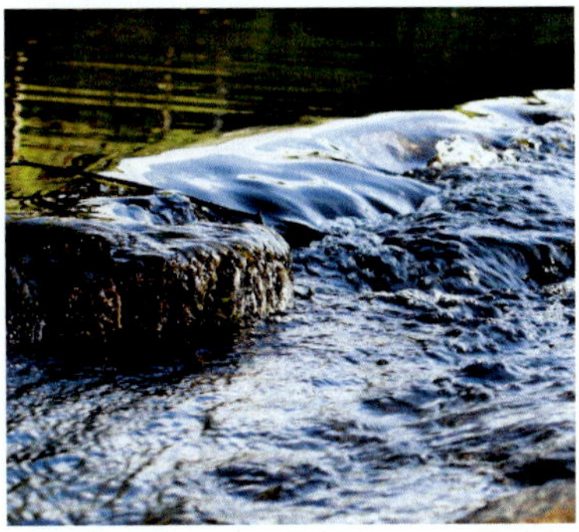

Jedem Element wohnt ein Geheimnis inne; das ist auch der Grund, weshalb ihr euer Herz für dieses Element öffnen und euch mit seiner Energie verbinden sollt. Die dem Wasser innewohnende Qualität ist das Erzeugen von Energie. Es erzeugt Energie in einem Menschen. Es kreiert mühelos enorme Schwingungen. Wasser kann aber ebenso die Energie ausgleichen. Es kann Energie innerhalb von Sekunden ganz leicht besänftigen. Es kann Energie ausgleichen und beruhigen.

Wasser ist eine gigantische Kraft auf diesem Planeten. Schaut euch die Kraft des Meeres, eines Wasserfalles oder die Stromschnellen eines Flusses an. Dort findet sich enorme Energie. Es ist Gottes Schöpfung – ein vollkommener Kreislauf, in dem sich das Wasser bewegt und alles am Leben erhält. »Gäbe es kein Wasser, so gäbe es keine Schöpfung Gottes.«

Die Göttliche Mutter

Wasser ist auch die Göttliche Mutter, die nährende Energie. Diese Energie fließt in den Meeren, in den Seen und Flüssen, die Energiekanäle darstellen. In Indien werden die großen Flüsse als Energien der Göttin angesehen. Im Wassermantra wird Durga, die Göttliche Mutter, angerufen.

Die Göttliche Mutter badet stets mit duftendem Rosenwasser, was Frieden und Ruhe bringt. Sie besitzt große Tiefe, ist aber dennoch ruhig und friedvoll. Obgleich sie die Energie selbst ist, die enorme Shakti (Energie), ist sie sehr friedvoll. Aus diesem Grunde ist die Göttliche Mutter in der vedischen Tradition üblicherweise weitaus kraftvoller als Shiva.

In der indischen Tradition kommandiert Shiva die Fünf Elemente. Dies wird in der Geschichte des Kampfes zwischen den Devas (Götter) und den Rakshasas (Dämonen) beschrieben, als es darum ging, das Amrutha (den göttlichen Nektar der Unsterblichkeit) aus dem Ozean zu holen. Als sie den Ozean aufwirbelten, stieg mit dem Amrutha auch Gift auf. Dieses Gift bedrohte die gesamte Schöpfung. Shiva war der Einzige, der die Kraft hatte, dieses Gift zu beseitigen. Er nahm es in seine Kehle auf, brauchte aber das Wasser, um sich damit zu kühlen und mit dem Gift fertig zu werden. Deshalb machte sich Shiva die Göttin des Flusses Ganga zunutze, um das Gift daran zu hindern, ihn zu zerstören. Er nahm das Wasser in seine physische Form auf und ließ es wie einen Springbrunnen aus seinem Kopf heraussprudeln.

Er bat sogar die Göttliche Mutter zu sich: »Bitte komm und fließe auf meinem Kopf. Ich leide an dem Schlangengift in meiner Kehle. Komm und kühle mich.« Ganga ist eine Form der Göttlichen Mutter. Er lud sie ein: »Du bist die große mächtige Energie; bitte fließe über meinen Kopf. Bitte kühle mich und beruhige meine Energie. Erhalte mich am Leben, bring das Gift zur Ruhe. Gleiche meine Energie aus.« Ganga, die Göttliche Mutter, ist das Wasser und verschafft ihm Ausgeglichenheit und Frieden.

Heilende Schwingungen im Wasser

Da das Wasser die Fähigkeit hat, Energie zu speichern, kann es mit heiliger positiver Energie, den Schwingungen Gottes, aufgeladen werden. Wenn jemand dieses Wasser zu sich nimmt, so breiten sich die heilenden Schwingungen durch das Wasser im Körper überall aus.

Wer das Wassermantra kennt und damit einmal seinen Körper gereinigt hat, kann jedes Mal, wenn er Wasser trinkt, in nur einer Minute das gesamte Wassersystem seines Körpers mit höchsten Heilschwingungen aufladen. Die Schwingungen wirken auf das Wasser im Körper dieses Menschen und bringen Heilung. Wenn ihr das Wassermantra benutzt, braucht ihr nicht mehr in den Tempel zu gehen, um dort heiliges Wasser zu holen. Ihr könnt jedes Wasser zu heiligem Wasser machen. Dann könnt ihr es trinken und somit wird das heilige Wasser zu einem Teil von euch. Und wenn ihr Wasser trinkt und dabei das Wassermantra rezitiert, dann kann euch das gesamte Wasser in eurem Körper heilen. Wenn ihr das Mantra rezitiert, beginnen sich die Schwingungen in eurem Körper auszubreiten. Dies geschieht jedoch nur, wenn ihr starken Glauben an diesen Prozess habt.

Sich im Wasser aufzuhalten bewirkt auch tiefe Heilung. Wenn wir im Meer oder in einem See schwimmen, in einer heißen Quelle oder in der Badewanne sitzen, werden wir ganz natürlich von Frieden erfüllt, und unser Geist beruhigt sich. Das Wasser zieht unsere Negativität heraus und bringt unsere Emotionen, unsere Stimmung ins Gleichgewicht. In der Dusche oder im Bad kann das Wasser unseren Verstand stärken und fokussieren. Die Fähigkeit zu denken nimmt bedeutend zu und Probleme können sehr rasch gelöst werden. Wenn man das Element Wasser durch Rezitieren des Mantras in sich aufgeladen hat, ist es von Vorteil, es beim täglichen Bad oder in der Dusche zum Entladen von Negativität zu rezitieren.

Ihr solltet das Wassermantra täglich unter der Dusche rezitieren. Ihr reinigt euch dadurch und entladet Negativität. Ihr rezitiert das Mantra während ihr unter der Dusche steht. Ihr könnt euch jeden Tag auf diese Weise heilen. Es ist wie ein Gebet an Gott: »Oh Gott, bitte heile mich. Bitte hilf mir«, wenn ihr das Mantra benutzt, das ich euch gegeben habe.

Heiliges Wasser in Tempeln

In Indien entsteht in den Tempeln heiliges Wasser, indem die Priester die Murtis (die Statuen) von Heiligen oder Gottheiten (also einer besonderen Form Gottes) waschen. Das Wasser wird von den Schwingungen dieses Heiligen oder dieser Gottheit erfüllt. Das Wasser speichert diese Energie, und die Tempelbesucher bekommen etwas von diesem Wasser. So gelangen die heiligen Schwingungen in den Körper.

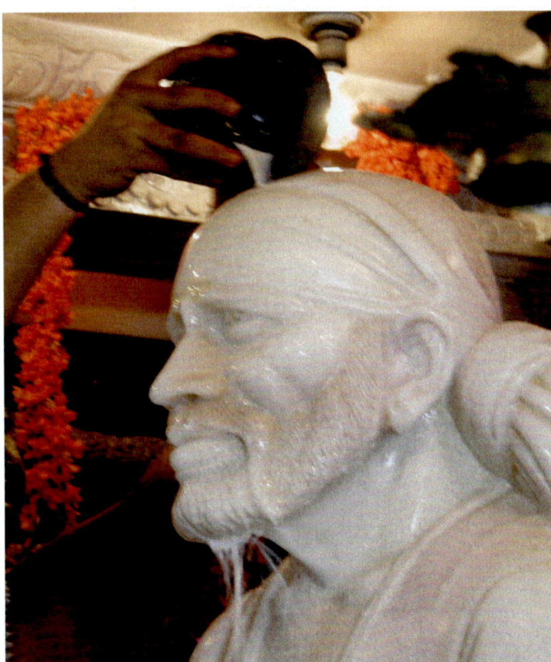

In indischen Tempeln erhalten alle Besucher einen Teelöffel voll von diesem Wasser. Dieses Wasser besitzt höchste Schwingung. Die Priester rezitieren viele vedische Mantren, wenn sie die heiligen Statuen waschen. Das Wasser lädt sich vollkommen mit höchster Energie auf. Wenn ihr dieses Wasser trinkt, fließt es durch euer gesamtes Körpersystem. Alle Körperflüssigkeiten empfangen höchste Heilschwingungen und jegliche Negativität wird automatisch herausgeschwemmt.

Das ist das Geheimnis, weshalb man in allen indischen Tempeln heiliges Wasser bekommt. In Millionen von Tempeln folgt man dieser Tradition. Das Geheimnis ist das Wasser selbst. Das ist der entscheidende Grund, weshalb die Waschungen der Götterstatuen vorgenommen werden.

Sogar die Kokosnüsse in den Tempeln haben eine besondere Bedeutung. Sie zerbrechen sie wegen der Flüssigkeit und des Gases darin. Die Luft und das Wasser sind zwei Elemente in der Kokosnuss. Wenn man eine Kokosnuss aufbricht, wird ein Gas von höchster positiver Energie freigesetzt.

Deshalb bricht man überall auf der Welt und insbesondere in Indien sehr oft Kokosnüsse auf. Sie setzen die Energie von diesem Gas, höchste positive Schwingungen, frei. Das Wasser hat höchste Energie. Die Priester rezitieren aus den Veden und befehlen dem Wasser, den Menschen zu heilen, dem sie das Wasser geben. Sie befehlen dem Wasser, dieser Person zu helfen, sie von all ihrer Negativität zu befreien.

Ihr könnt dieses Wasser ebenfalls bekommen. Es kommt aus der Natur, vom Boden in die Pflanze. Die Pflanze beginnt, die Kokosnuss zu formen. Während sie wächst, kommt das Wasser in die Kokosnuss. Es ist die Schöpfung der Pflanze – Wasser, reinstes Wasser von göttlicher Energie. Sie verwenden es in Millionen von indischen Tempeln. Die Kokosnüsse und das Wasser darin besitzen sehr hohe Energie.

Christen in aller Welt verwenden Wasser in ihren Ritualen, um Gottes Segen zu empfangen. In der katholischen Kirche benutzt man heiliges Wasser zur Segnung beim Betreten und beim Verlassen der Kirche. Das heilige Wasser wird auch zur Taufe, zur Reinigung und für Heilungen benutzt.

Die Verwendung von Wasser in Tempeln oder Kirchen symbolisiert Reinigung. Es bedeutet Hingabe an Gott und öffnet das Herz, um seinen Segen zu empfangen. So wird die Reinigung und Heilung in Gang gesetzt. Überall auf der Welt gibt es Wasser mit besonderen Eigenschaften – Quellen heiligen Ursprungs, die heilendes Wasser hervorbringen. In Indien strömen Millionen von Menschen zum Fluss Ganges, um seinen kraftvollen Segen zu empfangen.

Kraftvolle Heilung für Geist und Körper

Das Wassermantra besitzt eine starke Wirkung auf Geist und Körper, indem es die dem Wasser innewohnenden Qualitäten zur Heilung aktiviert. Das Wasser ist der größte Heiler von emotionalen Problemen. Psychiatrische Patienten reagieren gut auf die beruhigende und entladende Eigenschaft des Wassers. Wenn der Patient durch die Kraft des Wassers geheilt wird, entspannt er sich oder wird schläfrig und die negative Energie des Geistes wird herausgezogen.

Das Wasser heilt physische Probleme, körperliche Schmerzen, Depressionen und Geisteskrankheiten. Feuer und Wasser sind für Heilungen dieser Art am besten geeignet. Das Wasser schwemmt negative Emotionen besonders kraftvoll aus. Angenommen ich bin nervös, sehr müde, habe Depressionen oder körperliche Schmerzen. Wenn ich eine heiße Dusche oder ein heißes Bad nehme, sind nach einer halben Stunde der Ärger, die Nervosität, all diese Gefühle, diese Verrücktheiten, fortgespült. Ich bin wie neugeboren.

In Indien gehen die Menschen zu den Flüssen, jeder geht ins Wasser. Ich sitze manchmal im Brunnen auf meiner Farm, in der Nähe von Penukonda, mit Wasser bis zum Kinn . Ich mache das sehr oft.

Die Verwendung des Wasserelements

Wenn ihr das Mantra im Regen rezitiert, verliert ihr einen großen Teil eurer Befehlskraft über das Wasserelement. Wenn ihr es bei starkem Regen (im Freien) wiederholt, sind die Energiekreise, die ihr in dem Moment erzeugt, und die Energie, die ihr aussendet, nicht sehr stark oder wirkungsvoll.

Dadurch habt ihr in Zukunft weniger Befehlskraft über dieses Element. Jedes Mal, wenn es beim Aufladen oder Entladen mit dem Mantra zu regnen beginnt (und ihr euch im Freien befindet), müsst ihr damit aufhören, es zu rezitieren. Wenn ihr eine Heilung durchführt und Regen setzt ein, müsst ihr ebenfalls sofort damit aufhören. Wenn ihr bei Regen das Wassermantra rezitiert, verliert ihr die Grenzen zum Wasser. Es ist unbegrenzt, wie der Himmel. Wenn ihr in der Badewanne sitzt, habt ihr eine Begrenzung, aber wenn ihr euch im Freien befindet und Regen fällt, könnt ihr eure Grenzen verlieren.

Wenn ihr (im Freien) im Wasser meditiert und der Regen einsetzt, bedeutet es, dass ihr eure Energie verliert. Ihr habt keine Kontrolle mehr darüber, diese Energie ins Gleichgewicht zu bringen, weil es in dieser Situation keine Grenzen mehr gibt. Ihr könnt diesen starken Regen nicht kontrollieren. Angenommen, ein starker Wind kommt auf und bringt Regenschauer, während ihr eine Heilung mit dem Wassermantra vornehmt. Es regnet während ihr ununterbrochen rezitiert. Wenn ihr dessen ungeachtet weiter mit dem Mantra meditiert, versucht ihr euch gegen das Element zu stellen. Tut das nicht.

Ihr müsst (der Energie der Elemente) gehorchen. Ihr müsst euch mit eurem Bewusstsein den Elementen beugen. Ihr müsst euch ihnen hingeben. Dann schleicht ihr euch hinein und wieder hinaus (geht vorsichtig mit den Elementen um). Dominiert sie nicht allzu sehr. Wenn zukünftig Regen fällt oder ein Regensturm tobt, dann sitzt nicht im Wasser! Es ist unnötig, die Energie zu vergeuden. Es ist unnötig, die Zeit zu vergeuden. Es ist unnötig, eure Aufmerksamkeit zu vergeuden. Es ist unnötig, mit den Fünf Elementen zu spielen. Begegnet den Elementen mit Respekt.

Das Wasserelement erfüllt unseren Körper mit höchsten Heilschwingungen. Das kann euch beruhigen und friedvoll werden lassen, oder es kann euch die höchste Energie aller Elemente geben. Wenn jemand euren Körper berührt, nachdem ihr euch mit dem Wassermantra aufgeladen habt, kann diese Person es spüren. Es fühlt sich an wie elektrisiert. Es verleiht euch in Verbindung zu eurer Seele höchste Energie.

MANTRA ZUM ELEMENT WASSER

om kluum dluum dscham

kanaka durgaamba

om kluum dluum dscham hamm

kanaka durgaamba

durgaadevi prasannam

Aufladen des Mantras

Rezitiert das Mantra 108-mal täglich zu einer beliebigen Tageszeit an 41 aufeinanderfolgenden Tagen unter der Dusche oder in der Badewanne, in einem See oder im Schwimmbecken. Rezitiert es nicht im Meer, weil es keine Grenzen hat. Während ihr das Mantra rezitiert, müssen 90 Prozent eures Körpers mit Wasser bedeckt sein. Wenn ihr es im Freien aufladet und es zu regnen beginnt, hört sofort damit auf und geht aus dem Wasser. Macht erst weiter, wenn der Regen aufgehört hat.

Symptome beim Aufladen

Ihr fühlt euch schläfrig und müde.

Nutzen des Mantras

Es wird zur Behandlung von psychiatrischen Patienten, bei Depressionen und allen Arten von geistigen Problemen angewandt.

Es findet auch bei physischen Problemen, körperlichen Schmerzen, schweren Kopfschmerzen und Knochenschmerzen Anwendung.

Heilen mit dem Wassermantra

Ihr müsst die Energie im Wasser von einem Körper zum anderen übertragen. Die Heilung muss entweder in einem Schwimmbecken unter freiem Himmel oder in irgendeinem anderen großen, ruhigen Gewässer durchgeführt werden. Der Heiler, der Patient sowie zwei Helfer, die den Patienten stützen, müssen darin Platz finden. Während der Heilung darf der Patient zu keinem Zeitpunkt den Heiler berühren. Ihr müsst mit dem Patienten im Wasser sitzen, das zu mindestens 90 Prozent eure Körper bedeckt. Ihr befindet euch an einem Ende des Schwimmbeckens oder Sees, während ihr das Mantra 108-mal rezitiert und dabei in das Gesicht der betreffenden Person schaut.

Der Patient wird einen Stromschlag spüren. Er wird möglicherweise auch hysterisch reagieren oder sich unkontrolliert verhalten. Ihr werdet zwei Assistenten benötigen, um den Patienten während der Behandlung zu halten. Berührt auf keinen Fall selbst den Patienten und lasst euch auch nicht von ihm berühren, aber wiederholt weiter das Mantra und schaut ihm dabei ins Gesicht. Rezitiert das Mantra für 15 bis 20 Minuten. Der Patient wird ruhig und schläfrig werden. Dann könnt ihr ihn aus dem Wasser ziehen. Nach der Heilung begebt euch auf die andere Seite des Schwimmbeckens oder Sees und entladet mit dem Wassermantra für 15 bis 20 Minuten. Wenn ihr die Heilung nicht im Freien, sondern in einem Schwimmbecken im Haus durchführt, müsst ihr das Wasser vollständig auslassen und das Becken oder die Wanne mit frischem Wasser füllen, bevor ihr darin entladen könnt. In einem Becken im Freien ist das nicht nötig, weil die Sonne das Wasser auf natürliche Weise reinigt.

Anmerkung: Beim Aufladen oder Heilen mit dem Wassermantra trinkt auf keinen Fall auch nur einen Tropfen davon, und rezitiert das Mantra nicht bei Regen (im Freien). Wenn es zu regnen anfängt, hört auf, geht aus dem Wasser und wartet, bis der Regen vollkommen aufgehört hat, bevor ihr den Prozess erneut beginnt!

DAS ELEMENT LUFT

Die Luft ist die fundamentalste Verbindung zum Leben. Unser Körper kann nur durch die Zirkulation des Atems leben. Wir können fünf Tage ohne Essen und zwei Tage ohne Wasser aushalten. Unser Körper kann sich auch an große Kälte anpassen. Aber wenn das Atmen aufhört, gäbe es innerhalb von fünf Minuten keinen Swami Kaleshwar mehr auf dieser Welt.

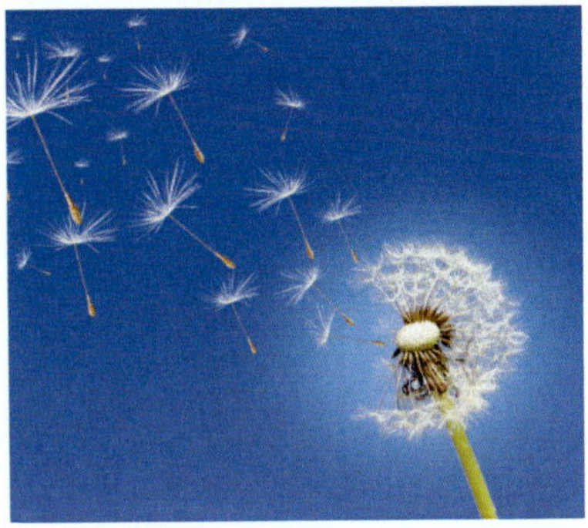

WINDE IN DER NATUR

Es gibt verschiedene Arten von Luft- und Windenergie. Jede dieser Formen von Energie beeinflusst die Menschen auf unterschiedliche Weise. Das Element Luft kann sehr sanft sein und z.B. den Duft einer Rose zu uns tragen, aber es kann auch überaus zerstörerisch wirken. Es ist eine sehr machtvolle Kraft. Durch die Luft kann man kosmische Energie empfangen.

Wie entstehen Tornados? Was ist das Geheimnis dieser Wirbelstürme? Wenn zwei starke Winde aus verschiedenen Richtungen aufeinander treffen, beginnen sie, sich zu drehen. Am Anfang ist der Wind noch eher schwach. Wenn er sich dreht, nimmt er an Stärke zu. Durch die Rotationsenergie wird automatisch höchste kosmische Energie angezogen. Wenn der Wirbelsturm sich immer schneller dreht, zieht er die Energie von der Erde, vom Himmel und vom Wind selbst wie ein riesiger Magnet an und erzeugt enorme Energie, Luftenergie. Manchmal empfangen Heilige diese Energie von einem Wirbelsturm, während er tobt. Dies ist die eine Art von Wind.

Nun zur zweiten Art. Angenommen, einige Menschen meditieren für lange Zeit draußen in der Natur. Es kommen Naturengel, göttliche Engel, zu ihnen. Wenn wir meditieren, kommen die Engel in der Form des Windes – gleich einem kleinen Wirbelwind – wie ein Vogel geflogen.

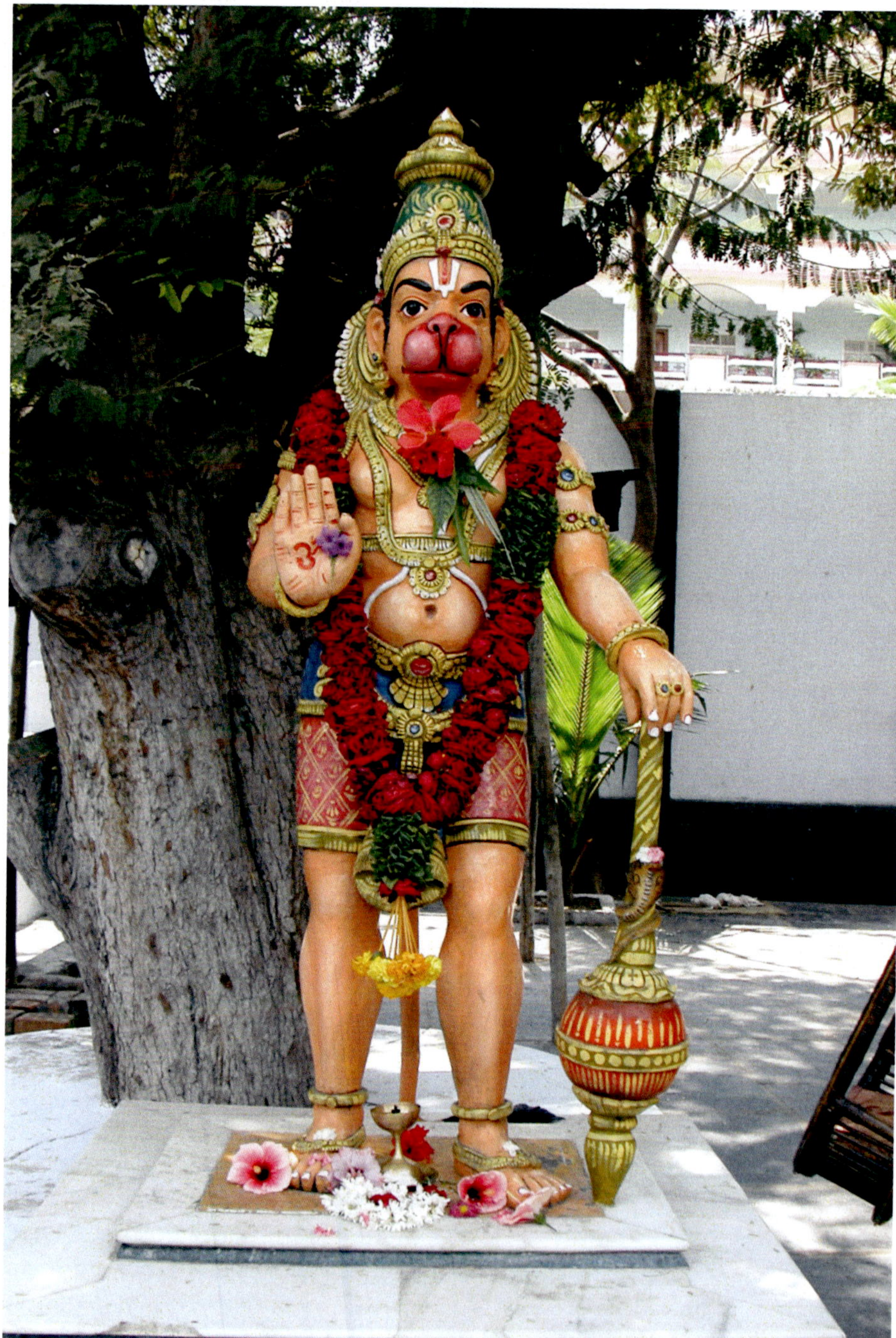

Sie erzeugen riesige Gefäße von Energie, von Licht. Sie kommen und treffen auf euch. Dies kann besonders auf den höchsten Bergen passieren. Weshalb ist der Berg Kailash (im Himalaja) so kraftvoll? Weshalb haben die höchsten Berge eine so hohe Energie? Aufgrund der Kapazität des Windes – die Windenergie ist dort am höchsten und kraftvollsten. Ein Grund sind auch die Schwingungen im Wind. Die natürliche Energie der Erde und des Himmels gelangt durch den Wind in die Luft. Das kreiert starke Schwingungen, die in Energiekreisen zirkulieren. Sie sind Engel. Diese Energie ist eine andere Art von Engeln. Aus diesem Grund besitzt der Wind in den höchsten Bergen so viel Kraft.

Dann gibt es noch die Wüstenwinde. In den großen Wüsten wächst kein Gras, gibt es kein Grün, keine Blumen. Der Wind dort ist wie ein negativer Tornado – ein negativer Wind, der eine starke, verrückte Energie erzeugt. Er weht Berge von Sand auf dich, wie eine Naturkatastrophe, mit einer zerstörerischen Eigenschaft. Manchmal entsteht auch über dem Ozean ein starker Wirbelwind, der das Wasser in sich aufsaugt. Er nimmt gewaltige Mengen an Wasser (wie ein Wassertrichter) auf.

Die Winde können sehr mächtig sein. In einer Geschichte über Shirdi Baba heißt es, dass sich einmal ein großer Regen in einem starken Sturm näherte. Zwei Tage lang regnete und stürmte es ununterbrochen. Alle weinten aus Angst vor dem Verlust ihrer Häuser und ihrer Familien. Durch den starken Sturm starben alle Bäume und Vögel. Alle suchten weinend Baba auf und fragten: »Bitte, Baba, was ist das für eine Katastrophe?« Baba trat aus seinem Dwarkamai (der alte Tempel, in dem er lebte) und blickte zum Himmel. »Hör endlich auf oder willst du von mir bestraft werden? Ich befehle jetzt, dass Wind und Regen ein Ende haben.« Nur wenige Augenblicke später hörte es auf zu regnen und zu stürmen.

Hanuman

In Indien gibt es eine Gottheit namens Hanuman, den Gott der Luft. Er wird im ersten Luftmantra angerufen. Sein Meister war Rama, eine Inkarnation Vishnus. Hanuman meditierte nur auf den Namen Rama und wurde so kraftvoll, dass er seinen eigenen großartigen Meister übertraf.

Hanuman repräsentiert den friedvollen und kontrollierten Geist. Er steht für das, was gemeistert werden muss, was »Affenverstand« genannt wird – die Neigung des menschlichen Geistes, immer aktiv zu sein. Wenn er weniger aktiv ist, beruhigt er sich. In diesem Zustand findet ein Ausgleich statt. Durch das Meistern des Verstandes erlangt man die Fähigkeit, alle anderen Elemente in uns zu balancieren und ihre Energien zu nutzen.

Der Atem

Der Wind, die Luft sind so wichtig. Genauso wie unsere Atmungsorgane. Wenn jemand raucht, so verletzt er damit seine Kapazität zur Selbstheilung. Das Rauchen von Zigaretten oder anderen Substanzen schwächt die Fähigkeit zur Selbstheilung drastisch Tag für Tag. Vorübergehend mag sich jemand durch das Rauchen emotional gestärkt fühlen, aber die Schwingungen zur Selbstheilung, die Energie, werden durch den Rauch entladen. Wenn man das Rauchen aufgibt, besteht jedoch die Möglichkeit, diese Kapazität zurückzugewinnen.

Prana-Yoga beruht auf Atemkontrolle als Werkzeug, um Körper und Geist zu beruhigen. Prana ist die Lebenskraft. Den Geist zu besänftigen und zur Ruhe zu bringen, öffnet das Tor zur Stille, die allem zugrunde liegt. Die Erfahrung dieser Stille führt zu tiefem Frieden und großer Freude.

Die Luft und die Engel

Die Luft nährt das Leben, sie nährt das Feuer. Sie wirkt auf das Wasser und auf die Erde. Ihre Energie kann sich in Form einer Naturkatastrophe zeigen, aber sie kann Menschen auch helfen, unmittelbar und mühelos höchste kosmische Kraft zu empfangen. Dann kann man die Luft dazu benutzen, um unglaubliche Dinge zu tun, Menschen Fernheilungen zu geben und Gedanken oder Energie über jede beliebige Entfernung zu senden.

Alle Engel leben im Wind. Die Energie der Engel liegt im Wind. Wenn ihr im Wind, an der frischen Luft, die Mantren rezitiert, sind alle Engel um euch herum und ihr könnt diese Energie in euch aufnehmen. Wohin ihr auch geht, ihr steht unter dem Schutz der Engel. Die ganze positive Energie ist bei euch. Ihr könnt die Engelskraft einatmen, ihr könnt sie ausatmen.

Es bringt euch eine solche Entspannung, Freude und Erleichterung. Ihr könnt den starken Atem voller Glück spüren, wenn ihr das Luftelement in euch reinigt. Das ist wunderbar.

MANTREN ZUM ELEMENT LUFT

ERSTES LUFTMANTRA

om sarvam bramha majam

om sarvam bramha shaktiem

bhadscha hanumantaa manasa smaraamie

niedscha bhagavanta sirasa smaraamie

AUFLADEN DES MANTRAS

Rezitiert das Mantra 108-mal an 41 aufeinanderfolgenden Tagen. Dieses Mantra muss bei Tageslicht zwischen Sonnenaufgang und Sonnenuntergang aufgeladen werden.

NUTZEN ALLER DREI LUFTMANTREN

Ihr könnt sie benutzten, um eure Energie und euren Segen an ein beliebiges Ziel zu senden.

Ihr könnt mittels eurer Träume arbeiten.

Ihr könnt jede beliebige Seele von jedem beliebigen Ort zu euch rufen.

Zweites Luftmantra

om bramham vishnum maheeshvaram

om dhiem kliem saum

maha shakti njeena namaha

Aufladen des Mantras

Rezitiert dieses Mantra nur neunmal an neun aufeinanderfolgenden Tagen in der Abenddämmerung (wenn weder Sonne, Mond noch Sterne am Himmel zu sehen sind). Ihr könnt das Mantra an jedem beliebigen Ort rezitieren.

Drittes Luftmantra

om ram ram ram ramaamie raamam

Aufladen des Mantras

Rezitiert das Mantra 108-mal an 41 aufeinanderfolgenden Tagen. Ihr müsst mit dem Mantra in einer Vollmondnacht beginnen. Wenn ihr mit der Meditation beginnt, geht zuerst hinaus, schaut in den Vollmond und beginnt dann mit dem Rezitieren des Mantras. Nachdem ihr den Mond gesehen und mit der Meditation begonnen habt, könnt ihr – wenn euch das lieber ist – wieder ins Haus gehen, um die 108 Wiederholungen zu beenden. Beginnt mit dem Mantra jedes Mal genau um Mitternacht. Wenn ihr die 41 Tage beendet habt, dann rezitiert am 42., 43. und 44. Tag (bis zum 45. Tag) um Mitternacht nur noch die Worte »Guru Guru Paramaguru«.

Der gesamte Prozess sollte bis zum Neumond abgeschlossen sein. Teilt euch die Zeit so ein, dass ihr das Aufladen mit allen Luftmantren abgeschlossen habt, bevor ihr mit »Guru Guru Paramaguru« beginnt (so dass ihr direkt nach Abschluss des dritten Luftmantras dazu übergehen könnt). Auch das Aufladen aller anderen Elemente muss abgeschlossen sein, bevor ihr damit beginnt.

Anmerkung: Aufgrund der unregelmäßigen Anzahl von Tagen pro Monat liegt der Neumond möglicherweise vor oder nach dem 45. Tag. Nach dem Aufladen des Luftmantras für 41 Tage, setzt mit dem Rezitieren von »Guru Guru Paramaguru« bis zum Neumond fort (mindestens drei Tage lang mit 108 Wiederholungen).

Nachdem ihr euch mit allen Mantren vollständig aufgeladen habt, braucht ihr nur noch »Guru Guru Paramaguru« zu rezitieren, wenn ihr Heilungen mit einem beliebigen Element durchführt.

Die Schüler, die seit einigen Jahren in Sri Kaleshwars Ashram in Penukonda (Indien) leben und Tag für Tag mit ihm Umgang haben, berichten in diesem Kapitel über Eindrücke und Erfahrungen – Wunder, deren Zeuge sie wurden und Segnungen, die sie erhalten haben. Es sind Erfahrungen aus erster Hand, wie sich ihr Leben eindrucksvoll auf göttliche Weise veränderte.

Es handelt sich bei den Personen, die diese Beiträge schrieben, nur um einige der vielen Studenten von Sri Kaleshwar. Der Hintergrund ihres Lebens ist so unterschiedlich wie ihr Alter. Einige von ihnen folgten zuvor anderen spirituellen Traditionen; einige waren Lehrer, Künstler oder Angehörige anderer Berufe, die plötzlich feststellten, dass sie aus dem einen oder anderen Grund ihr bisheriges Leben hinter sich ließen, um nach Indien zu kommen und eine Weile in der Gegewart dieses außergewöhnlichen göttlichen Wesens zu verbringen.

Teil Drei

Eindrücke vom Meister

RAMAKRISHNA

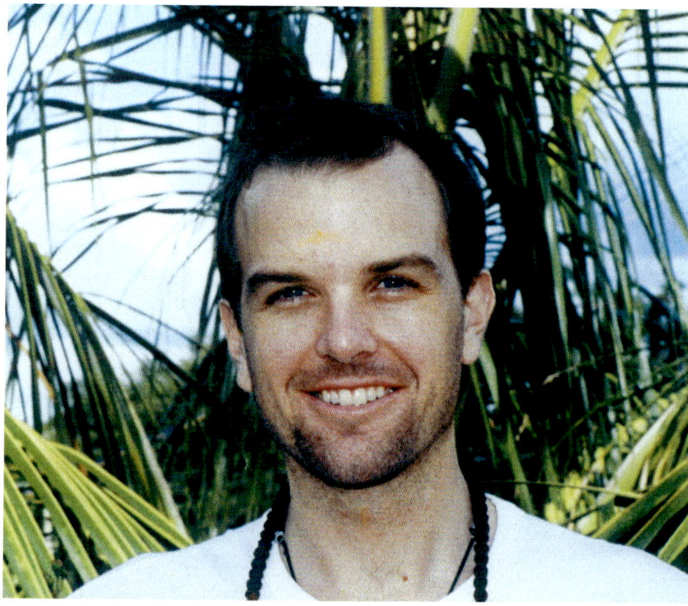

Wie ich Swami begegnete

Bereits zum dritten Mal wollte mein Freund mir etwas über einen phantastischen jungen Heiligen aus Indien erzählen, der Wunder vollbringen konnte. Ich war fünf Jahre zuvor in Indien gewesen und mein Bedarf an Wundern war gedeckt. Ich fühlte mich durch die Begeisterung meines Freundes in die Enge getrieben. Ich bedankte mich also zum dritten Mal und teilte ihm mit, dass ich nicht interessiert sei. Schließlich wusste ich Bescheid über die Siddhi-Kräfte, hatte beobachtet, wie sie angewendet wurden und wusste auch, dass die meisten Heiligen ihre Kräfte nur aus Geltungsdrang zur Schau stellten. Aber mein Freund hatte bereits eine Begegnung zwischen dem jungen Heiligen und meinem Stiefvater arrangiert. Und weil meine Mutter Gaya und meine Schwester Kim neugierig waren und wir anschließend gemeinsam einen Kinofilm ansehen wollten, ging ich also mit.

Wir kamen zu einem winzigen weißen Haus, das zu einer Kirche umgebaut worden war. Die Energie auf dem Grundstück überraschte uns. Meine Sinne schienen wie verdreht. Es fühlte sich an wie ein mächtiger Wirbel, der ein wenig benommen machte. Wir waren alle gleichermaßen darüber erstaunt und wir konnten nicht feststellen, ob diese Wirkung von der kleinen Kirche ausging oder von der Anwesenheit Swamis.

Als ich in den Hinterhof einbog, sah ich einen jungen Inder, der in einem Sessel sitzend mit einem jungen Paar zu seinen Füßen sprach. Der Sessel war groß und ausladend und betonte Swamis schmächtige Statur. Sein Blick schweifte zu uns herüber, und in Gedanken hörte ich: »Oh, da bist du ja. Auf dich habe ich schon so lange gewartet.« Aus irgendeinem Grund fühlte ich eine tiefe Erleichterung, sobald diese Worte in meinem Kopf widerhallten. Mein nächster Gedanke war: »Das kann unmöglich er sein! Der Swami ist wahrscheinlich drinnen.« Ich erwartete einen Mann von über 50 Jahren, beleibt, mit lichtem Haar – kurzum, mit all diesen typischen Merkmalen, die auf Weisheit schließen lassen. Als ich ihn mir näher betrachtete, wie er dort saß, erkannte ich, dass dies tatsächlich derjenige war, den wir besuchen wollten. Für mich sah er aus wie ein 15-Jähriger und dieser Umstand faszinierte mich umso mehr. Tatsächlich war er zu diesem Zeitpunkt 24 Jahre alt.

Wir vier setzten uns ins Gras und lehnten uns gegen die Mauer, schlossen unsere Augen, um den erstaunlichen Frieden zu genießen und dem jungen Paar so viel Privatsphäre wie möglich zu lassen. Die Energie war wundervoll, und abwechselnd äußerten wir unsere Freude und Überraschung. Die Freude und der Friede waren greifbar. Mein Denken setzte aus. Nachdem wir etwa fünf Minuten mit geschlossenen Augen dagesessen hatten, öffneten wir alle gleichzeitig die Augen. In diesem Augenblick begann Swami seine Hand vor dem jungen Paar mit der Handfläche nach unten in einem sehr kleinen horizontalen Kreis zu bewegen. Swami nickte, und der junge Mann formte seine Hände zu einer Schale. Wir beobachteten, wie Swami seine Hand zweimal kaum wahrnehmbar abwärts stieß. Jedes Mal fiel ein kleiner weißer Gegenstand aus seiner Handfläche in die Hände des Paares. Daraufhin schloss er seine Hand und schwenkte sie für ein paar Sekunden im Kreis.

Dann schleuderte er mit einer unmerklichen Handbewegung einen kleinen bunt schillernden Stein mehr als sechs Meter weit meiner Mutter direkt in die Hände, die mit den Handflächen nach oben auf ihrem Schoß lagen. Jetzt hatte er meine volle Aufmerksamkeit.

Er bat uns, ihm in das kleine Haus zu folgen. Wir betraten einen kleinen Küchenbereich, wo etwa 15 Menschen dicht zusammengedrängt standen. Dort warteten wir ein paar Minuten und folgten dann Swami in das nächste Zimmer, in dem offensichtlich das verabredete Treffen stattfinden sollte. Das Telefon klingelte, ein Mädchen nahm das Gespräch entgegen und sagte Swami, dass ihn jemand zu sprechen wünsche. Zu meiner Verblüffung nahm er den Hörer entgegen und begann zu reden. Ich weiß, es klingt verrückt, aber er sprach langsam und ruhig auf Englisch mit jemandem, den er anscheinend nicht kannte. Die Vorstellung von einem indischen Heiligen, der moderne Geräte wie ein Telefon benutzt, erschien mir damals aus irgendeinem Grund recht seltsam. Nachdem er das Gespräch beendet hatte, klingelte das Telefon sofort wieder. Er nahm das Gespräch an! Diesmal war es eine andere Person. Immer wieder klingelte das Telefon, meist unmittelbar, nachdem er eingehängt hatte, und jedes Mal nahm er das Gespräch an, während wir dort warteten. Jedes Mal war es eine andere Person, die ihm andere Fragen stellte. Schließlich wies er das Mädchen an, die Telefonleitung für eine Weile zu unterbrechen. Ich vermutete, dass die Leute wahrscheinlich rund um die Uhr anriefen, weil sie sich verzweifelt danach sehnten, ein paar Worte mit Swami zu wechseln. Ich wunderte mich allerdings, dass er es offenbar als seine Pflicht ansah.

Das Interview begann. Wir nahmen auf dem Boden Platz und Swami hatte sich in einen bequemen Sessel gesetzt, der mit roten Seidentüchern dekoriert war. Er wollte wissen, ob wir irgendwelche Fragen hätten, aber niemand von uns sagte etwas. Wir hatten keine Fragen, da wir nicht auf der Suche nach spirituellen Ratschlägen waren. Meine Mutter, meine Schwester und ich waren einer Laune gefolgt. Der Besuch war eigentlich arrangiert worden, damit Swami und mein Stiefvater Don Miguel Ruiz sich austauschen konnten. Don Miguel ist ein bekannter toltekischer Nagual-Schamane, und mein Freund hatte angenommen, dass die beiden Meister sich gerne austauschen würden.

Etwa eine halbe Minute lang saß Swami mit geschlossenen Augen da. Dann öffnete er sie, sah Miguel an und fragte: »Bist du aus Indien?« Miguel lächelte und antwortete: »Nicht in diesem Leben.« Swami lächelte ebenfalls und schloss erneut seine Augen. Damit war der »Austausch« auch schon vorüber.

Einige Augenblicke später sah er meine Schwester an, deutete auf ihren Ring, den sie von einem anderen Heiligen erhalten hatte, und sagte: »Er träumt mit dir.« Meine Schwester strahlte und erklärte aufgeregt, dass sie erst in der vorhergehenden Nacht von diesem Heiligen geträumt hatte – den ersten Traum von ihm seit sehr langer Zeit. Während der verbleibenden 14 Minuten und 30 Sekunden unseres 15 Minuten währenden Interviews schaute und sprach Swami fast ausschließlich zu mir. Manchmal fühlte ich mich ein wenig unwohl, weil er praktisch meine anderen Familienmitglieder ignorierte. Er sprach mit mir über Geld, über wahre Werte, worauf ich mich konzentrieren sollte, welche innere Haltung ich einnehmen sollte, und ich erhielt noch andere wundervolle Botschaften, die Angelegenheiten in meinem Leben betrafen, welche mich zu jenem Zeitpunkt vorrangig beschäftigten.

Zum Schluss erhob sich Swami und bat uns, wir mögen uns um ihn herum aufstellen. Er ließ mich meine Hand öffnen und fragte mich dann, wie meine Finger genannt würden. Ich fing an: »Daumen, Zeigefinger, Mittel - finger, Ringfinger und kleiner Finger!« Indem er seine Hand hoch- hielt und auf seine Finger deutete, sagte er: »Nein. Erde, Feuer, Himmel, Wasser, Luft.« Jedes Mal krümmte er den entsprechenden Finger. Ich sah auf meine Hand herab und wiederholte es. Dann fragte er mich: »Was bekommst du, wenn du Feuer und Erde miteinander vermischst?« Ich war verdutzt, und wollte fast antworten: Dreck – als meine Mutter neben mir fröhlich ausrief: »Vibhuti!« Ich fühlte mich dumm, da ich beinahe Dreck geantwortet hätte. »Oh, du kennst Vibhuti?« fragte er lächelnd und rieb Zeigefinger und Daumen direkt vor unseren Augen aneinander, während sanft das Vibhuti aus seiner Hand direkt in Gayas Hände rieselte. »Sag mir, wann du genug hast» sagte er und fuhr fort, Asche zu manifestieren, bis meine Mutter »Genug!« rief. Sie reichte jedem ihre Hände dar, und jeder von uns tunkte sein Gesicht in ihre Handflächen, um das Vibhuti zu essen – wie Kinder, die nach aufgehängten Äpfeln schnappen.

Wir vier hatten Indien bereits vor fünf Jahren besucht und hatten Vibhuti schon viele Male gesehen, so dass niemand von uns sehr überrascht war. Doch diesmal war die Wirkung anders: Wir fühlten uns glücklich wie Kinder. Ich werde diesen Augenblick nie im Leben vergessen. Es fühlte sich an, als wenn wir schon immer zusammen gewesen wären. Wir waren wie eng miteinander verbundene Mitglieder einer Familie, die einfach miteinander spielten und sich am Glück des anderen erfreuten. Es war, als würde die Zeit stehen bleiben. Nach dem Interview fühlte ich mich Swami so tief verbunden, dass ich mich beinahe vergessen und ihn zum Abschied umarmt hätte, wie ich es üblicherweise mit guten Freunden tue. Wir verließen das Haus mit einem breiten Lächeln auf dem Gesicht und Vibhuti-Schnauzbärtchen und freuten uns darüber, den Nachmittag mit einer göttlichen Seele verbracht zu haben.

Der Kinofilm war vollkommen vergessen und wir fuhren fast schweigend nach Hause, da wir alle die gleiche unglaubliche Freude teilten. Miguel sagte: »Ich habe noch nie einen Menschen mit einer solch klaren Seele gesehen« – wobei »klar« so viel wie »ohne Angst« bedeutet. Ich saß auf dem Rücksitz und ließ das gesamte Geschehen immer wieder vor meinem inneren Auge Revue passieren. Dabei bemerkte ich, dass Swamis Stimme sehr klar in meinem Kopf hallte. Ich wusste, dass es diesmal nicht mein innerer Dialog war, weil die Stimme einen starken Akzent hatte und in gebrochenem Englisch sprach. Diese Stimme teilte mir viele Dinge mit, die faszinierend und gleichzeitig nicht greifbar waren. An eine Botschaft erinnere ich mich noch ganz genau: »Ich werde dich zu einem Heiler mit übernatürlichen Kräften machen.« Ich hatte diesen Ausdruck noch nie vorher gehört, »Heiler mit übernatürlichen Heilkräften«. Heilen war meine Leidenschaft, und je mehr ich über diesen jungen Swami nachdachte, desto mehr wuchs mein Wunsch, ihn kennenzulernen und zu verstehen. Als wir zu Hause ankamen, hatte ich die Begegnung viele Male vor meinem geistigen Auge ablaufen lassen, und mir war klar, dass es mein tiefer Wunsch war, so viel Zeit wie nur möglich mit Swami zu verbringen. Ich hatte bereits angebissen und war völlig begeistert.

Ich hatte niemandem etwas über die Stimme erzählt oder über die Dinge, die sie mir gesagt hatte. Ein paar Stunden nach unserer Rückkehr ging ich in die Küche, um etwas zu essen. Meine Mutter bereitete gerade eine

Mahlzeit für ihre zwei neurotischen Malteser Hundewelpen zu. Sie stellte ohne Umschweife und mit aller Selbstverständlichkeit fest: »Ich glaube, dieser Bursche wird dich mit nach Indien nehmen und zu einem Heiler mit übernatürlichen Fähigkeiten machen.« Mir verschlug es die Sprache. Ich versuchte mich zu erinnern, ob ich seit dem Interview etwas zu ihr über das gesagt hatte, was ich in meinem Kopf gehört hatte, und zwar in den gleichen Worten, die sie eben verwendet hatte. Aber ich wusste, dass ich nichts erzählt hatte. Ich fragte sie: »Woher weißt du das? Habe ich dir das erzählt?« Sie zuckte beiläufig die Achseln und sagte: »Nein, seine Stimme ist in meinem Kopf und hört nicht auf zu reden. Er erzählt mir von seinen Plänen, die er mit dir hat.« Du meine Güte, das war ziemlich eindrucksvoll und auch gleichzeitig entnervend!

Die folgende Woche fuhr ich mindestens zweimal pro Tag 40 Minuten, um Swami zu sehen und ein paar seiner Vorträge zu hören. Einmal erzählte er, dass er gerne heilige Städte in Peru besuchen würde, und Jim, der die erste Zusammenkunft arrangiert hatte, rief mich nochmals an, um ein weiteres Treffen zwischen Swami und Miguel zu vereinbaren. Miguel hatte zwar nur wenige Reisen zu Kraftorten in Peru gemacht, galt aber als Experte bei vielen Führern und Curanderos (schamanische Heiler). Wer war besser geeignet als er, um all die Fragen zu beantworten, die Swami stellte?

Miguel war gerade in San Diego, daher fuhren meine Mutter, meine Tante, meine Schwester Jules und ich zu Swami, um ihn bei seinen Reiseplanungen zu unterstützen. In dem kleinen Haus herrschte eine drangvolle Enge. Hunderte von Leuten warteten auf Swamis Vortrag, der in einigen Stunden beginnen sollte. Swami rief uns zu sich in einen kleinen Raum, setzte sich und fragte uns, wie weit es nach Peru sei. Ich sagte: »Der Flug nach Lima dauert ungefähr neun Stunden.« Dann fragte er, ob wir einen Wochenendworkshop mit ungefähr 20 unserer Freunde arrangieren könnten, um uns die Grundlagen des übernatürlichen Heilens zu lehren und Wunder zu vollbringen. Ich traute meinen Ohren nicht. »Was ist mit Peru?« dachte ich. Dann: »Vergiss Peru, denk' mal nach über das, was er gerade gesagt hat – Wunder und übernatürliches Heilen lernen!« Es war so unfassbar, dass ich glaubte zu träumen. Ein Wochenende Privatunterricht mit einem Swami mit übernatürlichen Fähigkeiten?

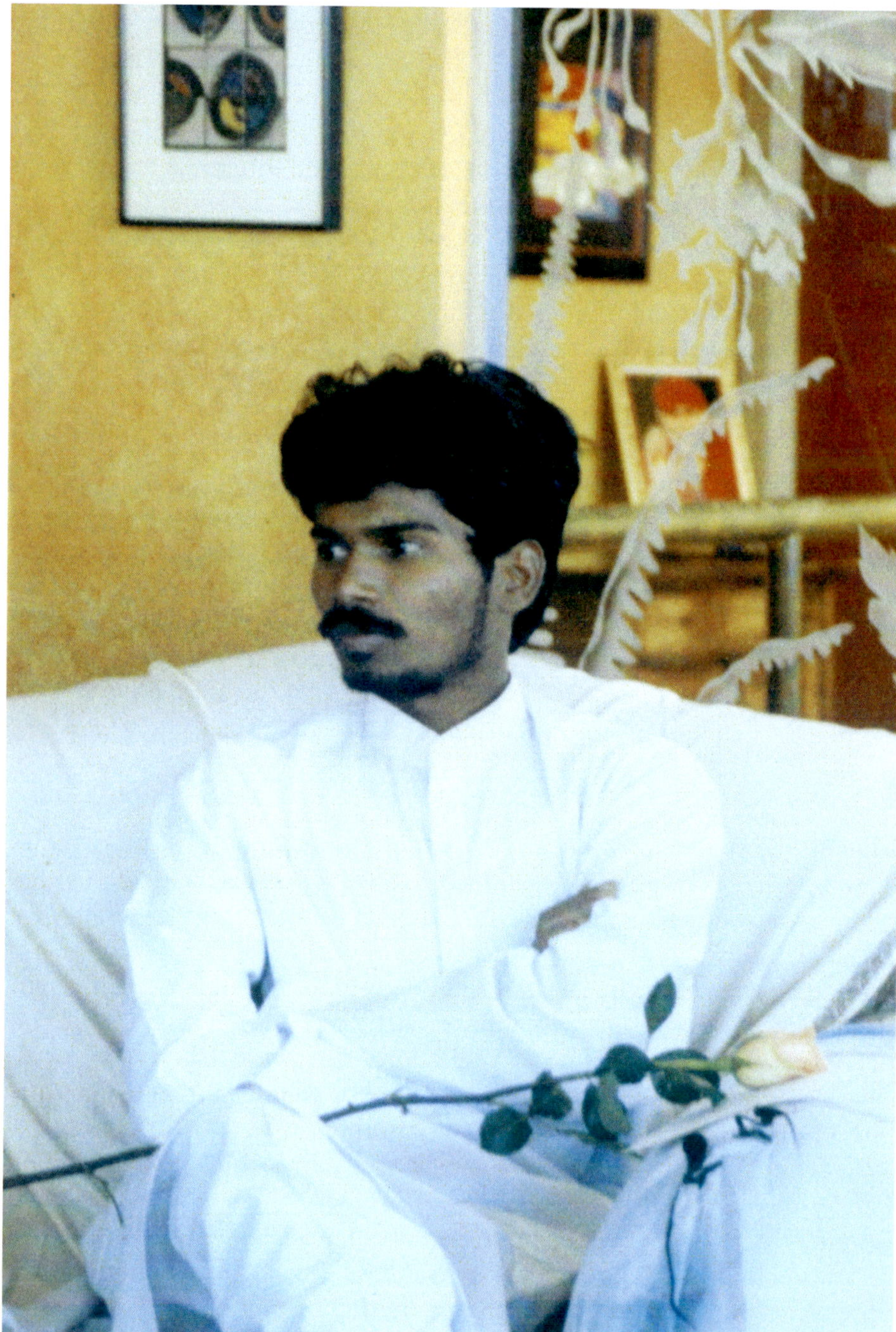

Der uns lehren würde, wie man auf übernatürliche Weise heilt und Gegenstände aus dem Nichts erschafft und wer weiß was noch alles? Ich fragte ihn, ob solche Dinge von normalen Menschen wie uns erlernt werden und tatsächlich auch ausgeführt werden könnten. Als würde er einem Kind das Selbstverständliche erklären, antwortete er: »Absolut!« Ich war wie betäubt. Zwei Tage später, über das Wochenende des Vierten Juli, lehrte uns Swami das System der Fünf Elemente in der beschaulichen Umgebung des Bergklosters von Krishnamurti in Ojaj.

Der Kurs in Malibu

Der erste Kurs war so unglaublich, dass Gaya einen siebentägigen Kurs in Malibu organisierte. Wir waren 40 Teilnehmer in Ojaj, und alle zeigten sich höchst beeindruckt von Swami und seinem Wissen. Wir übten das Erlernte eifrig bis zum nächsten Workshop sechs Wochen später und jeder staunte über die energetischen Erfahrungen, die man durch das Praktizieren der Fünf-Elemente-Mantren machte.

Am Abend des sechsten Kurstages, nach Tagen intensiven Lernens von Mantren und neuem Wissen, bat Swami uns, in der Nacht lange aufzubleiben, weil er »große Heilenergie schaffen und Wunder vollbringen« wolle. Ungefähr gegen 22.00 Uhr bat er uns, zwei bis drei Stunden lang zu meditieren, und die meisten von uns, die es ja nicht gewohnt waren zu meditieren, insbesondere nicht in den Stunden um Mitternacht, stöhnten allein bei dem Gedanken daran. Was er uns nicht sagte, war, dass die Energie sich in gerade dieser Zeit aufbaute. Sobald nämlich die Meditation begann, fielen alle in eine tiefe Trance.

Das nächste, an das ich mich erinnere, war, dass Swami das Zimmer betrat und sagte: »Öffnet die Augen. Verpasst diese Chance nicht.« Ich hatte nicht bemerkt, in welch tiefer Trance ich mich befand, bis ich versuchte, meine Augen zu öffnen. Ich konnte es nicht. Ich konnte mich nicht einmal bewegen. Mein Körper war vollkommen entspannt, mein Gemüt war von so tiefem Frieden erfüllt – ich hatte noch nie auch nur entfernt Ähnliches erlebt. Jetzt war anscheinend die Zeit für Wunder, aber es war mir ziemlich gleichgültig. Kein Wunder würde mir ein besseres Gefühl geben als das, was ich gerade in diesem Augenblick erlebte.

Ich wollte einfach nur so lange wie möglich in diesem Zustand verweilen. Etwa eine Minute später dachte ich mir, ich sollte mich besser dazu zwingen, meine Augen zu öffnen. Als ich auf meine Uhr schaute, rechnete ich nach, dass ich mich über zweieinhalb Stunden in tiefer Trance befunden hatte.

Ich wandte meinen Kopf, um Swami zu beobachten. Er hatte sich einen langen gelben Schal um den Kopf gebunden und trug ein orangefarbenes Gewand. Das Gelb und das Orange im Kontrast zu seiner dunklen Haut und seinem dichten schwarzen Haar waren beeindruckend. Ich konnte nicht umhin zu denken: »Mein Gott, ist dieser Mann schön!« Swami ging zu jedem Einzelnen hin, nahm jeweils dessen rechte Hand, rieb sie kräftig ungefähr fünf Sekunden lang zwischen seinen Händen, berührte das dritte Auge des Betreffenden und ging dann zur nächsten Person. Er gab Shaktipat und öffnete die Energiekanäle in unseren Händen, um uns zu befähigen, hohe Heilungsenergien zu übertragen.

Als er der Reihe nach zu jeder Person ging, blieb er vor einem meiner Freunde, Terry Clark, stehen und schwang seinen ausgestreckten Arm im Kreis wie der Aufschlagmann beim Softball-Spiel. Auf einmal sah ich, scheinbar aus dem Nichts heraus, Wasser in Terrys Schoß fallen. Es schien aus der Mitte des Kreises zu kommen, den Swami mit seiner Armbewegung beschrieb. Terry sprang mit einem Schrei auf. Ungefähr einen Monat zuvor hatte Terry in einem schlimmen Baustellenunfall böse Verletzungen davongetragen, wobei sein Schienbein zertrümmert wurde. Während des Malibu-Kurses sah sein Unterschenkel aus wie das Ergebnis eines Forschungsprojekts einer Gymnasialoberstufe, buchstäblich nur durch Nägel, Schrauben und eine Metallröhre zusammengehalten. Das Wasser war ganz klar eine besondere Heilung, und Terry erzählte mir später, um wie viel besser sich sein Bein danach anfühlte. Terry hatte nicht mitbekommen, dass Swami vor ihm stand, und der Wasserguss, der zudem noch heiß war, traf ihn wie ein Schock.

Swami ging weiter von einer Person zur nächsten und rieb ihre rechte Hand. Nur in geringer Entfernung von mir vollführte er wieder diese kreisende Armbewegung. Ich hatte gerade das Wasser gesehen und beobachtete jetzt alles mit größter Aufmerksamkeit, da ich nichts verpassen wollte.

Ich hatte noch nie zuvor davon gehört, dass jemand Wasser materialisieren konnte. Gerade als seine Hand senkrecht in die Höhe gerichtet war, schien es, als ob jemand zehn Pfund Asche mit hoher Geschwindigkeit in seine Handflächen schleuderte, und die gesamte Menge kam zur gleichen Zeit dort an. Vibhuti explodierte buchstäblich über seinem Kopf, und eine Vibhuti-Wolke erfüllte innerhalb weniger Sekunden den ganzen Raum (in einem Kreis von ca. zehn Metern Durchmesser). Sofort war der Raum von einem überaus schönen ätherischen Duft erfüllt. Als er weiterhin seinen Arm kreisen ließ, schoss Asche in unbeschreiblichen Mengen nur so aus seiner Hand.

Er materialisierte die Asche nur drei oder vier Sekunden lang, aber es war genug, um einen Großteil des Bodens mit einer etwa sechs Millimeter dicken Schicht Asche zu bedecken. Das auf diese Weise materialisierte Vibhuti ist immer vom gleichen überwältigend schönen Duft begleitet. Er lässt sich nicht beschreiben, und ich persönlich habe diesen Duft nie sonst wahrgenommen. Wenn ich ihn in Flaschen abfüllen könnte, wäre ich Milliardär. Der Duft ruft ein ungewöhnlich tiefes Gefühl von Liebe und Wohlbefinden hervor. Ich vergleiche diese Wirkung gerne mit Krishnas Flötenspiel.

Als mich Swami zu sich nach Indien einlud, um von ihm zu lernen, ging ein Traum in Erfüllung. Ehrlich gesagt hat seit unserer ersten Begegnung dieser Wunsch unglaubliche Ausmaße angenommen, und als Swami mir das Angebot machte, verspürte ich eine riesige Erleichterung. Mein tiefster Herzenswunsch hatte sich soeben erfüllt. Er sagte: »Ich werde dich rufen.«

Das Feuer wird geschickt

Einige Wochen nach Swamis Rückkehr nach Indien ließ er uns wissen, dass sich alle Interessierten an einem bestimmten Tag im Haus von Whiteagle (das kleine Haus, in dem ich ihm zum ersten Mal begegnet war) treffen sollten, um etwas Besonderes zu empfangen. An diesem Tag begann ein hohes indisches Fest, und er lud alle ein, in Whiteagles Haus zu meditieren, um die Energie zu empfangen, die er schicken würde.

Einige Familienmitglieder und ich trafen, eine halbe Stunde zu früh, gegen 17.30 Uhr ein und setzten uns in den Garten um den Feuerplatz herum, den Swami während seines Aufenthaltes benutzt hatte.

Einige Minuten später begann ein Mann, Holz in der Feuerstelle aufzuschichten, so dass wir ein Feuer für die Zeremonie entfachen konnten. Ich half ihm, die Holzstücke systematisch in einer Weise aufzuschichten, dass sie in ihrer Struktur einem indianischen Tipi (Zelt) ähnelten. Meine Hand berührte ein paar Mal die Asche in der Feuerstelle, um die Holzstücke zu ordnen, und obwohl hier am Abend zuvor ein Feuer gebrannt hatte, war die Asche vollkommen kalt. Der Mann stopfte nun zusammengeknülltes Zeitungspapier in die Mitte der Holzscheite. Whiteagle kam in diesem Augenblick heraus und sagte, dass in ihrer Meditation eine ganz klare Vision von Swami gesagt hatte: »Das Feuer wird kommen.« Ich hörte zwar, was sie sagte, verstand den Sinn aber nicht. Whiteagle sagte uns, wir sollten weder Papier noch Anzünder oder irgendetwas anderes auf das Holz legen. »Das Feuer wird kommen«, wiederholte sie. »Na gut«, dachte ich, »das ist wahrscheinlich nun doch ein wenig zu viel erwartet.«

Wir waren ungefähr seit einer Stunde da, und die Sonne wollte gerade untergehen. 15 Minuten später kam der Mann mit Zündhölzern zurück und stand im Begriff, das Feuer anzuzünden. Whiteagle trat in diesem Augenblick wieder aus dem Haus und bat uns, nichts in der Feuerstelle anzufassen. Sie gab zu, dass sie keine Vorstellung davon hätte, was geschehen würde, aber sie tat ihr Möglichstes, um ergeben den Zeichen zu folgen. Sie wiederholte: »Swami sagt, ›Das Feuer wird kommen‹, lasst also alles so, wie es ist!« – diesmal in einem leicht ärgerlichen Ton.

Ich war schon immer Leuten gegenüber skeptisch gewesen, die das große Bedürfnis haben, an etwas Übernatürliches und offensichtlich Unmögliches zu glauben, so dass sie sich durch ihre wirklichkeitsfremde Phantasie kurzfristig glücklich fühlen können. Ich habe nie verstanden, wie man z.B. sagen konnte: »Was wäre, wenn ich auf einmal Millionen im Lotto gewinnen würde?« und sich dann fühlte, als seien alle finanziellen Probleme plötzlich gelöst. Viele Menschen in esoterischen Zirkeln sind so – nur allzu bereit, die Eigenverantwortung gegenüber ihrem Leben ohne weiteres zu vernachlässigen, weil sie ein Wunder erwarten. Aber Whiteagle war

Mutter, hatte Kinder geboren, sie stand mit beiden Beinen auf der Erde und war enorm praktisch. Ihr Glaube an Swami war bewundernswert, einfach deshalb, weil dieser Glaube zwar nicht ohne Zweifel war, jedoch auch nicht besiegt wurde von Gedanken wie: »Ist dies nur meine Einbildung?« oder »Was ist, wenn nun doch nichts geschieht und die Leute denken, ich sei verrückt?«

Trotzdem war Whiteagle entschlossen, aufgrund ihres Vertrauens in Swami, dem Wunderbaren trotz ihrer Zweifel eine Chance zu geben. Als ich meine Augen zur Meditation schloss, war ich von ihrem Vertrauen berührt und von der Erkenntnis, dass mir Vertrauen oder jegliche Verbindung zum Schönen und Wunderbaren fehlte. Diese Eigenschaften schienen irgendeinem Universum anzugehören, das nur in der Einbildung existierte. Aber ich hatte durch Swami einen kurzen Blick auf diese Welt werfen können, und nun fühlte ich durch das Beispiel, das mir Whiteagle gab, dass es wunderbar sein musste, eine solche Überzeugung zu haben.

Zehn oder 15 Minuten später öffnete ich meine Augen und schaute leeren Blickes auf die Feuerstelle. Genau so, wie ich es bei meiner ersten Begegnung mit Swami erlebt hatte, hatte ich das Gefühl, dass sich meine Augen ohne mein willentliches Zutun öffneten. Mein Blick konzentrierte sich auf einen bestimmten Punkt der Feuerstelle, und ich konnte meine Augen nicht abwenden. Irgendetwas zog meine Aufmerksamkeit dorthin, aber ich wusste nicht, was es war und weshalb es geschah. Dann erblickte ich genau an der Stelle eine Rauchfahne. Als ich dann aber genauer hinsah, erkannte ich, dass es sich nicht um Rauch, sondern um Asche handelte. Direkt vor mir, 30 cm unterhalb des Randes der Feuerstelle, bildete sich ein kleiner Aschewirbel und tanzte. Es war faszinierend schön. Ich musste lachen, teilweise aus Unglauben, und ich schaute umher, um zu sehen, ob es noch irgendjemand bemerkt hatte. Es war so unwirklich wie in einem Trickfilm. Es saßen ungefähr zehn Menschen an der Feuerstelle. Obwohl jeder in der letzten halben Stunde meditierend mit geschlossenen Augen dagesessen hatte, klebte der Blick jedes einzelnen wie hypnotisiert an diesem kleinen Aschewirbel. Hier ging etwas Unerklärbares vor sich! Die Augen aller Anwesenden leuchteten. Ich selbst fühlte mich auf seltsame Weise von Freude erfüllt.

Der Aschewirbel drehte sich nur einige Zentimeter vom Rand des aufgeschichteten Holzes entfernt, und es schien, als sei eine sanfte Brise aufgekommen, aber es herrschte absolute Windstille. Der Wirbel tanzte mehr als eine Minute lang hin und her, bis ich deutlich Rauch aus dem Holz aufsteigen sah. Ich war wie vom Donner gerührt, weil mir blitzartig klar wurde, dass »das Feuer kam« und Swami es uns schickte. Mein Glaubenssystem brach zusammen, weil mir klar wurde, dass das Unmögliche sich gerade ereignete. Ich glaubte, aufspringen oder ohnmächtig werden oder aber laut losschreien zu müssen.

Es war, als hätte jemand ein Feuer mit Propangas entfacht. Auf einmal brannte das Feuer stark und gleichmäßig. Einen Augenblick später wollten einige Leute wissen, wer denn das Feuer angezündet habe – unsicher darüber, was sie selbst gerade mit eigenen Augen gesehen hatten. Als wir gemeinsam geklärt hatten, was sich da gerade ereignet hatte – dass niemand etwas dazu beigetragen hatte, um das Feuer zu entfachen, verschlug es uns die Sprache. Ich war wie betäubt. Die Schlussfolgerung aus dem, was gerade geschehen war, war zu unwirklich. Es war einfach nicht zu fassen, dass jemand aus 25.000 km Entfernung ein Feuer in einer kleinen Grube entzünden konnte, aber es gab nicht den geringsten Zweifel daran, denn das Feuer hatte sich nicht nur von selbst entzündet, sondern der gesamte Ablauf der Ereignisse ließ keine anderen Schlüsse zu. Ein Teil von mir war sich bewusst, dass die ganze Zeit etwas Besonderes geschah, aber das erkannte ich erst später im Rückblick. Ich bin sicher, dass dies auch für alle anderen Anwesenden galt. Warum sonst hatten wir instinktiv alle gleichzeitig unsere Augen geöffnet, um auf den gleichen Punkt zu starren? Noch tagelang brachte dieses Feuer meine Vorstellungskraft ins Wanken und forderte sie gleichzeitig heraus. Wer war dieser junge Mann, mit dem ich einige Wochen lang gespielt hatte und mit dem ich einen so saloppen Umgang gehabt hatte wie mit einem Bruder oder dem besten Freund?

Noch mehr Überraschungen

Zehn Tage nach meiner Ankunft in Indien aßen fünf von uns gemeinsam mit Swami zu Mittag und sprachen über Mahashivaratri. An diesem besonderen Tag bringen einige Avatare Lingams hervor, die sich über sieben oder acht Monate hinweg in ihrem Magen gebildet hatten.

Der Lingam ist ein Symbol Shivas, und am Tage des Shivaratri die Geburt eines heiligen Lingams zu sehen ist etwas ganz Besonderes. Gaya war schon früher dreimal in Indien gewesen, um Mahashivaratri bei einigen Heiligen zu erleben. Sie war daher die Expertin unter uns und bat Swami, ihre Erfahrungen zu bestätigen. Ich erinnere mich, wie sie fragte: »Hast du von den beiden Heiligen gehört, die das machen?« Sie bezog sich auf die beiden Heiligen, bei denen sie bereits erlebt hatte, wie sie Lingams geboren hatten. An dieser Stelle, an der ich jetzt nicht Gayas kleines Missverständnis hervorheben will, enthüllte uns Swami schüchtern, dass auch er an Shivaratri Lingams zur Welt brachte. Wir waren sprachlos. Obwohl wir alle bereits viele wundersame Dinge von Swami gesehen hatten, besaßen wir immer noch keine Vorstellung von seinen spirituellen Fähigkeiten.

Unsere Vorstellung von Avataren war, dass sie entweder nackt im Himalaja fernab von jeder Zivilisation lebten oder von Millionen von Anhängern umgeben und daher unerreichbar seien. Sie scherzten nicht mit dir, gaben dir nicht die Hand oder fuhren ihre eigenen Autos, und sie schliefen nicht in billigen Hotels und hatten keinen Spaß an kleinen Alltäglichkeiten. Wenigstens war das zur damaligen Zeit meine Auffassung.

Als Swami sagte, dass er Lingams hervorbringe, wurde mir klar, dass wir mit einem Avatar an einem Tisch saßen. Ich glaube, ein paar andere erkannten das auch, und auf einmal waren wir alle still, als wüssten wir nicht, wie wir uns verhalten sollten. Die Art und Weise, wie wir mit ihm seit unserer Ankunft in Indien umgegangen waren, erschien uns so unangemessen. Was ich meine, ist, wie leicht man einen Menschen als selbstverständlich und gegeben hinnimmt. Man glaubt, einen Menschen mit dem Status eines Avatars würde man leicht erkennen, aber Swami ist auf so natürliche Weise keck, ansehnlich und stattlich, unschuldig und witzig, dass keiner von uns auch nur die leiseste Ahnung vom Grad seiner Meisterschaft hatte. Während der zehn Tage, die wir bisher mit ihm verbracht hatten, war er einfach nur ein junger Mann gewesen, der sein Auto gerne mit hoher Geschwindigkeit fuhr, der seine indische Musik laut abspielte, der über die Schwächen von Leuten gutmütig witzelte, und der an verschiedenen heiligen Plätzen meditierte.

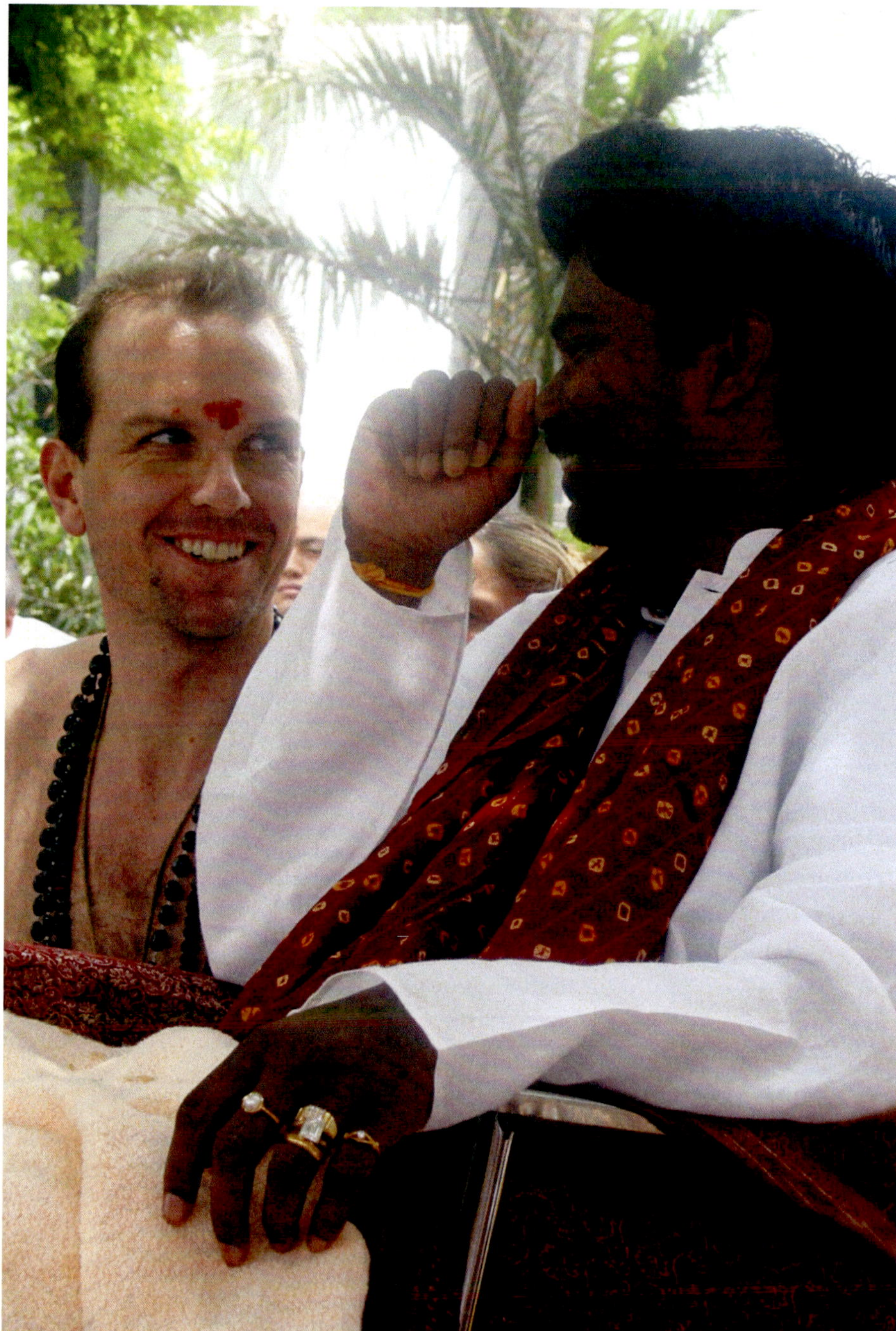

Mit Swami erlebe ich Spiritualität als dynamischen Erforschungsprozess, als Spielplatz oder eine Art Wissenschaft und nicht als dogmatischen Lebensweg, den ich immer unter Hinduismus verstanden habe. Daher ist Swamis Art meistens spielerisch und spaßig, während gleichzeitig eine Aura von königlicher Würde und Anmut von ihm ausgeht, unabhängig davon, was er gerade tut. Weit entfernt davon, rücksichtslos oder leichtsinnig zu sein, ist er sehr menschenfreundlich. Er ahnt schon im Voraus die Bedürfnisse und Sorgen anderer und ist immer bescheiden. Man stelle sich all diese Charaktereigenschaften vor, verbunden mit der Persönlichkeit eines geistvollen, voll im Leben stehenden Mittzwanzigers an der Spitze dieser Welt.

Swami hat sich nie Pomp und Wirbel um seine Person gewünscht. Er war immer eher salopp und zwanglos. Wir mussten weder seine Füße berühren noch vermeiden, ihn zu berühren oder Blütenblätter vor ihn werfen, damit er darüber laufen konnte, noch ihn in bestimmter Weise anreden, nichts von alledem. Es war so, als wenn man seine Zeit mit einem guten Freund verbringen würde.

Während meiner ersten Wochen in Indien war es so seltsam, Leute zu beobachten, die sich ihm zu Füßen warfen und herumstanden, um ihn anzustarren, als würden sie sich des wichtigsten Augenblicks ihres Lebens erfreuen. Schon in der nächsten Minute jagten Swami und ich uns gegenseitig die Stufen eines Tempels hinauf, oder er täuschte vor, mich in den Magen zu boxen, nur um den Schlag kurz abzustoppen und mich stattdessen zu kitzeln, oder er zeigte auf einen kleinen nackten Jungen und sagte: »Das bist du, Mann!«, um dann lauthals loszulachen. Das wahre Wunder Swami Kaleshwar ist die Art und Weise, wie er Menschlichkeit und Göttlichkeit im Gleichgewicht hält.

Nun wieder zurück zu unserer Geschichte. Uns stand der Mund offen vor Überraschung, zumindest mir. Wir überhäuften ihn ziemlich schnell mit den unterschiedlichsten Fragen zum Thema »Atma-Lingams«. Ich war früher einmal mit Gaya zu einem Shivaratri-Fest gereist und hatte die Geburt und die Kraft eines Atma-Lingam miterlebt. Swami schaute mich an und sagte, dass er den nächsten Lingam, den er gebären würde, mir geben würde.

Alle schauten auf mich, um meine Reaktion zu sehen, aber diese Mitteilung hatte mich vollkommen unvorbereitet getroffen. Ein bloßes Dankeschön war weit entfernt von der Tiefe meiner Dankbarkeit, die ich zum Ausdruck bringen wollte, und anstatt etwas zu sagen, sah ich auf meinen Teller und begann zu essen. Fünf Jahre zuvor hatte Swami Premananda einigen ausländischen Besuchern heilige Lingams gegeben. Damals träumte ich tagelang davon, ein solches Geschenk zu bekommen und von der Chance, mich um einen dieser heiligen Gegenstände zu kümmern. Wieder herrschte Schweigen, bis auf einige gemurmelte Äußerungen der Überraschung. Meine Mutter fing an zu weinen. Ansonsten war Stille, weil jeder für sich in seiner Vorstellung versuchte, die Tiefen dieses offensichtlich neuen Menschen, der am Ende des Tisches saß, auszuloten.

Einige Minuten später, nachdem eine leichte Plauderei eingesetzt hatte, um die peinliche Stille zu durchbrechen, fragte mich Swami wie aus heiterem Himmel: »Bist du bereit, dich zum Sannyasin weihen zu lassen?« Ich glaube, ich war immer noch damit beschäftigt, zwei und zwei zusammenzuzählen, um diesen kleinen Mann am Ende des Tisches neu in mein Weltbild einordnen zu können, weil ich mich ohne zu zögern oder lange zu überlegen »Ja« sagen hörte. »Gut«, sagte Swami, »wir werden das nach dem Mittagessen machen.« Nach dem Mittagessen? Ich verschluckte mich buchstäblich an meinem Chutney. Monica lachte, während Phillip mir ein paar Mal auf den Rücken klopfte, um mir zu helfen.

Sannyasin werden bedeutet, die Welt hinter sich zu lassen und sich ausschließlich dem spirituellen Leben zu verpflichten. Ich hatte einmal eine Sannyasin-Zeremonie gesehen, und die hatte volle drei Tage gedauert. Das war schon eine große Sache. Mein Mund schien Swami wie von selbst geantwortet zu haben. Bevor ich die Frage überhaupt verstanden hatte, hatte ich schon geantwortet. Bis heute bin ich überzeugt davon, dass Swami mich unter den Einfluss irgendeiner verrückten Yogi-Kraft gestellt hatte. Dann kam diese »Sache nach dem Essen«. Nach außen hin war ich wie versteinert, aber in mir machte mich mein Verstand wahnsinnig. Keine Frauen mehr, keine Cheeseburger mehr, keinen Wein, kein Kino, keinen Spaß mehr! Je mehr ich darüber nachdachte, desto mehr widerstrebte mir dieses ganze Unterfangen.

Ich betete, Swami möge mich nicht mein Essen erbetteln lassen und es mir ersparen, im Dschungel zu leben, orangefarbene Kleidung zu tragen und auf kleine Annehmlichkeiten wie, ach ich weiß nicht, z.B. ein Bett, zu verzichten! Oder auf ein Dach über dem Kopf! Auf Essen! Auf warmes Wasser! Da ich das Schlimmste befürchtete, suchte ich bereits nach Möglichkeiten zu entkommen, aber ich verbot es mir und sann auf etwas Subtiles, gleichwohl Erfinderisches, um aus dieser Situation herauszukommen, wie etwa ... mich für ein paar Tage in der Toilette einzuschließen.

Nach dem Essen verließ unsere kleine Truppe die Siedlung auf dem Weg in die umliegenden Wälder und hielt irgendwo an der Straße an. Etwas von der Straße entfernt befand sich ein großes ausgetrocknetes Flussbett aus Sandstein, das sich durch den Wald zog. Ich war, gelinde gesagt, ein wenig ängstlich und folgte Swami, als er das Flussbett hinaufwanderte. Er sagte mir, ich solle einen Stock finden oder einen Ast abbrechen. Was immer ich absichtlich oder zufällig berühre, müsse ich dann als Stock meines Lebens betrachten. Ich fand schnell den perfekten Stock und brach ihn vom Baum ab.

Nach ein oder zwei Minuten rief er mich zu sich auf die Felsen. Als ich ihn erreichte, formte er seine Hände zu einer Schale, machte eine Bewegung in Richtung auf seine Füße und wies mich an, ihm etwas Sand zu geben. Ich schaute herunter auf eine Höhlung im Felsen, die mit Sandsteinstaub gefüllt war, nahm eine Prise davon und gab es ihm in seine Hände. »Mehr«, sagte er. So nahm ich mit jeder Hand eine weitere Prise Sand und tat diese in seine Hände. »Meeeehr«, sang er melodiös, um darauf hinzuweisen, dass ich wohl nicht ganz verstanden hätte, worum es ging.

Auf einmal verstand ich, dass ich seine Hände voll Sand füllen sollte. Ich habe ziemlich große Hände, und so schöpfte ich eine Menge Sand und ließ ihn langsam in seine Hände gleiten, bis sie fast voll waren. Dann wies er mich an, meine Hände von außen um die seinen zu legen und sie festzuhalten. Nachdem ich seine Hände ungefähr eine Minute in meinen gehalten hatte, wuchs die Energie fast ins Unerträgliche an. Ich musste mich mehrmals zur Konzentration zwingen, um die Fragen zu beantworten, die er mir stellte, da mich diese Energie zum Taumeln brachte.

Anhand der Fragen, die Swami mir stellte, wusste ich, dass dies die Zeremonie war, aber ich konnte mich nicht dazu bringen, dem Vorgang besondere Aufmerksamkeit zu schenken. All meine Angst vor dem ganzen Ereignis löste sich in ein Meer von Frieden auf, als ich erlebte, was ich nur mit göttlicher Energie beschreiben kann. Ich kann die Fragen nicht mehr wiederholen, aber ich erinnere mich, wie sehr mich einige meiner Antworten überraschten. Damals fühlte ich mich, als würde Swami zu jemandem in mir sprechen, und wenn ich darüber nachdenke, kann ich sagen, es war meine Seele. Die Antworten, die mir über die Lippen kamen, waren wahr und weise und gingen weit über meine Fähigkeiten hinaus, und sie enthielten detaillierte Antworten zu Umständen aus der Vergangenheit und der Zukunft, Antworten, von denen ich, als ich sie hörte, wusste, dass sie absolut korrekt waren.

Nach einigen Minuten zog ich meine Hände weg, und er fragte mich, wie viel Sand ich in seine Hände gestreut hätte. »Sehr viel!« antwortete ich, wohl wissend, dass er das nun Folgende lediglich nachdrücklich hervorheben wollte. Er drehte seine Hände zur Seite und begann, sie aneinander zu reiben. Weniger als ein Teelöffel voll Sand fiel heraus! Einen Augenblick sah ich den Sand an seinen Händen kleben wie eine Art Zement. Daraufhin überreichte er mir den wohl schönsten Gegenstand, den ich je gesehen habe, einen Lingam aus Sandstein, der aussah, als würde er ein Universum von Sternen in sich tragen. Er fragte mich, welche Farbe er hätte und sagte: »Prüfe es.« Ich kniete nieder und hielt ihn vergleichend gegen den Sand, den ich aufgehoben hatte. Beide passten perfekt zusammen. An der Seite der Aushöhlung im Felsen, aus der ich den Sand geschöpft hatte, war ein Streifen aus dunklem Sand eingebrochen, und der Lingam hatte eine schmale dunkle Linie in derselben Farbe. Es gab keinen Zweifel, woher der Shiva-Lingam kam. Er war genau in dem Augenblick aus diesem Sand entstanden.

In seine leeren Hände hatte Swami etwas so Gewöhnliches wie Schmutz genommen und es in etwas Erlesenes verwandelt. Ich erkannte, dass er sich nackt in der Wildnis aufhalten könnte und die Natur ihm zu Diensten sein würde. Es war unglaublich. Ich lächelte und sagte: »Swami, es wäre nicht nötig gewesen, so etwas zu tun. Ich weiß auch so, wer du bist und was du zu tun in der Lage bist. Ich will nur deine Liebe.«

Seine Liebe ist das größte Geschenk, und dieses Schmuckstück obwohl wunderschön, konnte nicht daran heranreichen. Er antwortete: »Nein. Wenn du dein Leben in die Hände eines Meisters gibst, muss er dir seine Energie zeigen. Er muss sich dir beweisen.« Bei diesen Worten erkannte ich erst die Größe des Ereignisses, das sich gerade zugetragen hatte. Die gesamte Zeremonie war wie ein Kunstwerk, ein Ausdruck seiner Liebe. Tränen stiegen mir in die Augen und mein Herz quoll über vor Dankbarkeit. Ich wusste, dass Swami mein Leben in seine eigenen Hände nehmen würde, auch wenn es mit Schmutz behaftet sein mochte, um das strahlende Potenzial meiner Seele zu offenbaren und zu erfüllen.

Das wahre Wunder war für mich nicht, wie er den Lingam gemacht hatte, sondern weshalb. Durch diese eine Geste erahnte ich meinen absolut tiefsten Wunsch, für den ich bereit war, alles andere in der Welt aufzugeben, um dieses Ziel zu erreichen. So tat ich es. An jenem Tag ging ich aus dieser Welt hinaus in Swamis Hände. Am Ende der Zeremonie gab mir Kaleshwar die bündige Bezeichnung Ramakrishnananda. Ich behielt den Namen, dem Mahlstrom des Spotts von Freunden und Familienmitgliedern trotzend, damit ich mich immer an das Versprechen erinnern würde, das ich in der Erkenntnis meines Seelenwunsches gegeben hatte. Es war etwas, das die Wichtigkeit aller anderen Dinge und Umstände in meinem Leben zusammenschrumpfen ließ und mir eine Herrlichkeit und einen Glanz offenbarte, die in mir zu tragen ich mir nicht hatte vorstellen können. Ich hatte ein Geschenk von Swami Kaleshwar erhalten, das mein Leben verändern sollte.

Die Zeremonie fand zehn Tage nach meiner Ankunft in Indien statt. Wie ich bereits in der Einführung erwähnte, ist Swami nicht an einem langen Weg interessiert, wenn etwas in kürzerer Zeit erreichbar ist. In den drei Jahren, die seither vergangen sind, darf ich mich glücklich schätzen zu sagen, dass es das erste Mal war, dass Swami die Richtung meines Lebens änderte, aber es war auch ganz sicher nicht das letzte Mal.

NANCY FENGLER

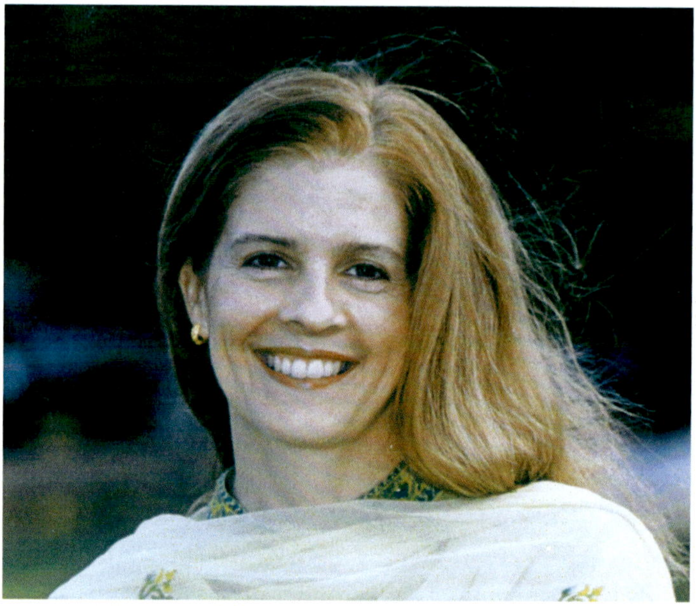

WAS FÜR EIN GLÜCK ICH HABE!

Swami Kaleshwar verkörpert göttliche kosmische Macht und ist gleichzeitig ein menschliches Wesen. Er mag Spaß und fährt gerne rasant Auto, als Meister ebenso wie als Mensch, aber jeden Augenblick seines Lebens arbeitet er enorm hart. Indem er seinen eigenen einzigartigen Weg in der Welt vorantreibt (erschafft), nimmt er tief greifenden spirituellen Einfluss.

Swami hat definitiv seinen eigenen Stil. In Amerika würden wir ihn einen »Maverick« nennen – einen unabhängigen Vagabunden. Seine Methoden haben wenig gemein mit dem Normalen, bescheren der Seele jedoch blitzschnelle Ergebnisse. Er kann stundenlang in seiner Baumschaukel verbringen und vergnügt diejenigen necken, die zu ihm kommen und sich vor ihm hinsetzen. Aber sogar seine Neckerei ist meisterhaft: Sie kann das Herz mit unglaublicher Freude erfüllen und manchmal bewirkt sie, dass man sich vollkommen verändert.

Eines Abends, während eines sehr lustigen und lebhaften Gesprächs mit uns westlichen Schülern, benutzte Swami beiläufig den Ausdruck »Augen zu und durch«. Damit gab er uns viel zu lachen und grub diesen Spruch gleichzeitig unauslöschlich in unsere Herzen ein. »Augen zu und durch« entspricht ganz dem Wesen Swamis. Doch so verwegen und wagemutig er sein kann, so ist er gleichermaßen bescheiden, freundlich und selbstlos. Seine liebevolle Wärme kann ein Herz buchstäblich augenblicklich zum Schmelzen bringen. Unzählige Male habe ich erlebt, wie er in endlosen Stunden, sogar tagelang, auf Kosten seiner eigenen Gesundheit und seines Wohlbefindens, Menschen geholfen und geheilt hat. Und er hat immer Freude an allem, was er tut.

In vielerlei Hinsicht ist er überhaupt nicht das, was man von einem großen spirituellen Menschen erwarten würde; er verkörpert aber auch so viele Dinge, die man sich nie vorstellen könnte. In diesem einzigartigen Wesen findet man die weise, uralte, göttliche Seele und wenn man diesen Aspekt in ihm erkannt hat, möchte man sich nur noch ihm zu Füßen werfen, wissend, dass das Göttliche gerade vor einem steht. Seine Präsenz durchdringt das Herz, die Seele, das gesamte Wesen mit Frieden und Liebe. Aber gleichzeitig führt er ein Leben, welches in Vielem dem eines normalen Menschen gleicht.

Er ist ohne jeden Zweifel einzigartig. Er ist reine Gottesenergie. Er pflügt sich mit solcher Macht durch sein Leben auf diesem Planeten, dass er den Verlauf dieses Zeitalters ändern wird. Sein Geschenk an die Welt ist die Möglichkeit zu heilen und positive Energie für diesen Planeten zu erschaffen. Es ist das größte Glück in meinem Leben, die kosmische Reise meiner Seele in seinen Händen zu wissen. Was für ein Glück ich habe!

Unabhängigkeitstag

Am 4. Juli 1997 bin ich dieser »Macht« anlässlich einer Feuerzeremonie in Los Angeles begegnet. Ich saß mit einer Gruppe von Leuten um einen riesigen Feuerplatz in der Mitte eines winzigen Hinterhofs und wartete. Es war, als würde Swami Kaleshwar aus dem Haus schweben und dieses Wesen war so anziehend, so wunderschön, so strahlend, so ungewöhnlich! Ich hatte noch nie jemanden oder so etwas wie ihn gesehen.

Ich schaute ihn an und konnte meinen Blick nicht von ihm abwenden. Er war wie ein Hologramm, und ich hatte das Gefühl, nicht die Art von Sichtweise zu besitzen, die ich brauchte, um ihn wirklich zu sehen: zu sehen, wer und was er war. Sein Erscheinen kam einer Vision gleich.

Swami setzte sich, band sich einen gelben Seidenschal um den Kopf und begann seine Arbeit, ohne ein Wort zu sagen. Die Zeremonie erwies sich als ein großer, weit über mein damaliges Verständnis hinausgehender Segen. Während das Feuer aufloderte, spiegelte sein Gesicht die intensive Energie wider. Aber mehr konnte man nicht sehen; seine Arbeit fand zweifelsohne in einem anderen Reich statt – in dem der Seele.

Während dieser Zeremonie starrte ich über das Feuer hinweg auf dieses Wesen. Gelegentlich schloss ich die Augen, um zu meditieren, aber meistens musste ich ihn einfach nur anschauen. Und er schaute für einen Augenblick zurück, direkt in meine Seele.

Später an diesem Abend hatte ich ein kurzes Gespräch mit ihm, welches schnell, unwirklich und meisterhaft war. Während der paar Minuten vollzog er eine Heilung mit mir, manifestierte eine Rudrakscha-Perle und machte meine Seele für alle Zeiten süchtig nach ihm.

Natürlich war ich mir zu jenem Zeitpunkt noch gar nicht bewusst, dass er mich für sich gewonnen hatte, weil es nur mit meiner Seele geschehen war. Er besitzt in der Tat eine magnetische Anziehungskraft. Das gilt in jeder Hinsicht: Er ist interessant, er ist witzig, er ist umwerfend charmant. Aber eigentlich ist es seine strahlende Seele, der man nicht widerstehen kann. Als ich das Zimmer verließ, fragte er mich, ob er mich je wieder sehen würde. Wie ferngesteuert antwortete ich schnell: »ja«, obwohl ich nicht die geringste Vorstellung davon hatte, wie es möglich sein sollte, diesen Mann wieder zu sehen, der am anderen Ende der Welt lebte.

Malibu

Zwei Monate später kam er wieder nach Amerika. Eine Woche lang fanden sich etwa 40 Personen zusammen und Swami ließ uns an seinem unglaublichen spirituellen Wissen teilhaben.

In dieser Zeit nahm mein spiritueller Entwicklungsprozess seinen Anfang. Es war zauberhaft, hoch oben auf einer Klippe mit Blick über den Pazifik, unter dem weiten westlichen Himmel. Nachdem er bereits einige Tage gelehrt hatte, sagte Swami etwas, was ich nie vergessen werde. »Einige von euch werden heute Abend etwas manifestieren.« Er sprach mit lieblicher, göttlicher Stimme und sehr demütig. Ohne dass er es uns ausdrücklich sagte, wussten wir, dass wir ein großes spirituelles Geschenk von ihm bekommen würden. Und so war es auch.

An diesem Nachmittag begann ein Prozess der Einweihung, der Meditation und der Wunder. Später an diesem Abend, nachdem wir mit duftendem Vibhuti, das er manifestiert hatte, über und über bedeckt waren, erhielt ich eine Übertragung von Heilenergie, die durch Blickkontakt stattfand. Er schickte mich dann mit einigen anderen in ein Zimmer, wo ich mit geschlossenen Augen dasaß und zu meditieren versuchte.

Mir war bewusst, dass sich meine Seele gerade inmitten eines bedeutenden und wunderschönen Prozesses befand. Mit geschlossenen Augen konnte ich Jesus und Shirdi Baba sehen. Ich hatte bisher nie etwas in der Meditation gesehen und hatte auch nie wirklich viel meditiert, aber da waren sie nun. Ich wusste, dass ihre Energie jetzt als Teil dieser Einweihung gegenwärtig war, und ich musste weinen. Ich erkannte, dass der Prozess, in dem ich mich befand, viel erhabener war als ich mir je vorstellen konnte, und ich fühlte die Größe von Swamis Seele. Er teilte diesen unermesslichen Segen mit so viel Liebe und Güte aus, ohne etwas dafür zu verlangen. Er ließ uns an Gottes Liebe und Kraft teilhaben.

Swami betrat das Zimmer, setze sich hin und neckte mich, weil ich weinte. Nervös erklärte ich, dass ich durch sein unglaubliches Geschenk an meine Seele so bewegt war. Dann sollte ich vor ihm Platz nehmen. Ich setzte mich auf meine Fersen. Vor mir auf dem Boden stand ein Gefäß mit Sand. Ray, ein Mitglied der Gruppe, hatte überprüft, dass sich nur Sand im Eimer befand. Swami fragte uns nach unseren Lieblingsfarben, und Ray nannte Rot. Swami ließ mich daraufhin meine Augen schließen und legte eine Hand auf meinen Kopf und die andere im Lendenbereich auf meinen Rücken.

Er ließ mich meine Hand für ein oder zwei Minuten über das Gefäß halten, dann sollte ich hineingreifen und etwas Sand aus dem Topf nehmen. So nahm ich ein paar Krümel heraus. »Nimm mehr!« Ich nahm eine Prise Sand. Er lachte. »Nein, nimm mehr! Nimm richtig viel!« Ich versuchte, meine Augen geschlossen zu halten, griff nochmals in den Topf, nahm eine große Hand voll Sand und drehte die Handflächen nach oben.

Einen Augenblick später spürte ich etwas anderes als Sand in meiner Hand und ich blinzelte, um zu sehen, was es war, sah aber nur den Sand. Das konnte ich nicht fassen, aber im nächsten Augenblick stellte ich fest, dass der Sand bis auf ein paar Körner verschwunden war. In meiner Hand lag eine Mala aus roten Perlen! Es war blitzschnell geschehen. Es war, als ob die Energie oder Form der Mala in meine Hand hineingekommen war, noch bevor sie für das Auge sichtbar wurde.

Durch meinen Körper hindurch hatte Swami eine wunderschöne rote Mala manifestiert. Ich fühlte mich so gesegnet, dass seine göttliche Energie durch mich hindurchgeflossen war.

Indien

Im folgenden Februar befand ich mich auf dem Weg nach Indien, und mein Leben sollte nie mehr das gleiche sein. Es war eine andere Welt – nicht Indien als Land, sondern die spirituelle Welt innerhalb Indiens. Nach einigen unbeschreiblichen Tagen, die erfüllt waren mit Wundern und Reisen zu heiligen Tempeln, bekam ich schließlich ein zweites Interview mit Swami. Zu dieser Zeit war mir schon klar geworden, dass ich nicht mehr von seiner Seele lassen konnte, und ich gab mir das Versprechen, meinem wahren Seelenpfad zu folgen. Seither habe ich das große Glück gehabt, mehrfach viele Monate hintereinander in Indien verbringen zu können und habe viele Stunden zu Füßen von Swami Kaleshwar gesessen.

In seinem Ashram in Penukonda habe ich Swami unzählige Male aus der Ferne beobachtet, wie er mit seiner enormen Verantwortung als Meister umgeht. Er arbeitet den ganzen Tag hindurch bis spät in die Nacht und kümmert sich um hunderte von Leuten, die unter seiner Obhut stehen:

den Stab seiner Helfer, seine Anhänger, seine Studenten und die Arbeiter in seinem Ashram. Zu vorgerückter nächtlicher Stunde beginnt er, obwohl er scheinbar nur am Feuer ruht, seine innere spirituelle Arbeit und meditiert, entlädt Negativität, segnet und sieht nach tausenden von Seelen, die mit ihm verbunden sind.

Zur Nachtzeit arrangiert er für seine Studenten mitunter auch wunderschöne Prozesse. Eines Nachts – es war weit nach Mitternacht – legte er auf dem Tempelboden ein kunstvolles kompliziertes Yantra (heiliges Muster). Es bestand aus leuchtend roten und gelben Körnern, riesigen Bananenblättern und Kokosnüssen, und das gesamte Muster war mit brennenden Kerzen umsäumt. Es war prachtvoll und bedeckte einen großen Teil des Marmorbodens. Das Yantra und das Kerzenlicht bereiteten die Energie für eine wunderschöne Einweihung vor, eine Übertragung göttlicher Energie auf die Seelen seiner Studenten. Dies ist eine der heiligsten Erfahrungen, die ich je gemacht habe.

Als Meister, als Lehrer, als Heiler vergegenwärtigt Swami göttliche Energie. Er ist ebenfalls ein großartiger Geschichtenerzähler, besitzt eine extrem schnelle Auffassungsgabe und ist außerordentlich geistreich. Im Bruchteil einer Sekunde kann er genau den richtigen Ansatz finden, um jemanden zu necken. Aber er hat auch noch eine andere interessante und ungewöhnliche Eigenschaft. Man kann es wohl nur so ausdrücken, dass er Ähnlichkeit mit einem spirituellen »verrückten Wissenschaftler« hat, was von wahrer Brillanz zeugt. Er liebt es, im Reich der Spiritualität zu experimentieren und erweitert dabei oft die vermeintlichen Grenzen. Bezüglich seiner eigenen spirituellen Praktiken ist er bekannt dafür, dass er die Regeln bricht – weil er versucht neue Wege zu finden, um etwas zu tun oder um einen Prozess schneller zu durchlaufen, als es scheinbar möglich ist.

Und er erzielt tatsächlich auch normalerweise die gewünschten Ergebnisse. Wir nennen ihn liebevoll den Meister der Abkürzungen. Als seine Studenten profitieren wir von dieser Eigenschaft besonders. Swami will so viele Studenten wie möglich unterrichten und sie spirituell so weit wie möglich voranbringen.

Er kann einen normalerweise 41 Tage dauernden spirituellen Prozess auf einen Abend oder sogar auf einen Augenblick verkürzen. Er nennt diese Maßnahmen Freistellung. Wir nennen sie einen großen Segen. Es ist die Gnade des Meisters.

Einmal, es war spät in der Nacht, befand sich Swami nach einem unglaublichen Wunder ganz besonders in der Stimmung des »verrückten Wissenschaftlers«. Nach einem langen Tag mit Unterrichtungen, Feiern und zweistündigem Singen, teilte uns Swami mit, er würde uns später einige neue Mantren geben. Er hieß uns im Tempel in Form eines großen Kreuzes Platz zu nehmen und zu meditieren. Er begab sich in ein der Halle angrenzendes Zimmer, um dort einige Wunder zu vollbringen und Heilungen an ein paar Personen vorzunehmen, während wir uns in der Halle zur Meditation niedergelassen hatten. Nach einer Weile kam er plötzlich in die Halle zurück und begann, ein neues Mantra für uns zu singen. Es schien, als sei er zwischenzeitlich in sein kosmisches Laboratorium gegangen, um mit einer Zauberformel wieder aufzutauchen. Er teilte uns diese neue Schöpfung mit, bevor sie wieder zurück in den Kosmos verschwinden konnte.

Wir lieben ihn so sehr. Wir haben viel Freude mit ihm, und er ist gleichzeitig unglaublich meisterhaft. Eines Abends erwähnte er beiläufig, dass er einen toten Vogel wieder zum Leben erwecken würde, um uns den wunderbaren Nutzen der göttlichen Energie zu zeigen. Am nächsten Abend machte er seine Ankündigung wahr. Der Abend wurde zu einer großartigen Unterweisung und alle empfingen die intensive göttliche Energie dieses spektakulären Wunders.

Aber dieser Weg ist nicht immer leicht oder spaßig. Es gibt daneben immer den beständigen Prozess der inneren Veränderung, des inneren Wachstums und der inneren Reinigung. Swami wird durch eine bloße Neckerei, oder welche Maßnahmen er auch immer für notwendig erachtet, zu einem Katalysator für diesen Prozess. Es ist wie in einer Psychotherapie mit Turboantrieb. So schwierig dieser Prozess auch erlebt werden mag, ein Student kann sehr schnell transformiert werden und rasch mit der Arbeit an Herz und Seele vorankommen.

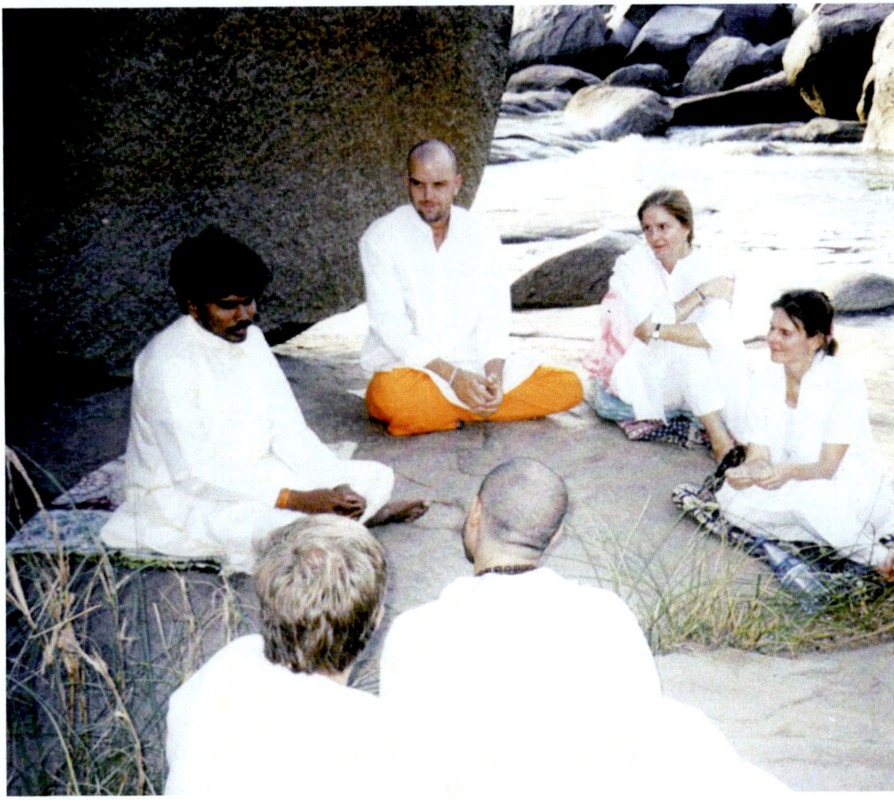

Während eines Aufenthalts in Hampi begannen wir mit einer neuen Methode. In den ersten paar Tagen empfand ich ständig tiefen Herzschmerz. Ich wusste nicht, wie lange ich das aushalten würde. Alles was ich sah oder erlebte, brach mir das Herz. Dies gehört zum Prozess, wenn man mit Swami studiert; erst schmerzt das Herz, dann ist das Herz gebrochen, dann löst es sich auf in noch tieferer Liebe. In diesem Kreislauf nimmt die Fähigkeit des Herzens, Liebe zu erfahren, beständig zu. Im gleichen Maße, wie die Liebesfähigkeit größer und tiefer wird, wächst auch die Fähigkeit zu heilen, weil zunehmend mehr von Gottes Energie durch uns hindurchfließen kann. Man kann mehr Energie halten, mehr Energie erzeugen, mehr Energie zu sich heranziehen und aussenden. Ich habe in diesem Prozess mit Swami Kaleshwar gelernt, dass alles durch Liebe geschieht.

Er verkörpert so viele Dinge, er ist so liebevoll und mitfühlend. Er ist Vater, er ist Mutter, er ist Bruder und bester Freund. Und er ist ebenso ein strenger, unnachgiebiger Lehrer, der aber auch schnell lammfromm werden kann. Er schläft im Tempel auf dem Fußboden, um seine göttliche Energie mit seinen Studenten zu teilen, während sie meditieren oder schlafen. Er breitet sanft eine Decke über ein schlafendes Kind auf seinem Weg durch den Tempel.

Swamis Ashram in Penukonda ist der schönste und zauberhafteste Ort auf Erden – ein Ort außergewöhnlicher göttlicher Energie, Reinheit und Schönheit. Eines Nachts stieg ich die Stufen zum Tempel hinunter, um zu meditieren und hörte einen wunderschönen Gesang. Als ich die Flügel der Tempeltür erreichte, sah ich Swami in seinem Schaukelstuhl sitzen. Er schaukelte hin und her und sang ein herrliches Mantra für alle, die sich in der Tempelhalle aufhielten. Ich hatte ihn niemals zuvor so singen hören, so laut und klar und stark. Es war ein zu Herzen gehendes Mantra, das ich noch nie zuvor gehört hatte, das ich aber nie vergessen werde.

Ich legte schnell meine Decke zurecht und setzte mich zur Meditation, aber es war mir nicht möglich. Ich war so bewegt von dieser hingebungsvollen Melodie, dem Klang von Swamis lieblicher Stimme, mit der er so liebevoll für uns sang. Er sang direkt aus seiner göttlichen Seele.

Ich saß da mit weit offenem Herzen und offener Seele und beobachtete seine Gestalt und wie er in seinem Stuhl im kaum beleuchteten Tempel schaukelte. Die meiste Zeit schaute ich und weinte, dankte ihm schweigend für diesen Segen und hoffte, ich würde nie dieses Bild und den Klang und die unglaublich liebliche und göttliche Energie dieses Augenblicks vergessen.

Nachdem Swami aufgehört hatte zu singen, legte er sich zum Schlafen vor Shirdi Babas Füßen nieder. Irgendwann entschloss ich mich zu meditieren. Ich verfiel schließlich in eine Träumerei und konnte nur in einem Bewusstsein verweilen, welches Swami einbezog. Ich spürte seine Energie, wie ich sie viele Male in meiner Meditation wahrgenommen habe. Aber bald dachte ich nicht einmal mehr an ihn, noch spürte ich seine Energie.

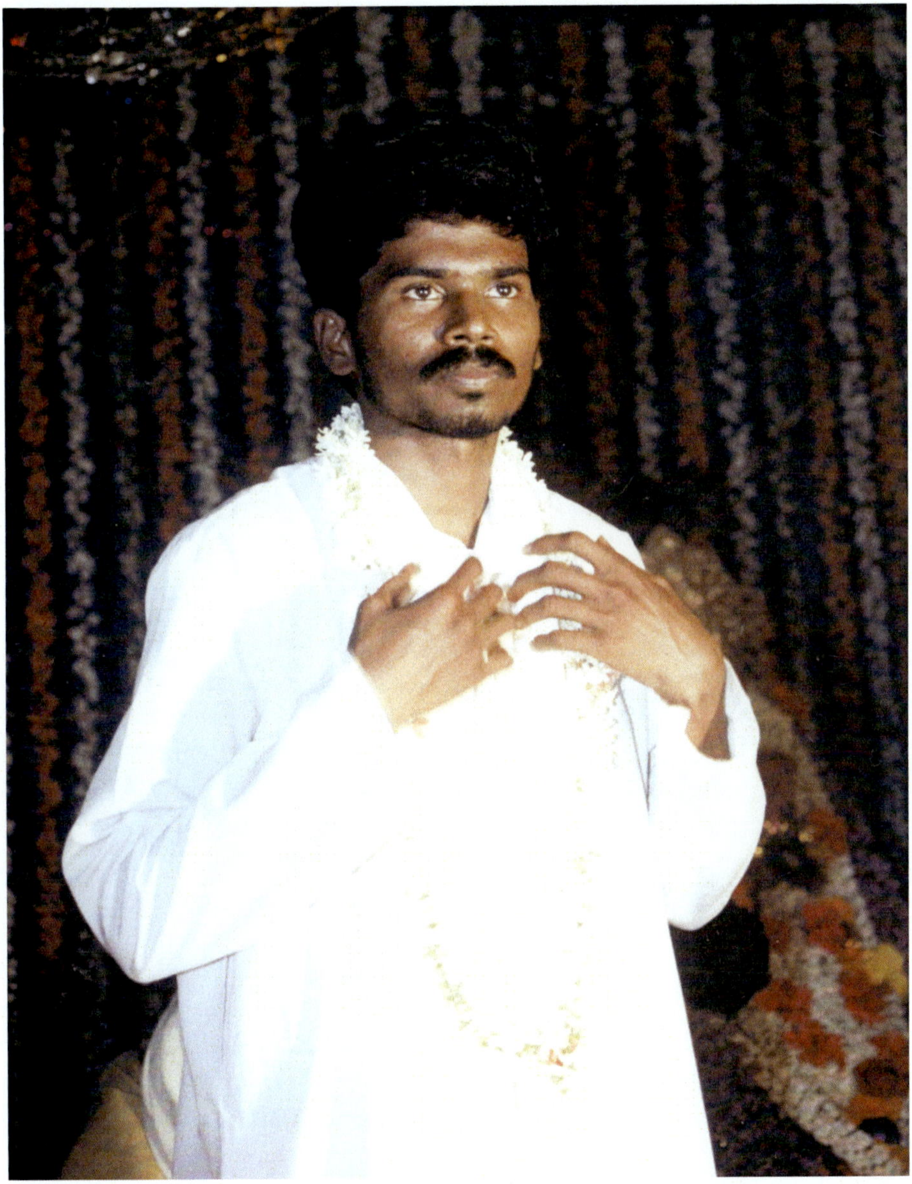

Ich war in seiner Energie. Und er war nun die Verkörperung der Göttlichen Mutter, und ich trieb einfach in seiner Liebe dahin. Seine Seele IST reine Liebe. Mein Herz verströmte Liebe zu ihm hin, und ich verbrachte den Rest der Nacht im Himmel.

VIRGINIA GRAY

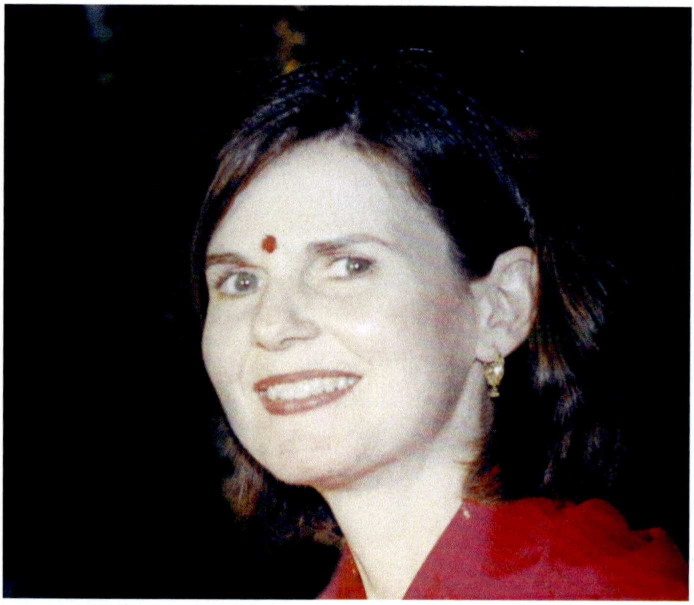

Vor zweieinhalb Jahren lud mein Bruder meine Mutter und mich zu einem Kurs ein, den Swami leiten sollte. Ich hatte gehört, dass er die als Vibhuti bekannte Asche manifestieren konnte – eine süß duftende Asche, die zu Heilzwecken benutzt wird – und dass er viele Geschenke manifestiert hatte. Ein Freund, der schon zahlreichen indischen Heiligen begegnet war, erzählte mir, wie kraftvoll seine Meditationen geworden seien, seit Swami ihm ein persönliches Mantra gegeben hatte. Er erzählte mir zudem, dass Swami mit ihm und einigen anderen einen Prozess durchgeführt hatte, während dem Swami ihn Vibhuti materialisieren ließ. Nachdem ich das alles gehört hatte, konnte ich es kaum erwarten, ihm zu begegnen.

Als ich im Haus meines Bruders eintraf, umarmte ich ihn, seine Frau und die Töchter. Und dann sah ich dort diesen wunderschönen Mann stehen, der in ein herrliches orangefarbenes Seidengewand gekleidet war. Ich wusste gleich, dass dies der Swami sein musste, von dem mein Bruder so liebevoll gesprochen hatte.

Er hatte ihn mir als »modernen Swami« beschrieben. Ich fragte mich, wie ich ihn begrüßen solle, und Swami kam auf mich zu, sagte: »Hallo« und schüttelte einfach meine Hand. Ich war verblüfft und dachte bei mir: »Du meine Güte, ein Heiliger begrüßt mich mit Handschlag!« Die anderen indischen Heiligen, denen ich bisher begegnet war, begrüßten Leute nicht auf diese Weise.

An diesem Abend unternahmen wir einen langen Spaziergang zum Strand von Muir. Swami bot meiner 80-jährigen Mutter seinen Arm, um sie beim Gehen zu stützen. Das war einfach reizend von ihm! Im Freien war es kalt, und er ließ große Wärme von sich ausstrahlen, um uns alle warm zu halten. Mir war so heiß, dass ich meine Jacke ausziehen musste, und das bei einem Wetter, bei dem ich mich sonst in dicke Kleidung eingepackt hätte. Wir scherzten viel an diesem Abend, wie es üblich in Swamis Gegenwart ist.

Dann nahmen wir an seinem Seminar in Mill Valley teil, in dem er viele Halsketten und Lingams für die Teilnehmenden manifestierte. Es war unglaublich beeindruckend, so etwas hatte ich bisher noch nicht gesehen. Er zog sogar eine Halskette und einen Lingam aus dem Feuer. Seine Hand befand sich eindeutig in den Flammen, verbrannte aber nicht. Es wurde bald schon normal, diese Manifestationen mitzuerleben. Und gleichzeitig fühlte ich, was für ein Glück ich hatte und welcher Segen es war, in der Gegenwart dieses göttlichen Wesens und Zeugin dieser Ereignisse zu sein.

Gegen Ende des Kurses vollbrachte Swami ein wirklich herausragendes Wunder. Wir meditierten zwei Stunden lang und befanden uns in tiefer Trance, als Swami durch den Raum ging und ihm heilige Asche, Vibhuti, aus den Handflächen schoss. Meine Mutter hatte die Augen geöffnet, um Swami zu beobachten. Sie sagte: »Asche flog überall umher, sie schoss quer durchs Zimmer.« Als Swami zu mir kam, spürte ich, wie sich seine Hände direkt über meinem Kopf befanden und er Vibhuti auf mich herabrieseln ließ. Ich verlor jegliches Gefühl für meinen Körper und konnte nur noch diese kraftvollen, hohen göttlichen Schwingungen fühlen. Dann verließ meine Seele geradewegs durch meine Schädeldecke hindurch meinen Körper. Das war eine solch wundervoll göttliche Erfahrung.

Meine Mutter und meine Schwägerin machten die gleiche Erfahrung. Danach war uns allen klar, welch ein großer Meister er ist. Ich wusste, dass ich unter seiner Führung das Göttliche in meinem Leben würde erfahren können. Wir fühlten uns alle so dankbar und gesegnet, in seiner Gegenwart sein zu dürfen. Nach dem Kurs sehnte ich mich danach, seine Schülerin in Indien zu werden.

Ich hatte so viele Frauen auf diesem Seminar gesehen, die Halsketten von ihm bekommen hatten. Einige Frauen bekamen sogar Halsketten, die sich in ihre Lieblingsfarbe verändern konnten. Nun ja, ich wollte auch gerne etwas haben. Am Ende des zweiten Kurstages, kurz vor unserer Abreise, kam Swami heraus und ging die Treppe hinunter und ließ die Arme herabhängen, während die Handflächen nach vorne zeigten. Seine Hände waren leer. Dann blieb er auf der Treppe stehen und ließ seine rechte Hand mehrmals vor mir kreisen. Dann öffnete er seine Hand, in der ich ein braunes Samenkorn entdeckte, das er manifestiert hatte. Er gab es mir mit dem Hinweis, ich solle damit meditieren. Es war mir ein wertvolles Geschenk – ein Meditationswerkzeug, da ich täglich stundenlang zu meditieren pflegte. Er hatte damit definitiv mein Herz berührt.

Ich war außer mir vor Glück, dass er mich zu einem Kursus zu sich nach Indien eingeladen hatte. Ich blieb sechs Monate lang in Indien. Wir besuchten heilige Stätten und empfingen viele Segnungen in den heiligen Tempeln. Es war ein echtes Vergnügen, gemeinsam mit Swami und seiner göttlichen Energie im Bus zu sitzen. Ich spürte fortwährend viel Liebe und göttliche Süße um ihn herum. Es ist immer etwas Besonderes, in seiner Nähe zu sein oder seine Aufmerksamkeit zu erhalten.

Während dieses Kurses lud Swami mich und einen Freund zum Mittagessen ins Haus eines Arztes ein. Wir hatten so viel Spaß! Nach dem Essen saßen wir noch zusammen und plauderten, als Swami diesen Arzt fragte: »Wo sind denn deine Schlüssel?« Er durchsuchte seine Taschen, aber sie waren verschwunden. Er schaute überall nach, konnte sie aber nirgends finden. Dann zog Swami sie aus seiner eigenen Tasche: »Oh, sind dies hier etwa deine Schlüssel?« Dann führten wir unsere Unterhaltung weiter, und Swami sagte später: »Hast du deine Schlüssel in der Tasche?« Er durchsuchte seine Tasche, und zu seiner Überraschung fand er seine

Schlüssel wieder in seiner eigenen Tasche vor. Am nächsten Morgen erzählte Swami uns, dass der Arzt ihn angerufen und ihm erzählt hatte, er sei beunruhigt, da er seine Schlüssel nicht finden könne, und Swami gab ihm den Rat, in der Toilette nachzuschauen, denn dort würde er sie finden.

Einmal lud mich Swami zu einem Besuch in Penukonda ein. Er ist einfach hinreißend; sein ganzes Heim stand für mich offen. Es war mir fast unmöglich zu schlafen, da die Energie dort so stark war. An einem Morgen standen wir in der Meditationshalle, direkt neben der Statue von Shirdi Baba, als Swami mich fragte: »Was wünschst du dir?« Und ich sagte, ich hätte gerne eine Rudrakscha-Perle – so eine, wie er einer Freundin von mir gegeben hatte. Diese Freundin ist eine Massagetherapeutin, und Swami hatte ihr eine riesige Rudrakscha-Perle gegeben, die mehr göttliche Energie ausstrahlte als alle Perlen, die ich bisher in den Händen gehalten hatte. Daraufhin schwenkte er seinen Arm im Kreis herum, und er gab mir eine zehnäugige Rudrakscha-Perle mit den Worten: »Wenn du sie zu Boden fallen lässt, wird sie verschwinden.«

In dieser Nacht schlief ich mit der Perle in meiner Hand. Ich spürte eine starke Hitze, die sich von meinen Händen bis zum Ellbogen ausbreitete. Die Hitze war besonders stark in der Hand, in der sich die Perle befand. Swami hatte mir diese Perle mit der Anweisung gegeben, sie zu bestimmten Zeiten zu tragen. Sie ist mit einer besonderen göttlichen Energie geladen, die wiederum mich auflädt.

Am nächsten Tag sollte ich sie bei mir tragen, und um die Hände frei zu haben, sollte ich sie in einen Knoten meines Saris einwickeln. Das tat ich, und später rutschte mir gerade dieser Teil meines Saris mit der Perle herunter und landete auf einem Möbelstück. Ich war furchtbar erschrocken, weil ich Angst hatte, dieses wertvolle Geschenk zu verlieren.

Später bat ich ihn daher: »Swami, kannst du etwas tun, damit die Perle nicht verschwindet, wenn sie herunterfällt? Bitte, Swami, du musst es so ändern, dass sie nicht verschwindet!« Er antwortete: »Zeig sie mir mal!« Daraufhin nahm er sie, rezitierte ein paar Mantren, warf sie dann direkt neben der Baba-Statue auf den Boden und sagte: »Es ist geschehen. Sie wird nicht mehr verschwinden.«

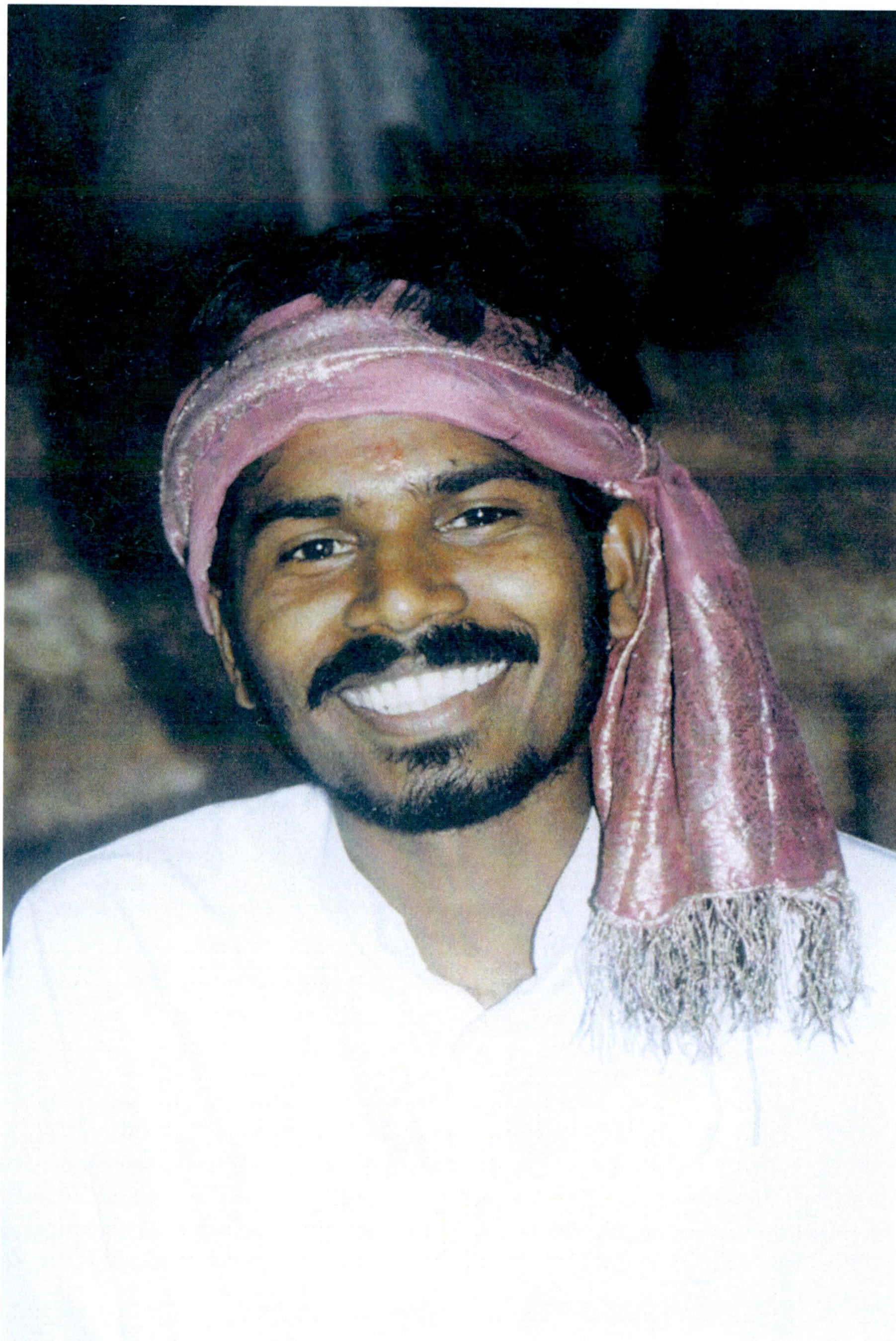

Als nächstes bat er mich, meine Hand auszustrecken. Dann schwenkte er seinen Arm mehrfach im Kreis herum; rieb seinen Daumen und seinen Zeigefinger aneinander, und dann rieselte Asche aus seinen Fingern heraus in meine Handfläche. Daraufhin streckte er seine Hand in die Höhe und sagte: »Such dir einen Finger aus.« Ich wählte den Mittelfinger aus, der das Himmelselement repräsentiert. Er ließ daraufhin seine Hand kreisen, und dann erschien auf einmal ein Stein in meiner Hand. Seine Hände befanden sich keinesfalls in der Nähe meiner Hand, und der Stein war auch nicht einfach in meine Hand gefallen. Er tauchte wie aus dem Nichts in meiner Hand auf.

Es war ein wunderschöner purpurfarbener Stein, ein Amethyst, mit vielen Anteilen von Rosa darin. Ich hatte schon früher auf dieser Reise einen Stein wie diesen bewundert und wollte so gerne einen derartigen Amethyst für mich finden. Er ist zufälligerweise auch mein Geburtsstein. Es war beeindruckend, dass er genau den Stein für mich manifestierte, den ich mir so sehr gewünscht hatte. Seine Farbe war brillanter als die vergleichbarer Steine in den Vereinigten Staaten. Er sagte, der Stein sei blau, und ich würde manchmal die Farbe des Himmels darin sehen können. Er besäße Herrschaft über die übrigen vier Elemente. Purpur wird in Indien als Blau angesehen, weil Blau in der Sprache der Inder die ganze Palette von Blau bis Violett umfasst.

Auf einer anderen Reise nach Penukonda bereitete Swami einigen Indern einen Abend voller Wunder. Wir betraten den Mandir. Vor Swami saßen etwa 40 seiner indischen Anhänger. Er signalisierte uns, dass wir uns auf die andere Seite setzen sollten, damit wir ihn gut sehen konnten. Swami rief einen nach dem anderen zu sich, und sprach dann ein wenig mit jedem. Auch die Angehörigen wurden zum Gespräch hinzugebeten. Swami hatte diesen Leuten kleine besondere Kästchen gegeben und sie beauftragt, mit diesen Kästchen zu meditieren. Beim Empfang der Kästchen hatten sie festgestellt, dass sie nichts enthielten, außer vielleicht ein wenig Asche. Sie wussten, dass sie das Kästchen verschlossen halten und mit ihnen bis zu diesem »Wundertag« meditieren sollten.

Swami rief einen nach dem anderen gemeinsam mit ihrer Familie zu sich. Er sprach mit ihnen über ihre Meditationsübungen und über ihr Leben und erkundigte sich dann nach ihrem Kästchen. Dann spielte er ein wenig mit dem Kästchen, beklopfte es mit dem Finger, drehte es herum und klopfte wieder drauf. Er hielt sein Ohr ans Kästchen, klopfte erneut dagegen, schüttelte es, und wenn er den Zeitpunkt für geeignet hielt, öffnete er es. In jedem Kästchen befand sich ein besonderes Geschenk. Es gab viele Wunder, die er alle innerhalb nur weniger Stunden vollbrachte. Es waren wirklich zauberhafte Geschenke für seine Anhänger!

Einmal in Sri Sailam wurde einem Freund von mir aufgetragen, er möge zum See hinuntergehen, ein wenig Sand nehmen und diesen mit einem Tuch bedecken. Er tat dies, und Swami ließ ihn mit diesem Sand einige Male meditieren. Dann rief Swami eines Nachmittags alle zusammen, um diesen großen Teller voller Sand anzuschauen. Swami nahm das Tuch vom Sand und sagte: »Schaut bitte alle her; habt ihr das gesehen?« Alle bejahten. Dann bedeckte er den Sand wieder mit dem Tuch und sprach einige Mantren. Als er das Tuch wieder fortzog, war der Sand direkt vor uns zu rotem Kum Kum geworden. Kum Kum ist ein rotes Pulver, das die indischen Frauen auf die Stirn im Bereich ihres dritten Auges auftragen. Dieser rote Punkt auf der Stirn steht für die Göttlichkeit der Frauen. Alle bekamen etwas von diesem Pulver. Dies war ein weiteres himmlisches Geschenk von Swami.

Auf der gleichen Reise nach Sri Sailam vor zwei Jahren sah ich Swami einen Shiva-Lingam gebären. Ramakrishna, der hoch gewachsen ist und große Hände hat, sollte ihn auffangen, wenn er aus Swamis Mund kommen würde. Wir rezitierten gerade Mantren, als Swami begann, Blut zu spucken. Es kam viel mehr Blut heraus, als wir erwartet hatten, und wir hofften, dass wir genügend Tücher hatten. Für Swami war es wie die Geburt eines Kindes – sehr schmerzhaft. Der Lingam kommt, wenn er dazu bereit ist, vom Magen durch die Speiseröhre aus dem Mund heraus.

Ramakrishna, der den Lingam auffangen sollte, folgte Swami die ganze Zeit. Es war sehr dunkel draußen, es gab nur wenig Licht. Swami ging auf und ab, krümmte sich vor Schmerzen, stöhnte schmerzvoll. Es sah so aus, als würde Ramakrishna von einer Stelle zur anderen tanzen, während Swami vor Schmerzen umherging. Er hatte seine Hände zu einer Schale geformt und ein Tuch darüber gebreitet.

Er bewegte sich hin und her und wieder zurück, während er beständig Swami hinterher lief, und seine Hände fortwährend auf und ab hielt, um Swamis Bewegungen zu folgen. Schließlich kam der Lingam. Dies war eine aufregende Erfahrung. Wir waren glücklich, dass Swami nicht länger leiden musste. Wir waren auch froh, dass wir alles klar und deutlich auf Video aufgenommen hatten. Es war von großer Wichtigkeit, dass der Lingam aufgefangen wurde, denn wenn ein Atma-Lingam jemals den Boden berührt, löst er sich in Nichts auf.

Es ist ein großes Geschenk an die Welt, dass Swami diese Lingams hervorbringt, und er tut es aus tiefem Mitgefühl. Wir haben ihn sagen hören: »Ich werde nie wieder einen Lingam gebären. Dieser war der letzte.« Er ist wie eine Mutter, die nach der Geburt ihres Kindes sagt: »Das werde ich nie wieder tun.« Dann aber möchte Swami, wie eine Mutter, aus großer Liebe den nächsten schenken.

Nach meiner ersten Indienreise fuhr ich nach Hause und leitete vor Weihnachten einen Meditationskurs. Ich unterrichtete elf oder zwölf Teilnehmer, ich sprach etwa zwei Stunden lang über Meditation und über Indien, und danach meditierten wir. Ich gab Shaktipat, eine Form der Energieübertragung, welche die Spiritualität erweckt. Die Teilnehmer fanden es wunderbar, und die meisten Leute nahmen Licht in ihrem dritten Auge wahr. Danach hatte ich das Gefühl, dass sich ein großes spirituelles Erwachen in mir vollzog. Ich erhielt viele Segnungen von Gott dafür, dass ich diesen Dienst geleistet hatte.

An Swamis Geburtstag im Januar 1999 war es sehr voll im Ashram, und es gab ein großes Unterhaltungsprogramm. Es waren zahlreiche Amerikaner, Deutsche und Japaner gekommen. Am Abend seines Geburtstages schien es, als ob 1000 Inder im Baba-Mandir (Tempel) saßen. An diesem Abend beschloss Swami, dass meine Freundin und ich eine Erfahrung mit einem Engel machen sollten. Zur Vorbereitung mussten wir an bestimmten Orten einige Stunden lang meditieren. Dann wurden wir in sein Zimmer gerufen. Er ließ uns nachschauen, ob beide Türen verschlossen waren. Dann gab er uns ein neues Mantra und Anweisungen, was wir tun sollten, wenn der Engel käme. Er ließ uns mit einer Meditation beginnen und wies uns an, unsere Augen zu öffnen, wenn wir den Engel sprechen hörten. Ich befand mich in tiefer Trance, so dass ich nichts hören konnte, als der Engel zu mir sprach. Ich hörte Swami laut in mein Ohr sagen: »Öffne deine Augen!«

Als ich meine Augen öffnete, sah ich eine indische Göttin aus Fleisch und Blut etwa drei Meter entfernt vor mir stehen. Sie sah genauso aus wie die indischen Göttinnen auf den Bildern. Sie war in jeder Hinsicht perfekt. Sie trug einen roten Sari mit goldenem Haarschmuck, einen goldenen Gürtel und goldene Armreifen. Sie sah wirklich absolut perfekt aus – zu perfekt, um von dieser Welt zu sein, und sie war auch nicht von dieser Welt. Sie war so wunderschön und sie stand da vor mir, ihre Hände in segnender Haltung. Eine Hand war erhoben, ihrer Handfläche entströmte Segen, die andere Hand war mit der Handfläche nach vorne gesenkt und spendete ebenfalls Segen. Sie war aus einer anderen Dimension gekommen und hatte hier physische Form angenommen. Ich befand mich in tiefer Trance und tat mein Bestes, um mich daran zu erinnern, was ich tun sollte.

Swami hatte uns schon vorher informiert, was geschehen würde. Wie aber üblich, ereignete sich nichts so, wie man es sich ursprünglich vorgestellt hatte. Alles hatte sich aufgrund bestimmter Umstände verändert. Swami sprach mit ihr auf liebevollste Weise. Nachdem wir den Prozess, während dem die Göttin bei uns stand, beendet hatten, mussten wir uns auf den Rücken legen. Dann kamen sie und Swami zu uns herüber. Sie kniete sich über mich. In etwa 30 Zentimeter Abstand zu meinem Gesicht schaute sie eine kurze Zeit direkt in meine Augen. Ihr Blick senkte sich mit unfassbarer Liebe in meine Augen. Es war so wunderschön und einfach himmlisch!

Danach sagte uns Swami, wir hätten so viel Shakti-Energie von dem Engel bekommen, dass wir nun allen anderen Shaktipat geben und ihnen unsere Handflächen jeweils für einige Sekunden auf den Kopf legen sollten. Zu dieser Zeit meditierten alle in ihren Zimmern. Am nächsten Tag dankten mir alle für das Shaktipat. Bei einigen hatte sich ihr Kronen-Chakra geöffnet. Andere, die noch niemals spirituelle Erfahrungen gemacht hatten, berichteten, dass sie eine wirklich mächtige Öffnung erfahren hätten. Es erschien alles so normal, und dennoch war es auch eine außergewöhnliche Erfahrung.

Einen Tag vor meinem Geburtstag im letzten Jahr sagte mir Swami, er würde mir zwei Wünsche erfüllen, und er forderte mich auf, meine Wünsche bereitzuhalten. Ich dachte lange nach. Ich besprach meine Wünsche mit Freunden, die mir rieten: »Oh nein, darum kannst du unmöglich bitten!« Nun, andere um Rat zu fragen war ein Fehler. Swami lehrt uns immer: »Macht eure Entscheidungen nicht von anderen abhängig. Hört immer auf euer Herz und fragt euch selbst, was ihr wollt.« Man kann immer um das bitten, was man haben möchte.

An meinem Geburtstag rief Swami die Gruppe von etwa 30 Leuten zusammen und fragte mich nach meinen Wünschen. Er strahlte eine ungeheure Energie aus. Ich erzählte ihm von meiner Unterredung, die ich mit einer Freundin geführt hatte. Davon wollte er aber gar nichts wissen. Er sprach: »Sag mir, was du willst.« So antwortete ich: »Gott. Eins zu sein mit Gott und das Selbst in allen anderen zu sehen.« Daraufhin meinte er, er könne mir Sat Chit Ananda geben. Chit bedeutet Bewusstsein, und Ananda bedeutet Glückseligkeit. Es handelt sich um einen Zustand von Bewusstsein und Glückseligkeit. Und dann schlug er mir etwas Großartiges für den verbleibenden Wunsch vor, was mit der Entwicklung von tieferem Vertrauen zu tun hatte. Ich versuchte, mir etwas noch Besseres einfallen zu lassen als das, woran er dachte, aber ich konnte einfach nicht denken. Ich war vollkommen in Trance. Also akzeptierte ich einfach alles, was er sagte. Es klang gut, und ich weiß, dass ihm immer mein größtes Wohlergehen am Herzen liegt. Die Energie war so hoch, und ich fühlte so viel Liebe, die von Swami ausging. Ich war so dankbar für das Geschenk von Sat Chit Ananda und genauso für das andere Geschenk. Alle waren überrascht, dass Swami Sat Chit Ananda zum Geschenk machte.

Um das Geschenk von Sat Chit Ananda zu empfangen, musste ich nach Sri Sailam reisen, um von ihm Unterricht zu erhalten, was diese Erfahrung mit sich bringen sollte. Eines Tages jedoch erzählte ich Swami von einer kraftvollen Meditationserfahrung, die ich in Hampi, einer heiligen Stadt in Indien, gemacht hatte. Erstaunt rief er aus: »Oh, du hast diese Erfahrung schon gemacht, du hast Sat Chit Ananda bekommen!« Und dann gab er mir ohne Umschweife dort auf der Terrasse eine neue Übung. In dieser Nacht war ich erfüllt von der Glückseligkeit Gottes.

In dieser kraftvollen Meditation, von der ich Swami erzählt hatte, erreichte das Mantra einen hohen Grad der Verfeinerung, und dann machte ich eine sehr bedeutsame Erfahrung, die mich an einen bestimmten Punkt führte. Ich spürte, wie von diesem Punkt aus eine immense vibrierende Kraft ausging, die sich wellenförmig ausbreitete. Ich spürte so viel Kraft in mir, mehr als je zuvor in meinem Leben. Ich war mir meines Körpers überhaupt nicht mehr bewusst, und ich fühlte, dass meine Seele im Begriff stand, aus mir auszutreten oder aber bereits einen kurzen Augenblick lang oben aus dem Scheitel meines Kopfes ausgetreten war. Ich befand mich lange Zeit in einer glückseligen Trance.

Swami ist ein unglaublicher Meister. Ich spüre, wenn er aus der Ferne an mir arbeitet, in gleicher Weise, wie wenn wir uns im selben Zimmer befinden, ohne dass er mich auch nur leicht berührt. Er rief mich an und bat mich, bestimmte Gebete zu bestimmten Zeiten zu verrichten. Ich fühlte so unglaublich viel Energie, während er mit mir aus der Ferne arbeitete.

Manchmal schläft Swami in der Meditationshalle in der Nähe seiner Studenten. Das ist ein besonderes Geschenk für seine Studenten, weil er göttliche Energie ausstrahlt. Wenn seine Energie nicht durch eine andere Person blockiert ist, die sich in der Halle zwischen ihm und mir niedergelassen hat, füllt sich mein Körper mit dieser hohen Vibration glückseliger Energie.

Einmal schickte mich Swami für einen speziellen Prozess nach Hampi. Ich befand mich mit anderen Besuchern in einem Tempel. Während er mit jemandem sprach, spürte ich, wie er gleichzeitig an mir arbeitete. Ich konnte spüren, wie mein Herz neu zusammengesetzt wurde. Als ich wenig später mit ihm im Auto auf dem Weg zu einem Tempel war, erzählte er mir, dass er seine Arbeit getan hätte und dass ich nun zurück nach Penukonda fahren könne. Ich werde nicht müde, ihm immer wieder zu sagen: »Ich möchte lernen, das zu tun, was du tust.« Er verkörpert eine solche Meisterschaft, mehr als jeder andere erleuchtete indische Meister, bei dem ich je war oder dem ich je begegnet bin. Ich bin der tiefen Überzeugung, dass man mehrere Lebenszyklen als Meister verbringen muss, um vollbringen zu können, wozu er fähig ist, und er hat bereits viele Leben als Meister geführt.

Einmal wohnte ich in Penukonda im Zimmer des obersten Stockwerks, wo ich blieb, bis mein Bruder John eintraf. Swami hatte mich mit dem Sevadienst betraut, John vom Flughafen abzuholen, und ich musste morgens um halb fünf den Ashram verlassen, um rechtzeitig dort zu sein. Es war ein schönes Geschenk, ihn abholen zu dürfen. Morgens sollte mein Bruder ankommen. Am Morgen des Ankunftstages meines Bruders stellte ich zwei Wecker, die mich um 4.00 Uhr wecken sollten. Um 3.30 Uhr hörte ich es an der Tür klopfen, und dann erklang der allerschönste Engelsgesang, um mich zu wecken. Swami hatte mir ein paar Engel geschickt, um mich aufzuwecken. Das war einfach zauberhaft!

Seitdem ich Swami kenne, hat sich mein Leben vollkommen verändert. Er versteht es buchstäblich meisterhaft, mit Menschen zu arbeiten. Das lässt mich erkennen, wie sehr ich mich verändert habe. Auf fast unmerkliche Weise hilft er Menschen, ihren Stolz, ihre Eifersucht, ihren Egoismus oder ihren Zorn loszuwerden. Er lehrt uns, wenn wir aufgebracht sind, dieses Gefühl wahrzunehmen, um es dann loszulassen. Konzentriere dich dann auf etwas anderes. Man muss lernen, sich den jeweiligen Gegebenheiten anzupassen. Mit anderen Worten: Es geht darum, das anzunehmen, was uns widerfährt. Wenn man nichts festhält, ist man frei.

MARTIN HÖNIG

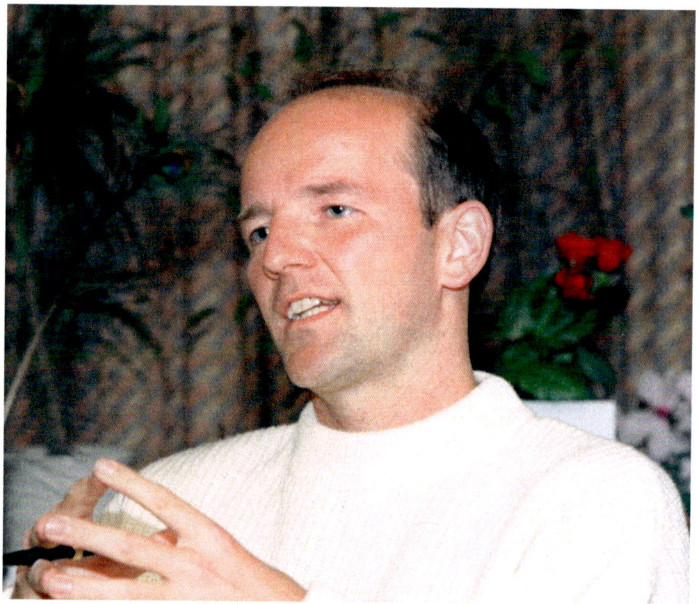

Auf Swami Kaleshwar und Shirdi Baba wurde ich zum ersten Mal aufmerksam, als ich ein tibetisches Meditationsseminar leitete und sich am Abend ein nettes Gespräch zwischen der Leiterin des Seminarhauses und mir entwickelte. Eigentlich hatte ich genügend Meditationspraktiken, die ich regelmäßig ausübte und rezitierte. Aber Bilder von Swami, seine offenen und liebevollen Augen sowie die Autorität und die fürsorgliche Kraft, die aus Bildern von Shirdi Baba auf mich ausstrahlten, hinterließen einen tiefen Eindruck.

So kam es, dass ich einige Tage später selbst anfing, die Mantren des Elementes Erde zu rezitieren. Die 41 Tage, in denen man die Energie der Erde in sich auflädt, waren gewiss nicht leicht und manchmal von starken Gefühlen und Emotionen begleitet, aber es kam mir wie eine lange, reinigende Sauna vor. Vieles an verborgenen Glaubensmustern, Gedanken, Ängsten, alten Erlebnissen sowie tiefen Eindrücken in meinem Unterbewusstsein kam nach oben und wurde bewusst.

Nachdem Kaleshwar seinen Schülern geholfen hat, die Quelle allen Lebens in sich zu aktivieren – die Kraft der Schöpfung, reine Schwingung – entwickeln sich in uns Tag für Tag immer stärkere Energien wie von selbst. Kaleshwar betont oft, dass sein Weg aus vielen Abkürzungen besteht, die zu außergewöhnlich raschen Ergebnissen führen. Seine Schüler erfahren dies direkt an sich selbst; die persönliche Erfahrung ersetzt den bloßen Glauben an die Wirksamkeit.

Er beginnt oft seine Vorträge, indem er Einweihungen in die Fünf Elemente – Feuer, Wasser, Erde, Luft und Raum – gibt. Fängt man einmal an, darin Meisterschaft zu erreichen, wobei es zu den ersten Anzeichen, dass sich diese Meisterschaft entwickelt, weniger als einige Monate bedarf, beginnen die Elemente durch dich zu wirken: Zunächst reinigen sie deinen Körper, danach ermöglichen sie dir, anderen zu helfen, und du kannst Kanal für höhere Energien sein und sie in diese unsere Welt einfließen lassen.

Schon bald fällt auf, dass mehr und mehr kosmische Energie durch seine Schüler nicht nur während der Meditation, sondern im alltäglichen Leben fließt. Man braucht nur seine Energiekanäle geöffnet zu halten und die Kraft fließen zu lassen. Das ist ein Grund, warum der selbstlose Dienst an anderen so wichtig ist: Wir fühlen die Energie durch uns fließen, während wir sie weitergeben und anderen helfen. Es wird uns offenbar, dass wir durch die Hilfe an anderen uns selbst helfen. Und mit der Verschmelzung unseres Lebens im Dienste anderer verschmelzen wir mit der Energie.

Schließlich wird die Energie unser letztendlicher Lehrmeister. Obwohl Kaleshwar all diese Energien vollständig verkörpert und ein perfekter Ausdruck ihrer ist, weist er immer wieder auf die Quelle in uns hin. Die Rolle des äußeren Lehrers besteht nur im Hinweisen auf den Lehrer in uns selbst.

Dieser Weg lehrt uns, wie wir allmählich mit feineren und noch kraftvolleren Energien in Berührung kommen. Auf jeder Stufe lernt man im Dienste für andere Menschen Energie durch sich fließen zu lassen.

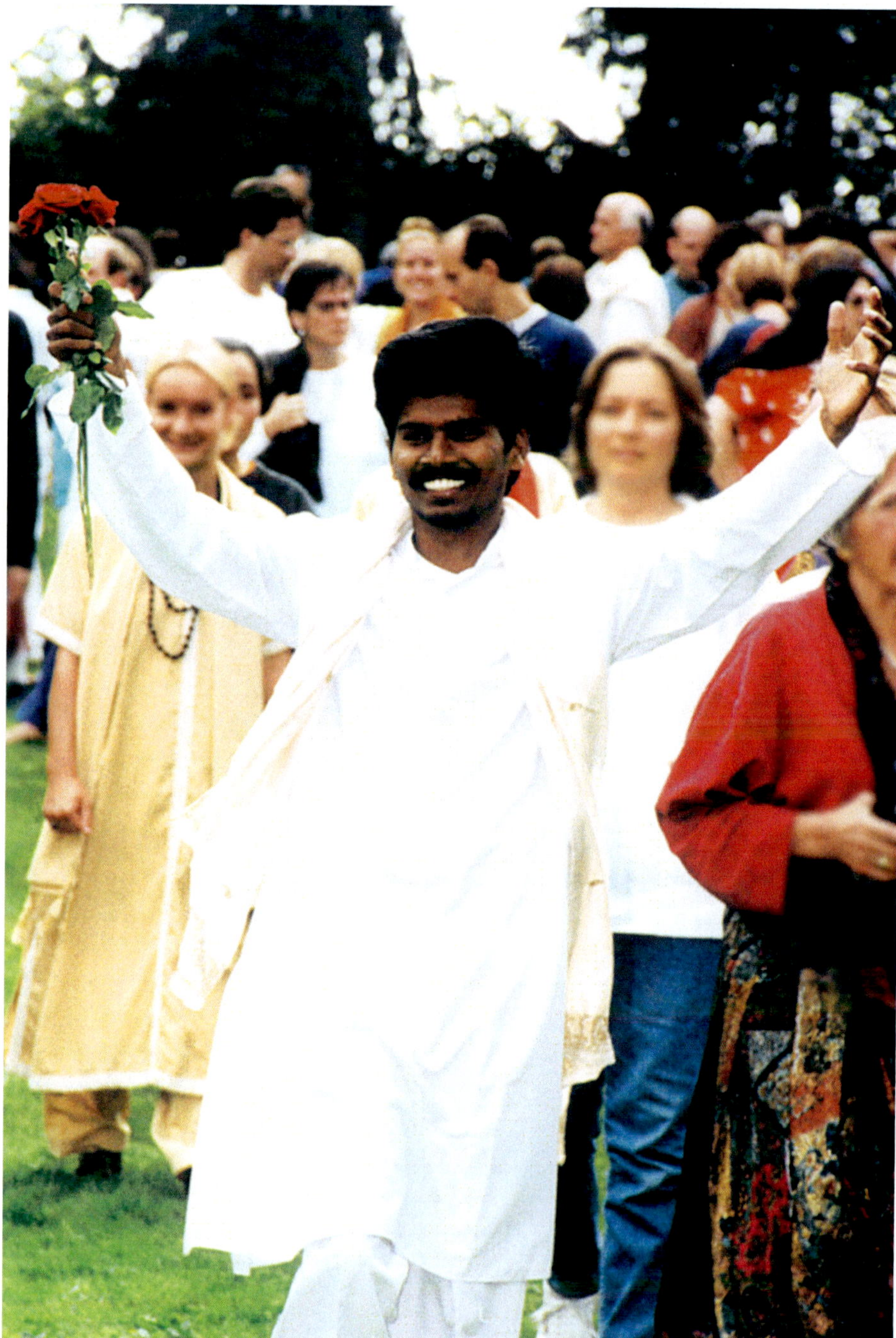

Was sind die Kräfte der Schöpfung? Als die Heiligen vergangener Zeiten diese Phänomene untersuchten, fanden sie bestimmte Zusammenhänge heraus, von denen einige mit der modernen Wissenschaft vollständig übereinstimmen. Sowohl Wissenschaft als auch die Heiligen behaupten, Energie setze sich aus groben und feinen Schwingungen zusammen. Licht, Röntgenstrahlen, Radiowellen, nukleare Strahlung – alle sind aus der gleichen Substanz zusammengesetzt: aus Schwingungen reiner Energie. Der einzige Unterschied liege in ihren Schwingungsfrequenzen. Moderne Physiker erklären, dass das gesamte physische Universum nichts anderes als kondensierte Energie ist.

Dies drückt sich in der berühmten Gleichung $E=mc^2$ aus, die besagt, dass Materie und Energie das Gleiche sind. Das heißt, sollte man in der Lage sein, die Energie zu lenken, aus der das gesamte Universum besteht, könnte man die Zusammensetzung aller Materie verändern, könnte man der Schöpfung jede beliebige Form verleihen.

Diese Überlegungen und ihre praktische Konsequenz öffnen die Tür zu unbegrenzten Möglichkeiten und Kräften. Wenn man vollkommen die Natur der Energie versteht und sie kontrollieren kann, ist man fähig, Ungeahntes zu vollbringen. Mit Hilfe dieser enormen schöpferischen Energie ist es uns in genau dem Maße möglich, unsere Absichten in die Tat umzusetzen, in dem uns diese Energien zur Verfügung stehen.

Jede Seele, jedes Wesen ist mit den Elementen in besonderer Weise verbunden und setzt sich aus ihnen in bestimmter Weise zusammen. Das Aufladen der Fünf Elemente bedeutet eine große Reinigung – eine Reinigung des Körpers und der Seele. Dabei verbrennen in uns eine Menge alter Glaubensmuster, Ängste, Eindrücke, Schuld- und Minderwertigkeitsgefühle etc. Altes wird aus dem Unbewussten in das Bewusstsein gebracht, nochmals (geistig) erlebt, verarbeitet und Überflüssiges »verbrannt«. Dabei durchleben wir oft Höhen und Tiefen.

Gleichgültig in welcher Art sich die Aufladung ausdrückt: Wenn sich Veränderungen in uns ereignen, bedeutet das, dass die Energie wirkt. Die Vibration, die eigene Schwingung ist erhöht.

Anschließend beruhigt sich alles in uns, und wir werden entspannter, ruhiger, friedvoller, wacher, aufnahmefähiger. Die Konzentrations- und die Leistungsfähigkeit im Alltag nehmen zu. Die eigene Willenskraft wird größer, da die Seele sich »freischwimmt« von eigenen Blockaden.

Sehr schnell wird die Schwingung in uns, die wir die Mantren des Fünf-Elemente-Prozesses praktizieren, höher, und wir werden fähig, Energie auf andere zu übertragen, abzugeben, durch sie hindurchzuleiten. Wir finden Zugang zu den feinstofflichen Welten; es treten Erfahrungen wie die Begegnung mit Engeln auf, Telepathie und andere »übernatürliche« Fähigkeiten entwickeln sich. Man gewöhnt sich an höhere Schwingungen und wird Kanal für mehr und feiner schwingende Energie. Energiekanäle öffnen sich.

Swami Kaleshwar sagt: »Jeder Teil des Körpers kann von der Kraft der Schöpfung erfüllt sein ... und sobald man dazu in der Lage ist, kann man den gesamten Körper kontrollieren. Alle Krankheit und alles Übel, die der Körper erfährt, werden vollkommen beherrscht. Manchmal bewegt sich in deinem eigenen Körper die Fülle der Energie mehr oder weniger in einem einzigen Bereich. Das Gleichgewicht ist gestört, und dieses Ungleichgewicht lässt die Phänomene entstehen, die wir Krankheit nennen. Das Abziehen überflüssiger Energie aus dieser Stelle oder umgekehrt die Zufuhr der benötigten Energie an diesen Ort wird die Krankheit heilen.«

»Die Giganten der Willenskraft in der Welt, die Macher der Welt, können die Kraft der Schöpfung auf eine hohe Schwingungsebene anheben, und dies ist so großartig und kraftvoll, dass sie andere von einem Augenblick auf den anderen anziehen und Tausende sich zu ihnen hingezogen fühlen; und die halbe Welt fragt sich, wie sie dies wohl bewerkstelligen. Die großen Propheten der Welt hatten wunderbare Kontrolle über die Kraft der Schöpfung, und dadurch erhielten sie umgekehrt wieder unglaubliche Willenskräfte – jegliche Macht kommt aus dieser Beherrschung. Die Menschen mögen dieses Geheimnis nicht kennen, aber dies ist seine alleinige Erklärung.« erklärt Swami Vivekananda in seinem Werk »Raja Yoga, Band 1«.

Im Laufe mehrerer Aufenthalte in Swami Kaleshwars Ashram wurden er und ich Vertraute und Freunde. Nachdem ich die drei Erdmantras aufgeladen hatte, flog ich das erste Mal nach Indien, um Swami Kaleshwar in seinem Ashram zu besuchen und ihn kennenzulernen. Wir haben uns zwei Wochen lang höflich, aber abwartend gegenseitig geprüft und geschaut, wie sich der andere verhält. Dies änderte sich, und mein Zutrauen zu ihm wuchs schnell. Ich konnte im Ashram sehr rasch spüren, welche Kraft, welche Ruhe und welcher Frieden dort flossen. Penukonda ist für mich die »Tankstelle« meiner Seele, ein großes Stück Heimat geworden. Dort genieße ich die Stille des SEINS, beobachte Swami Kaleshwar, sehe die Anmut seiner Bewegungen, seine Wachsamkeit, erlebe seinen Humor, sein warmes, großes Herz jedem gegenüber, der mit ihm spricht oder an ihn denkt. Dieses Gewahrsein und diese Präsenz zu erleben und immer wieder einen Geschmack davon zu bekommen, die Tiefgründigkeit jedes Augenblicks immer umfassender zu erfahren, ist das großartigste Geschenk, das Swami Kaleshwar mir vorlebt.

Mein Glaube an ihn und mein Vertrauen auf ihn sind sehr groß geworden. Aber nicht so sehr auf ihn in der Person des Meisters und des Freundes, sondern zu der großen göttlichen Kraft, die durch ihn und seine Präsenz fließt. Diese Angebundenheit an alles, an das EINE, erfahre ich als Glückseligkeit und »Zuhausesein«.

MAYURI

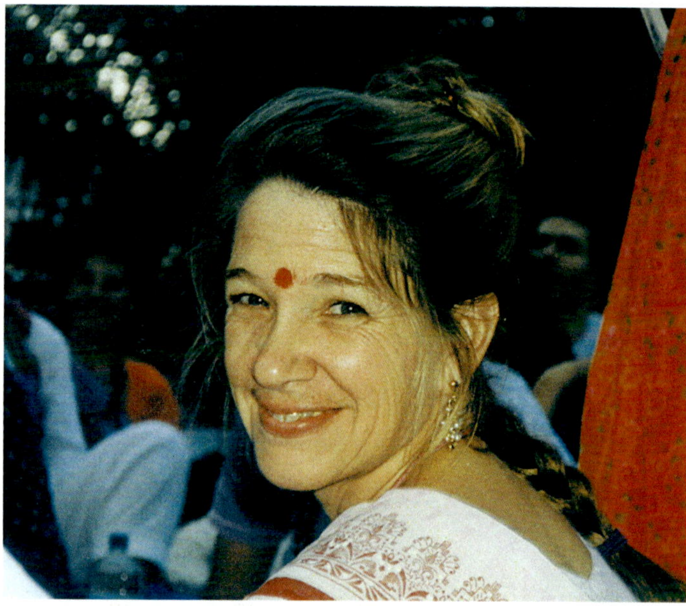

Ich nährte einen großen Wunschtraum in mir, Swami einen einzigen Pfeil zu senden. Ihm etwas zu geben, was mit seiner Mission einhergehen würde, seine Botschaften auf der ganzen Welt zu verbreiten. Ich visierte das Ziel an, und von tiefstem Herzenswunsch bewegt, stellte ich ein Buch mit all seinen Heiltechniken und spirituellen Lehren zusammen, die ich 1997

von ihm erhalten hatte. Zu jener Zeit gab es noch keine autorisierte gedruckte Ausgabe von Swamis Lehren. Ich war ganz neu in der Schar seiner Studenten und noch nicht einmal seit einem Jahr bei ihm. Und wie man weiß, ist Halbwissen eine gefährliche Sache.

Ich verbrachte unendliche Stunden damit, meine Aufzeichnungen immer wieder durchzulesen und versuchte, den tieferen Sinn hinter seinen Worten zu verstehen. Dann hörte ich hunderte von Stunden lang seine Audiokassetten an und erlebte noch einmal jeden Augenblick, den ich die letzen eineinhalb Jahre mit ihm verbracht hatte.

Ich brauchte vier Monate, um das Unterfangen zum Abschluss zu bringen. Kaum zu glauben, aber ich hatte es geschafft! Es war eine enorme Aufgabe, die direkt meinem Herzen entsprungen war und an die ich mein Herzblut gegeben hatte. Ich war stolz auf mich und hatte das Gefühl, etwas Bedeutendes vollbracht zu haben.

Ich war so glücklich, nach Indien zurückzukehren und es ihm zeigen zu können! Mein Herz pochte, als Swami in seinem Stuhl vor Babas Statue die Arbeit anschaute. Er sah überrascht und erfreut aus. »Oh, hmm, hmm.« Ich fragte mich, ob er dieses Geschenk wirklich schätzte oder ob er einfach nur höflich war. Ich schob diesen Gedanken beiseite und kehrte zu meinem Hochgefühl zurück, diesen Augenblick mit ihm zu teilen. Aber in meinem Innersten wollte ich wissen, ob mein Pfeil auch ins Schwarze getroffen hatte.

Zwei Monate lang erwähnte er das Buch mit keinem Wort. Ich dachte, er benötigte einfach einige Zeit, um es durchzulesen. Ich stellte mir vor, dass er eines schönen Tages in seiner Schaukel sitzen würde und ich bei ihm, so wie er es mit anderen ausgewählten Studenten machte. Dann würde er einige Punkte aus dem Buch mit mir besprechen – was es zu ändern oder zu berichtigen gäbe – alles, was es verbessern und nützlicher machen würde. Vielleicht sogar, um eine Arbeitsgrundlage für andere daraus zu machen. Ich steckte bereits in meinem neuen Traum.

Eines Nachmittags, als wir in einer großen Gruppe unter dem Baum saßen, um einer weiteren fesselnden Rede von Swami zu lauschen, erzählte er uns die Geschichte von Eckalavya aus dem Mahabharata-Epos.

Es ist eine fesselnde Geschichte über die große Macht der Energie des Meisters. Ein Junge aus dem Stamm einer niedrigen Kaste, der nicht die Erlaubnis hatte, bei einem solch großen Meister zu lernen, zog die Energie des Meisters (Dronacharya) auf sich, ohne körperlich bei ihm zu sein. Diese Geschichte nimmt eine merkwürdige Wende. Obwohl der Stammesjunge Eckalavya ein besserer Bogenschütze wurde als der beste Student Arjuna, verspricht der Meister Arjuna, dass er ihn zum größten Bogenschützen im ganzen Universum machen würde.

Weil er ein findiger Meister war, entwarf Drona einen Plan, um sein Versprechen zu erfüllen. Er bat den Stammesjungen um ein besonderes Geschenk – ein Dakshina (das ist das Geschenk des Studenten an seinen Meister). Er verlangte den rechten Daumen des Jungen, womit der Wunsch des Jungen zerstört wurde und damit sein ganzes Leben als Bogenschütze. Die Hingabe des Jungen war unübertroffen. Er gehorchte sofort und hackte sich den Daumen ab. Der Meister hatte damit sein Ziel erreicht, aber er hatte ein schlechtes Gewissen dem Jungen gegenüber. Er glich sein Karma dadurch aus, dass er dem Jungen einen besonderen Segen gewährte. Mit der Kraft seiner Meditation schenkte er dem Jungen Erleuchtung, und in der gesamten Studentenwelt sollten in Zukunft alle Studenten, die sich mit der Energie des Meisters intensiv verbinden, ebenfalls zur Erleuchtung gelangen.

Das ist eine so ergreifende Geschichte und sie hatte ironischerweise immer schon eine tiefe Bedeutung für mich, weil mich mein indischer Tanzlehrer schon jahrelang gedrängt hatte, gerade sie als Tanz aufzuführen. In gewisser Hinsicht glich sie meiner Liebe und meiner Hingabe an meinen Lehrer und an den Tanz.

Ich verlor mich in diesem Gedanken, und die nächsten Worte, die ich Swami sprechen hörte, waren, dass Johns letztes Buch (d. i. John Gray, Autor verschiedener Bestseller) eine wertvolle Unterstützung zu einem »Senkrechtstart« für Swamis Arbeit in Amerika sei. Dann erwähnte er auch kurz mein Buch, aber fasste es mit den Worten zusammen, dass es viele Fehler hätte. Ich war wie betäubt. Dann drehte er sich zu Ramakrishna um und bat ihn, ein Buch über Swamis Mantren zu schreiben. Es waren nicht so sehr seine Worte, als vielmehr die Energie, mit der sie gesprochen wurden, die einen Pfeil direkt in mein Ego schoss und es weit aufbrach. Ich fühlte mich wie ein Nichts. Das war's also, mein Buch war nichts wert.

Nach dieser Rede zog ich mich zurück, um über seine Aussagen nachzudenken. Ich fühlte mich immer schlechter. Ich konnte nicht herausfinden, weshalb ich mich eigentlich schlecht fühlte. Das Buch sollte immer nur ein Geschenk sein, ohne eine Gegenleistung zu erwarten. Aber jetzt fühlte ich mich so verletzt, und mein Herz war voller Schmerz.

Warum litt ich nur so sehr? Mein ruheloser Verstand ließ meine Zweifel größer und größer werden, während sich stets die gleichen Gedanken wiederholten: »Bin ich so verletzt, weil das Buch ein paar Fehler hat oder weil ICH es nicht wert bin, ein Buch über seine Arbeit zu schreiben?« So ging es ständig weiter, und diese nörgelnde Stimme wurde zunehmend lauter.

Sie schwoll zu solcher Lautstärke in mir an, dass ich mich vollkommen von allen anderen zurückziehen musste. Ich verbarg mich zwei Tage lang, lag mit dem Gesicht nach unten auf meinem Bett und weinte unaufhörlich. Ich hatte noch nie im Leben so viel geweint. Ich war von mir selbst überrascht, weil mich diese Geschichte so sehr in Mitleidenschaft zog. Ich fand einfach keinen Ausweg, keine Möglichkeit, meine Selbstzweifel und meinen verletzten Stolz zu überwinden.

Am dritten Tag, nachdem alle gegangen waren, um einer Belehrung Swamis zuzuhören, lag ich noch immer auf meinem Bett und alles um mich herum wurde friedlich und ruhig. Dann geschah etwas ebenso Einfaches wie Geheimnisvolles: Ich ließ los bzw. ich sank hinab an einen Ort tief in meinem Inneren, an dem nichts mehr von Bedeutung war; alles war gleich. Es war ein großartiges Gefühl von Erleichterung. Als ich dort lag und diesen wunderbaren Zustand von Stille in mich aufnahm, hörte ich den schönsten Gesang, den man sich vorstellen kann.

Die reinste und sanfteste weibliche Engelsstimme sang das Guru-Mantra: »Guru Bramha, Guru Vishnu, Guru Devo Maheshwaraha, Guru Sakshat, Parabramham, Tasmayi Sri Guruveyna Namaha.« Sie sang es immer und immer wieder. Ihr Gesang versetzte mich in Trance. Ich lag in einem Zustand von Zeitlosigkeit, schwebte friedlich in ihrer Stimme voller Liebe und Güte und sog sie in mich auf. Allmählich wurde mir bewusst, dass der Gesang außerhalb meiner Selbst stattfand, dass niemand außer mir im Zimmer war. Doch ich konnte meine Augen nicht öffnen. Dieses Gefühl von Sanftheit und Göttlichkeit war so nah, dass ich es nicht zu unterbrechen wagte.

Die Zeit verging und schließlich zwang mich die Neugierde, meine Augen zu öffnen. Augenblicklich war der Gesang verstummt und die Erscheinung verschwunden.

Aber sie hinterließ wunderbare Erinnerungen in meinem Herzen, in meiner Seele. Sie reinigte mein Herz von aller Trauer. Sie schwemmte all meine Zweifel und Gefühle von Ablehnung aus mir heraus. Ich fühlte mich auf sehr natürliche Weise wahrhaftig transformiert. Langsam begann ich umherzugehen. Ich wusch mir die Tränen von zwei Tagen ab. Ich kehrte in das Leben um mich herum zurück.

Am nächsten Tag gab Swami eine Belehrung. Er fragte mich: »Mayuri, hat dich Swami verletzt?« Ich fühlte seine Energie, und wie ferngesteuert antwortete ich: »Nein.« Dann sagte er: »Hast du dich selbst verletzt?« Immer noch unter dem Einfluss seiner »Fernsteuerung« bejahte ich seine Frage.

Am nächsten Tag ging ich im Tempel an Swami vorbei, und er sagte zu mir: »Wer bist du? Wie heißt du? Wer hat dir deinen Namen gegeben? Hast du deine Arbeit verloren?« Ich konnte seine Worte nicht verstehen. »Wovon spricht er denn da? Was meint er eigentlich?« dachte ich bei mir. Ich gab irgendeine nichts sagende Antwort, meine Worte kamen wie automatisch, schienen von jemandem außerhalb von mir zu kommen – oder hatten sie etwa ihren Ursprung in meinem Innersten?

Die nächsten Tage fühlte ich mich unleugbar anders, als wäre eine neue Person in mir eingezogen und hätte mich übernommen. Die Trauer, all das Leid waren vollständig verschwunden. Mehr noch – es war, als ob nichts von dem je da gewesen wäre. Wie wenn man einem Baby das Leben schenkt und spontan die Geburtsschmerzen vergisst, sobald man das Baby angeschaut hat und diese unglaubliche Liebe und Freude erlebt. Alles war wahrhaftig wie weggespült, und ich schwebte in einem Ozean der Hochstimmung.

Das Finale kam einen Tag später, als Swami und eine kleine Gruppe auf die anderen warteten, die noch zu seinem Lehrgespräch kommen wollten. Er warf mir wie zufällig einen Blick aus dem Augenwinkel zu und sagte mit seiner sanften, melodiösen Stimme zu mir: »Mayuri ist in den Ozean eingetaucht.« Mein Verstand setzte aus, konnte die tiefere Bedeutung nicht erfassen, aber Swamis Pfeil traf mich direkt ins Herz, in meine Seele. Er hatte die Zielscheibe in ihrem Zentrum getroffen.

Eine gewaltige kosmische Verbindung hatte sich in diesem Augenblick eröffnet, und darauf folgte eine große Kluft – dann kam blitzartig die Erkenntnis. Ich verstand alles – das ganze Spiel stand mir vor Augen. Es war eine perfekte Komödie des Karmas – das Buch, das Umfeld, die Lektion, das Wunder, die Heilung und die tiefere kosmische Verbindung hinter allem.

Nur ein übernatürlicher Avadhuta wie Swami konnte alle diese unterschiedlichen Komponenten meisterlich steuern, um ein perfektes göttliches Spiel (Lila) zu erschaffen, zum Wohle eines einzigen kleinen Käfers namens Mayuri, und diesem wahrlich auf den Leib geschneidert.

Meine tiefste Liebe und reichsten Segenswünsche für dich, Swamiji!

MARIE FONTAINE

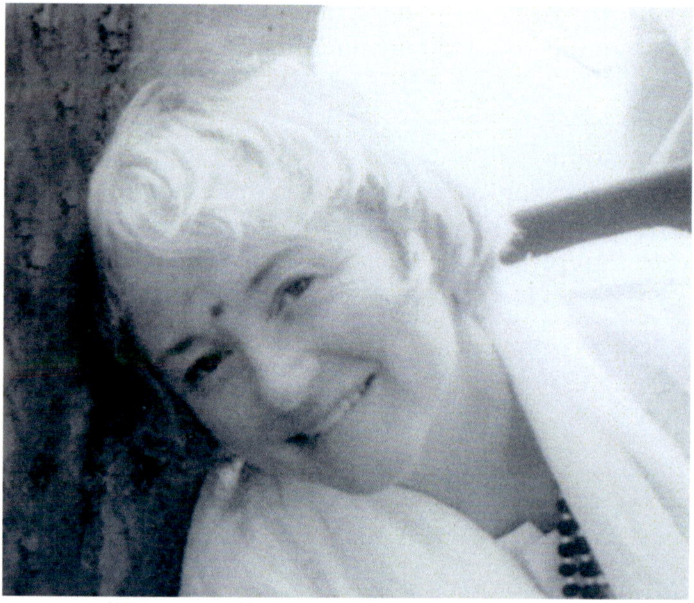

DIE WEISSE HALSKETTE

Als ich Swami in Los Angeles traf, eröffnete mir diese Begegnung einen neuen Weg des Seins. Es war ein tiefer Einblick in die Welt des Wunderbaren. Ich saß inmitten einer Gruppe von 50 Leuten. Einige von ihnen kannten Swami bereits, aber es gab auch viele neue Schüler. Wir wussten nicht so recht, was auf uns zukommen würde, und harrten alle in großer Erwartung auf ihn. Die Jurte war voller Blumen – eine duftende Oase, hoch oben auf den Klippen mit Blick über das Meer. Ein Pfad aus Rosenblättern, gesäumt von leuchtenden Kerzen und brennenden Räucherstäbchen, breitete sich zu unseren Füßen aus. Wir saßen in stiller Spannung da und warteten auf sein Eintreffen.

Stunden schienen zu vergehen. Dann wehte er, wie auf einer Wolke schwebend, fast ohne den Boden zu berühren, herein. Er erschütterte jede Vorstellung, die ich von indischen Meistern hatte!

Er war Anfang 20, mit kurz geschnittenem rabenschwarzem Haar und blendend weißen Zähnen. Seine orangefarbene Robe leuchtete im Sonnenlicht, und die Lebendigkeit der Farbe erfüllte den Raum! Seine Bewegungen waren anmutig und elegant. Sein Lächeln entwaffnete uns alle vollkommen und nahm uns jeden Anflug von Müdigkeit infolge unseres langen Wartens in der sengenden Sonne. Wir bewunderten ihn, wie er seine fesselnden Lehren mit wundersamen Themen und Manifestationen heiliger Asche verwob. Seine Geschichten und Scherze bezauberten und fesselten uns. Wir waren völlig überwältigt von ihm. Er vollbrachte Wunder um Wunder, materialisierte wunderschöne Heilobjekte, Gebetsketten, Lingams und Steine. Er schenkte einigen Teilnehmern »Zauberkästchen« mit speziellen Geschenken, die sich nach einer bestimmten Zeit in einen ganz anderen Gegenstand verwandeln sollten. Das Erlernen der Brahma-Kundalini-Nadi-Technik, Teil seines heiligen Heilungssystems, war eine unglaublich schöne Erfahrung. Die kraftvolle Schwingung dieser uralten Sanskrit-Worte erfüllte den Raum mit ihrer Energie. Wir wünschten, dass dieser Tag nie zu Ende ginge.

Ein paar Tage später sollte es noch einen weiteren Workshop in San Francisco geben, woran viele seiner Studenten teilnehmen wollten. Ich hatte somit das große Glück, meine Studien fortsetzen zu können. In San Francisco prägte sich die »Wirklichkeit« der Wunder Swamis unauslöschbar in meine Seele ein. Es hieß, der Workshop sei ausgebucht, aber Swami schaute mir direkt in die Augen und meinte: »Ich denke, ich werde dich in San Francisco wieder sehen.« Ich nahm ihn beim Wort, blieb noch ein paar Tage und fragte dann beim Organisator des Workshops an, ob ich kommen könne.

Er lachte und sagte: »Du hast Glück! Gerade hat jemand abgesagt! Da du schon bei Swami in Malibu warst, sei so freundlich und setze dich etwas weiter nach hinten. Gib den neuen Teilnehmern die Möglichkeit, ihm nahe zu sein – diesmal bitte nicht dem Guru zu Füßen sitzen!«

Ich war wirklich sehr rücksichtsvoll, als ich ankam – und so dankbar, überhaupt dort sein zu dürfen, und so glücklich! Ich saß still auf meinem Kissen etwas abseits im Raum und wartete darauf, dass sich die Plätze im vorderen Bereich füllen würden.

Die Stühle waren bald besetzt, aber keiner wollte im Schneidersitz auf dem Boden sitzen. Der Workshop begann schließlich, aber immer noch saß absolut niemand auf dem Boden. Ich rutschte ein wenig nach vorne, um näher bei Swami zu sein, blieb aber am Rand, falls doch noch jemand später hinzukommen sollte.

Der Tag verlief wie im Traum. Die kraftvollen Meditationen, der Vibhuti-Regen und Swamis Lehren erfüllten uns alle bis zum Rand mit Liebe! Ich musste schmunzeln, als ich am nächsten Morgen feststellte, dass die Sitzplätze im Raum neu angeordnet worden waren. Mein Kissen lag jetzt genau zu seinen Füßen. Ich badete in der Seligkeit und der Herrlichkeit der mächtigen Energie, die er ausströmte. Bald darauf bereitete er uns auf eine Feuerzeremonie vor. Sie sollte draußen im Garten stattfinden. Wir gingen einer nach dem anderen hinaus, und da ich die Letzte war, setze ich mich nach hinten.

Das Feuer loderte zum Himmel, während Swami die wundervollen Sanskrit-Mantren rezitierte. Dann fragte er nach unseren Lieblingsfarben. »Rot, Orange, Grün...« Die Rufe der Teilnehmer wurden lauter, als er seine Rezitationen fortsetzte. Dann war ich an der Reihe. »Sag Weiß!« wies mich meine innere Führung an. »Aber meine Lieblingsfarbe ist Blau...« argumentierte mein Verstand. »Sag Weiß!!« beharrte meine innere Stimme. Swami schaute mich jetzt intensiv an – denn er wartete auf meine Antwort. »Welche ist deine Lieblingsfarbe?« »Weiß!« piepste ich. »Was hast du gesagt?« Seine Stimme klang wie Donner. »Weiß!« rief ich diesmal mit kraftvoller Stimme. Er stutzte: »Sie ist die einzige Person, die Weiß gesagt hat! Du! Komm hierher! Setz dich zu mir!«

Er ließ mich zu seinen Füßen am Feuer sitzen, während er die Mantren rezitierte, die Segenswünsche, die Opfergaben und das Ghie (geläutertes Butterschmalz) ins Feuer gab. Die Flammen loderten über meinen Kopf hinaus zum Himmel empor – in die inneren Dimensionen des Magischen hinein – berührten mich tief und ließen ihre Flammenspitzen durch mein Bewusstsein wehen. Ich verfiel in Trance, die Flammen trugen mich in die Stille einer anderen Welt. Ich weiß nicht, wie lange ich in dieser vollkommenen Stille verharrte – vielleicht einige Minuten lang.

Dann brachte das laute Knistern des Feuers meine Aufmerksamkeit zurück. Ich öffnete meine Augen. Die intensive Hitze der Flammen versengte mir fast das Gesicht, das Feuer brannte unaufhörlich. Ich schaute beständig hinein, während die Flammen immer höher schlugen. Dann tauchte Swami seine Hände in die rotglühenden Kohlen! Die Umsitzenden schnappten nach Luft, als er eine Hand voll Asche herauszog und sie über mich hielt. Die Videokameras richteten sich auf seine Hände, während der Haufen Asche sich zu kleinen runden Hügeln formte, die zunächst ebenso rot glühten wie die Flammen und allmählich weiß wurden. Die Asche löste sich in nichts auf und zurück blieb eine wunderschöne weiße Halskette. Er hielt sie empor und warf sie mir mit großer Kraft zu.

In diesem Augenblick veränderte sich etwas in mir. Ich wusste, dass es nun kein Zurück mehr gab. Manche der Anwesenden stellten fest, dass die Halskette sich im Laufe des Nachmittags langsam veränderte. Ihre Perlen wurden zunehmend feiner. Ich trage diese Kette seitdem ständig bei mir – ein kostbares Geschenk von meinem geliebten Guru.

Es ist unmöglich zu beschreiben, wie faszinierend Swamis Gegenwart ist. Seine Geschenke sind wahrhaft göttlich. Zum Beispiel das kraftvolle Shaktipat ist ein Geschenk seiner Energien, die er seinen Anhängern überträgt, indem er ihr drittes Auge berührt, und ermöglicht ihnen tiefe innere Erfahrungen. Seinen begnadeten Handflächen entspringen wie von selbst Wolken von Vibhuti und herrliche Gegenstände. Doch diese »äußeren Manifestationen« sind nicht sein wahres Geschenk. Er sagt, sie seien nichts als »Schokolade«, mit der er uns glücklich macht, und die nur dem Zweck dient, uns zu ihm zu bringen. Seine meisterhafte Arbeit mit den Menschen um ihn herum ist bemerkenswert. Sei es durch eine »liebevolle Quälerei« oder durch eine Berührung, so sanft wie die Liebkosung einer Mutter – er findet immer genau die Stellen an uns, die berührt und geheilt werden müssen. Er beantwortet oft die Gedanken, die jemand hat, als wären seine Worte ausschließlich für dessen Ohren bestimmt.

Swami sagt: »Wenn ich hier mit jemandem spreche, richte ich meine Aufmerksamkeit in Wirklichkeit auf einen anderen Ort.« Dabei weist er mit dem Finger auf eine imaginäre Stelle neben sich. »Ich arbeite beständig, um die Seelen immer weiter zu bringen.«

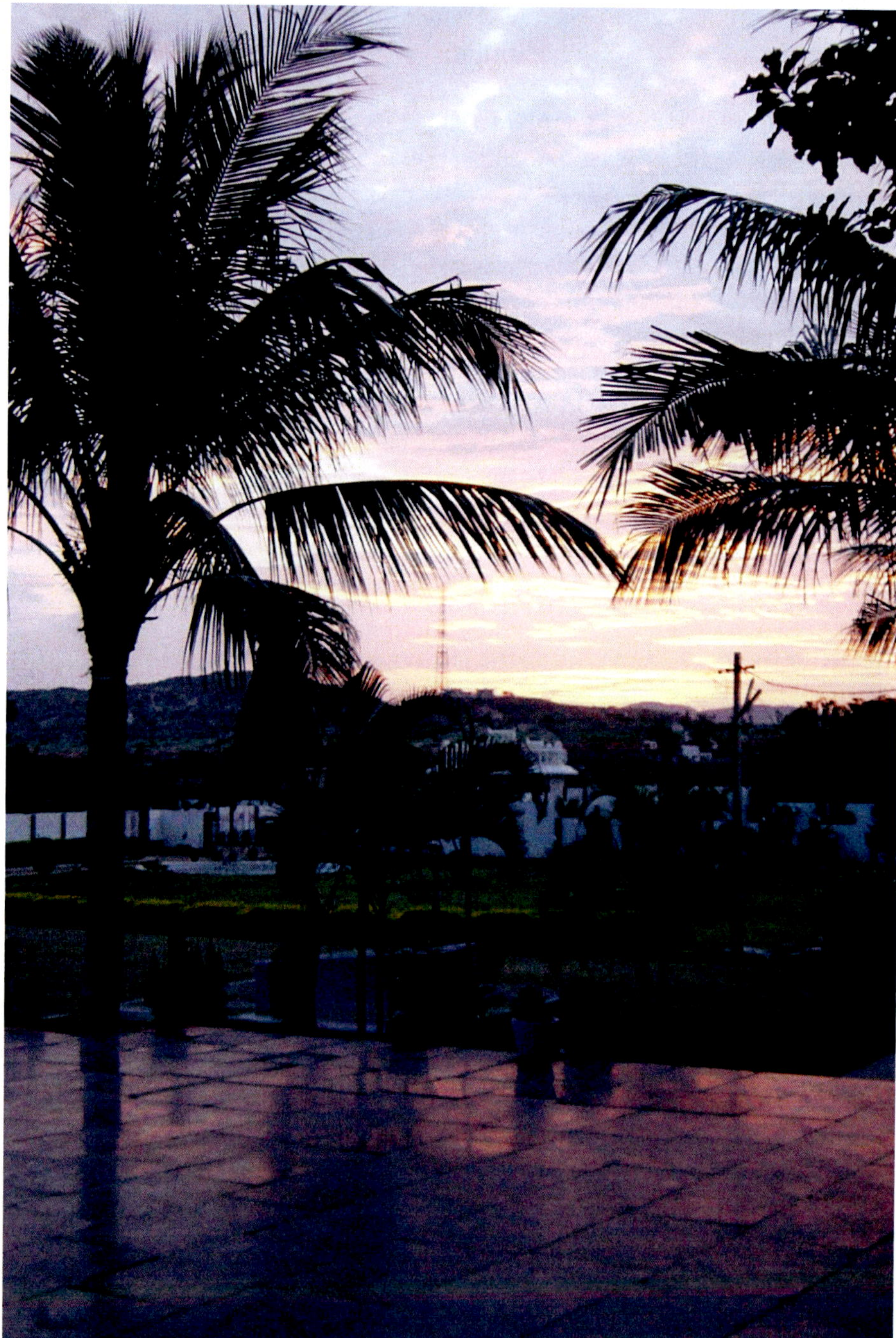

Dieses wahre Geschenk der Heilung und Reinigung der Seele gibt er seinen Anhängern in den knappen Stunden seiner Morgenmeditationen, »ohne dass sie es merken«. Swami sagt: »Ich kenne den richtigen Zeitpunkt, um an ihnen zu arbeiten. Das ist nicht, wenn wir miteinander reden.«

Das Leben mit Swami in Indien

Der Ashram in Penukonda ist wie eine Welt für sich. Der weiße Tempel, umgeben von üppigen Gärten, liegt am Hang eines wunderschönen Berges. In diesem heiligen Berg befinden sich viele Höhlen, die hunderte von Jahren von Heiligen bewohnt wurden. Eine kraftvolle heilige Energie flutet gleichsam den Berg herab und fließt durch den Tempel und über das Ashramgelände. Swami hat große Sorgfalt beim Bau des Ashrams aufgewandt. Das Vaastu bzw. die Energiewinkel müssen genau stimmen, damit sich diese Energien so vorteilhaft wie möglich auf die Besucher des Ashrams auswirken. Vaastu ist Swami sehr wichtig. Er geht durch die Neubauten und kümmert sich wachsam um alles – angefangen bei den größten Planungsentwürfen neuer Gebäude bis zu den kleinsten Details. Er ließ deshalb schon hohe Mauern abreißen und sie nur knapp daneben wieder aufbauen. Nur um sicherzustellen, dass die Winkel für den ungehinderten Energiefluss genau stimmen. Ein bis zwei Meter machen einen gewaltigen Unterschied. Swamiji ist wahrlich ein Meister der Energie!

Alleine Swami beobachten zu können ist schon eine kraftvolle Lehre an sich: Wie er mit seinen Anhängern arbeitet, wie er seine machtvollen Heilungen und Wunder vollbringt und welche Sorgfalt und Aufmerksamkeit er auf jedes Detail des Lebens richtet. Sogar ganz gewöhnliche Dinge werden in seiner Gegenwart zu etwas Besonderem.

Manchmal sitzen wir abends vor dem Feuer und lauschen seinen Geschichten. Ob ernsthafte Gespräche oder spaßige Neckereien – seine Worte haben immer eine tiefere Bedeutung. Er arbeitet ständig auf liebevollste Weise an denen, die um ihn herum sind. Spät in der Nacht sitzt er dann alleine am Feuer, während die Gesichter seiner Anhänger vor seinem inneren Auge erscheinen. Er überprüft einen nach dem anderen, sendet seine Liebe und stillt die Bedürfnisse ihrer Seelen.

Swami arbeitet mit uns so eng zusammen und auf so besondere Weise, wie man es von anderen Meistern noch nicht gehört hat. Nachts ruft er uns oft zum Meditieren in den Tempel. Wir sitzen dann stundenlang auf unseren Decken und Schlafmatten. Wir fallen einer nach dem anderen in Trance, in einen tiefen Zustand zwischen Meditation und Traum. Manchmal legt Swami sich zu Babas Füßen in den Tempel, um seinen Kopf einen roten Schal gewickelt, und zeigt uns, dass er gerade »bei der Arbeit« ist. Er füllt den Raum ganz einfach mit seiner Energie. Es ist ein erhebender Anblick. Es kann passieren, dass wir nachts mit Vibhuti bedeckt aufwachen. Oder wir spüren seine sanfte Berührung auf unserer Stirn, wenn er uns Shaktipat gibt, um das Fortschreiten unserer Seelenreise zu Gott zu beschleunigen. Es ist ein göttlicher Segen, im Tempel auf dem Boden zu schlafen und seine Energie und seine Gegenwart zu fühlen.

Tagsüber sieht man Swami, wie er sein Anwesen inspiziert. Seine Gestalt gleicht der eines Prinzen und ist schon von weitem leicht zu erkennen. Swami widmet sich seinen Arbeitern, seinen Angestellten und seinen Schülern mit gewissenhafter Aufmerksamkeit. Er kümmert sich um seine Leute in jeder erdenklichen Weise, um medizinische oder persönliche Probleme, um Ehen oder Wohnungen. So, als wären sie seine eigenen Kinder.

Mit der gleichen liebevollen Aufmerksamkeit wacht er über seine Schüler. Er beobachtet stets unser Fortkommen, auch wenn er nur zufällig an uns vorbeigeht. Einmal saß ich im Garten und hatte gerade meine bislang ekstatischsten Meditationserfahrungen gemacht. Ich hatte soeben eine neue Bewusstseinsebene erreicht, aber als ich aus meiner Trance kam, begann ich, an der Erfahrung zu zweifeln. Ich öffnete meine Augen und sah Swami, wie er mit einem breiten Lächeln an mir vorüberging. Er hielt den Daumen der geschlossenen Hand nach oben. Er hatte meine Meditation »gesehen« und wollte mich wissen lassen, dass es »wirklich geschehen« war. Ja, so ist er eben. Jeder wird auf seine eigene Weise von ihm ermutigt.

Vollmond

An den Vollmondtagen kümmert sich Swamiji um hunderte – manchmal sogar tausende – seiner Anhänger. Wenn der Vollmond naht, füllt sich die Halle mit gewaltigen Menschenmassen – alle wollen ein Wort oder einen Rat, eine Heilung oder irgendeine Form von Hilfe. Ihre Matten bedecken den Tempelboden und alle angrenzenden Räume, während sie geduldig auf ein Interview warten. Manchmal sind es so viele, dass der Tempel überfüllt ist und die Menschen im Garten unter Plastikplanen im Regen warten müssen.

Swami sorgt sich stets um ihr Wohlbefinden. Falls notwendig, wird ihnen auch Nahrung zur Verfügung gestellt. Es sind die Reichsten und die Ärmsten. Alle warten sie gemeinsam darauf, dass er ihnen seine Zeit und seine Aufmerksamkeit schenkt. Jeder hofft auf irgendetwas, auf die Erfüllung eines Bedürfnisses oder eines Wunsches. Und Swami ist da, um unermüdlich zu geben, zu geben, zu geben. Manchmal sitzt er stundenlang da, ohne sich die Beine zu vertreten, und empfängt einen nach dem anderen. Wenn es zu viele Menschen sind, um jeden einzelnen persönlich zu sprechen, fasst er sie in Gruppen zusammen und lässt sie meditieren oder beten, während sie warten. Tage vergehen, es dauert zwei oder drei Tage, bis auch der letzte Besucher gegangen ist und seinen Segen bekommen hat und alles, was Swami zu bieten hat, das er jedem aus tiefster grenzenloser Liebe gibt. Es ist unglaublich, diese Vorgänge zu beobachten.

ANYA D'AZEVEDO ROSEN

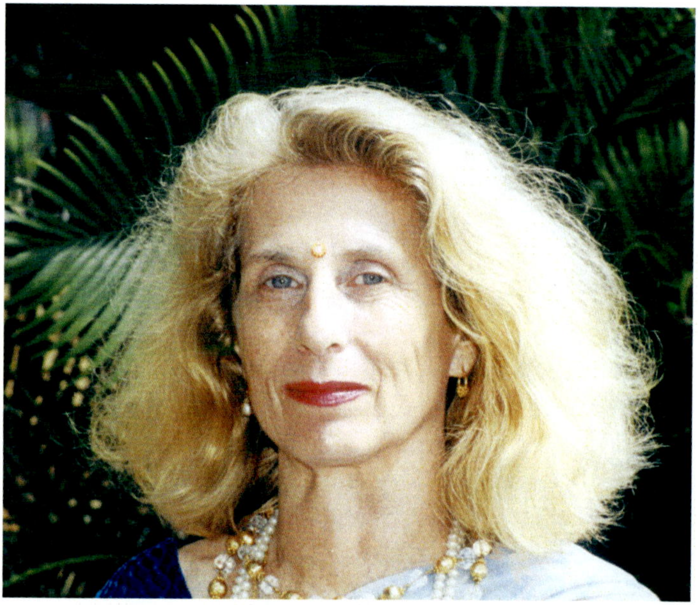

DAS LEBEN IN PENUKONDA

Swami führt ein sehr einfaches Leben. Er sagt, alles, was er will, sind ein paar süße Früchte und ein paar gute Studenten. Das ist es, was ihn glücklich macht. Er schläft jede Nacht auf seinem Feldbett am heiligen Feuerplatz, der genau vor dem Tempel gebaut wurde. Wir beobachten ihn immer, wenn er dorthin geht. Ist er alleine? Können wir mit ihm sprechen? Ist er sehr beschäftigt? Sollen wir ihn in Ruhe lassen?

Der Feuerplatz liegt auf einer großen Terrasse aus Granit und ist umgeben von Bäumen und Sträuchern. Nachts sitzt Swami unter dem wunderbaren Sternenhimmel und blickt ins Feuer. Normalerweise sind zwei Ashram-Hunde bei ihm, die sich an seine Füße kuscheln oder unter sein Bett kriechen. Manchmal reibt er, scheinbar gedankenverloren, seine Füße an ihnen, und manchmal kriechen sie genauso gedankenverloren in sein Bett und schlafen bei ihm.

Wenn sie unvermittelt bellen, ermahnt er sie, und er hebt seinen Finger als Geste eines »Nein!« und mahnt: »Na, na, na!«

An diesem Feuer empfängt er abends oft viele Menschen, Angehörige des Stabs seiner Mitarbeiter, seine Anhänger und Besucher. Aber später, wenn alle zu Bett gegangen sind, sitzt oder liegt er dort alleine und schaut ins Feuer. Dann meditiert er die ganze Nacht lang. Schließlich geht er gegen vier oder fünf Uhr morgens in sein Zimmer und fällt in Schlaf, während der neue Tag geräuschvoll anbricht.

Manchmal schaut uns Swami an und sagt: »Ich gehe heute Abend in den Tempel, um zu meditieren. Werdet ihr auch da sein?« Wir stimmen alle sofort zu. Am Abend dann, kurz vor der Meditationszeit, vielleicht gegen 22.00 Uhr, holen wir rasch unsere Matratzen und legen sie so nahe wie möglich an den Altar, gehen aber sicher, dass wir auch genug Platz für Swami lassen. Manchmal legen wir für ihn eine Matratze hin, aber oft legt er sich einfach nur auf sein Lieblingshandtuch auf den Boden.

Dann meditieren wir alle, oftmals im Liegen, und warten darauf, dass er kommt. Wir lieben ihn mehr als alles andere. Es ist ein unglaubliches Erlebnis, in seiner kleinen Familie um ihn herum im Tempel zu schlafen. Manchmal kommt er ohne Umschweife, und manchmal kommt er erst mitten in der Nacht in den Tempel. Jeder weiß, wann er kommt, weil man spüren kann, wie seine Energie den Tempel erfüllt. Es ist geradezu entzückend, aufzuschauen und ihn vor der Baba-Statue bei der Arbeit zu beobachten. Wir sind um ihn herum wie eine kleine Truppe von Zigeunern. Wir schlafen mal hier und mal dort, treffen uns mal unter diesem Baum, mal auf jenem Feld, oder wir machen uns auf einen Wink hin im nächsten Augenblick auf den Weg zu dieser oder jener Tempelstadt. Er führt das herrlichste, einfachste Leben und wir dürfen es mit ihm teilen. Es ist einfach himmlisch!

Erinnerung

Ich erinnere mich. Eines Nachts schliefen wir wie üblich im Tempel. Swami ging hinein und heraus, entweder zu seinem Bett draußen am Feuerplatz oder zurück in sein Zimmer. Er wandert üblicherweise mit voller

Absicht die ganze Nacht umher. Es muss etwa zwei oder drei Uhr morgens gewesen sein. Ich hatte mich gerade zum Einschlafen auf die Seite gedreht, schaute auf und sah Swami über mir stehen. Ich sah seinen Körper immer größer werden, als würde er sich ins Universum hinein ausdehnen – er schien mir unbegrenzt und ewig. Ich hatte ebenso den deutlichen Eindruck, dass er auf mich mit grenzenlosem Mitgefühl herabblickte, welches von großer Trauer gezeichnet war, als würde eine Mutter auf ihr hilflos daliegendes Kind herabschauen. Es war die Traurigkeit dessen, der alles weiß, was es zu wissen gibt, und der sieht, wie du immer noch im Netz deiner eigenen Unwissenheit gefangen bist. Ich war tief bewegt. Er beugte sich hinunter und berührte mich an der Stirn, dann ging er herum zu den anderen, die bereits schliefen.

Ich ging kurz danach in mein Zimmer. Als ich an seinem Zimmer vorbeiging, stand seine Tür offen und aus seinem Zimmer ertönte die Melodie eines wunderbaren Beethoven-Quartetts – was völlig ungewöhnlich für Swami ist, da er fast ausschließlich indische Musik hört. Die Musik ergoss sich aus seinem Zimmer mit einer Art grenzenloser, sehnsuchtsvoller Traurigkeit, die das Gefühl widerzuspiegeln schien, welches ich von ihm im Tempel wahrgenommen hatte, und ich brach in Tränen aus. Es war, als offenbare mir Swami einen Teil von sich, den er normalerweise gut verbirgt – ein tiefer Brunnen von Gefühlen, wie er nur ein- oder zweimal beiläufig erwähnte.

Schweigen

Eines Nachmittags saßen wir mit Swami unter seinem Baum, während er in seiner Schaukel saß. Es war sehr friedvoll und ruhig. Zwei seiner Studenten kamen hinzu und fragten, ob sie sich zu ihm setzen dürften. Einer von ihnen fragte, als er sich hinsetzte, mit entschlossener Stimme: »Swami, was sind die Mechanismen der Heilung? Du hast uns viel über Heilung gelehrt, aber du hast nie wirklich erklärt, wie es funktioniert. Was geht dabei wirklich vor sich?«

Danach herrschte vollkommene Stille. Wir fragten uns alle, was wohl geschehen und wie Swami antworten würde. Swami senkte seinen Blick, als ob er tief über die Frage nachdenken und die Antwort gut erwägen würde.

Aber dann neigte sich sein Kopf ganz langsam zur Seite, seine Augen schlossen sich, und er fiel vor unseren Augen in eine tiefe Trance. Der Student fragte irgendwie immer noch weiter, aber wir alle schlossen ebenfalls die Augen und fühlten, wie höchster Frieden und tiefstes Schweigen auf uns herabsanken. Der Wind wehte sanft, die Vögel spielten in den Bäumen, aber alles war still und tief und schwieg.

Diese unglaublich tiefe Trance dauerte ungefähr 45 Minuten. Dann kam Swami aus der Trance heraus, öffnete die Augen und saß nur da, bis wir alle buchstäblich zurückgekehrt waren. Es war so wunderschön und so friedlich, einfach nur bei ihm schweigend dazusitzen. Eine Stimme erhob sich laut von hinten: »Wie lautet denn nun die Antwort?« Eine andere Stimme antwortete: »Das war die Antwort.« Schweigen.

Begegnung mit Swami

Ich begegnete Swami vor zweieinhalb Jahren zum ersten Mal in Amerika. Ich sah ihn, als er das Zimmer betrat und dachte: »Er ist nicht wirklich da. Er ist eine Projektion einer anderen Wirklichkeit, ein Hologramm von unglaublicher Energie.« Ich dachte dies tatsächlich! Dabei sah er aus, als sei er von weit größerer Wirklichkeit – wie in einem dieser unglaublichen Träume, in denen alles klarer und leuchtender ist als alles im wirklichen Leben.

Swami ist der liebevollste und sorgsamste Lehrer, den man sich vorstellen kann, und er ist wie ein Bruder oder ein Vater oder wie ein bester Freund. Er spricht über alles, und er weiß über alles Bescheid. Wenn du in seiner Nähe bist, beeindruckt er dich immer wieder zutiefst mit seinem Wissen über deinen Alltag, über deine Bedürfnisse und deine Ängste – sogar ob du gefrühstückt hast oder nicht. Kein Detail ist zu unbedeutend oder zu geringfügig für ihn, um nicht darüber nachzudenken. Für mich zeigt sich hierin seine unglaubliche Größe, dass er so persönlich an deinem Leben teilnimmt und gleichzeitig sein Bewusstsein so weit über all das hinausgeht, was du selbst kennst. Er beobachtet gleichsam vom perfekten Aussichtspunkt aus. Er kann sehen, wo du bist, und dann deine Seele wahrnehmen und die Richtung, in die du gehen solltest. Die Liebe, die ihn dazu befähigt, ist größer als alle Liebe, die ich jemals erfahren habe.

Sie beeindruckt mich immer wieder aufs Neue, wenn ich sehe, wie er liebevoll bei einer winzigen Kleinigkeit im Leben eines Menschen verweilt – indem er z.B. über dessen Ernährung oder dessen Kinder spricht oder darüber, welchen Schal die betreffende Person für diesen Tag ausgewählt hat.

Das Wunder mit dem Vogel

Das Wunder des Vogels war eines meiner schönsten Erlebnisse mit Swami. Es war ein großes Wunder und lehrte uns alle sehr viel über die Regeln, wie man die Energie benutzt und was die tiefere Bedeutung von Hingabe ist. Es war eine Nacht überragenden Erfolgs und gleichzeitig großen Versagens. Es war die Nacht des Meisters in seinem Element.

Um etwas wieder zum Leben zu erwecken, muss es erst tot sein. Und um einen echten Kreislauf von Leben und Tod und wiederum Leben zu bekommen, musst du selbst derjenige sein, der dieses Leben nimmt und der es zurückgibt. Das ist wirklich so. Obwohl Swami ein sehr fröhlicher, beschwingter Mensch ist, nimmt er seine Arbeit sehr ernst und auch die Konsequenzen für das Leben derjenigen, die damit in Zusammenhang stehen – das seiner Studenten, das des Vogels und sein eigenes Leben. Er ist peinlich genau und gewissenhaft, wenn er dich zu dem Augenblick führt, in dem alle Energien zusammenkommen, damit etwas geschehen kann. All diese Energien führt er zusammen – mit seinem großen Wissen und seiner überlegenen Meisterschaft über die Naturkräfte und die Seelen aller Lebewesen.

Jeder in diesem Spiel war wichtig – der Körper und die Seele des Vogels, unsere Seelen und Körper, Swamis Seele und sein Körper. Alles musste korrekt in seinem Ablauf gelenkt werden. Der erste Teil des Dramas bestand nun darin zu klären, wer den Vogel umbringen würde, so dass er wieder zum Leben erweckt werden könnte. Wer würde die Verantwortung für diese Tat übernehmen? Wer würde den Vogel töten, damit das Wunder geschehen konnte? Wer würde das Blut vergießen?

Als wir ums Feuer herum saßen, fragte er uns, wer den Vogel töten würde? Wer wollte das Wunder sehen – wer würde es tun?

Der Vogel war so wunderschön, und er klagte die ganze Zeit. Wer würde ihn töten, damit Swami ihn wieder zum Leben erwecken konnte? Wer?

Einige sagten, dass wir es vielleicht nicht tun sollten – ein Leben zu nehmen, das war selbstsüchtig – wer waren wir, dass wir ein Wunder zu einem solchen Preis sehen wollten? Und weshalb sollten wir dieses Wunder überhaupt vollbringen? Nancy sagte: »Gut, ich werde es tun.« Swami schaute zu ihr hinüber und sagte: »Dieser wunderschöne Vogel, er klagt und klagt.« Und Nancy machte einen Rückzieher. Immer wenn jemand sich bereit erklärte, malte Swami ein Schreckensgemälde des bevorstehenden Ereignisses. Keiner konnte »Ja« sagen. Jeder hatte Angst vor den Konsequenzen, die sich für ihn daraus ergeben konnten.

Nachdem Swami uns alle eine Zeit lang dieser großen Prüfung unterzogen hatte, sagte er uns schließlich, dass wir alle versagt hatten. Alle waren durch die Glaubensprüfung gefallen – zu tun, was auch immer er verlangen würde. Wir alle hatten gründlich versagt. Weil wir kein Vertrauen in ihn hätten, dass er für uns sorgen würde, dass er für den Vogel sorgen würde, dass er Sorge für alles tragen würde. Das war ein harter Schlag. Wir saßen da und schwiegen betreten.

Nachdem er uns eine Weile Gelegenheit gegeben hatte, über diese Prüfung nachzusinnen, sagte Swami: »Na gut, ich werde es übernehmen.« Es sei etwas ganz Besonderes, was er nur ein- oder zweimal in seinem Leben tun könne. Aber er würde dem Vogel das Leben nehmen und es ihm dann wieder zurückgeben, damit wir das Wunder – dessen Energie – sehen könnten. Er würde es für uns tun. Welch ein riesiges Geschenk! So ist unser Swami: unglaublich großzügig und herzensgut. Er gewährt immer noch etwas Zusätzliches, eine besondere Zugabe an seine Studenten, seine Freunde, so dass sie so viel wie möglich aus jeder Situation mitnehmen können, auch wenn sie einmal versagt haben.

Der gefangene Vogel wartete in einem von Swamis Zimmern. Swami schritt zur Tat, und wir begleiteten ihn. Als nächsten Schritt schickte er uns in den Tempel, um vor Baba zu meditieren. Virginia sollte bei dem Vogel meditieren – und wundervolle Gebete für ihn sprechen.

Dann teilte er uns in zwei Gruppen auf – einige schickte er nach draußen zum Meditieren ans Feuer während die anderen auf den Vogel warten sollten. Zu diesen gehörte ich. Er ließ jeden von uns den Vogel in die Hände nehmen, nachdem er aus dem Zimmer gebracht worden war. Der Vogel war zweifelsohne voller Leben. Es handelte sich um eine große Taube – sie verhielt sich sehr ruhig. Für ein Vogelherz schlug ihr Herz überraschend langsam, und sie schaute gelassen umher, als wir sie von Hand zu Hand gehen ließen. Dann sagte Swami: »Auf geht's.« Dann führte er uns aufs freie Feld hinaus und fragte: »Wer wird den Vogel halten, wenn ich ihm den Kopf abschneide?« Ich sagte: »Ich will es tun.« Swami sagte: »Gut.« – Und damit übergab er mir den Vogel, als wir ihm unter dem Sternenhimmel in die dunkle Nacht folgten. Es ging über holprigen, unbearbeiteten Boden hin zu einem großen Gebüsch am anderen Ende des Ashramgeländes. Er blieb stehen und sagte: »Wir brauchen noch mehr Ruhe.« Wir zogen uns zu einem noch größeren Gebüsch zurück und blieben schließlich in der Dunkelheit stehen.

Ich konnte selbst in der Nacht sehen, wie sein Blick brannte – so intensiv war die Energie seiner Augen. Aus dem Garten des Ashrams kam ein fahles Licht, so dass wir uns und Swami – wenn auch nur schwach – sehen konnten. Es war, als hätte alles innegehalten und würde in großer Stille verharren, als wären die Sterne und der Weltraum ein Teil von uns.

Mein Einsatz war gekommen. Etwas in mir veränderte sich. Swami ließ mich westwärts blicken, während er in nördliche Richtung schaute. Ich hielt den Vogel, der immer noch ganz lebendig war, in meinen Händen und Swami nahm seinen Kopf. Er rief, ich solle am richtigen Platz stehen bleiben – also rückte ich näher an ihn heran – und ich antwortete ebenfalls laut: »Mach' ich ja auch schon!« Dann nahm er das Messer und trennte den Kopf des Vogels fast völlig vom Rumpf. Das Blut schoss heraus. Dann ließ er uns alle den Vogel anschauen und sagte: »Ist er tot? Schaut euch den Kopf an, hängt er herunter?« Wir schauten alle hin und sahen tatsächlich den Kopf des Vogels nur noch an einem dünnen Hautfetzen hängen, der noch mit dem Hals verbunden war. Dann begleiteten wir Swami, der den toten Vogel zu einem Wasserbassin in der Nähe der rückwärtigen Begrenzungsmauer trug.

Er sagte: »Ich halte die Seele des Vogels, und nun gebe ich sie zurück. Ich muss sowohl die Seele als auch den Körper des Vogels heilen.»

Wir schauten wieder auf den Vogel – Swami sagte, während er umhertanzte: »Schaut, Leute, ich habe nichts in meinen Taschen, auch nichts in meinen Ärmeln!« Er lachte. Dann nahm er seinen weißen Schal und wirbelte ihn herum, tauchte ihn in das Wasserbassin und wickelte ihn um den Kopf des Vogels. Er hielt den Vogel mit beiden Händen und schaute in die Nacht hinaus. Dies war der wichtigste Moment. Alles war in der Schwebe. Dies ging über das Leben hinaus, über den Tod hinaus, über alles hinaus, was ich bisher wusste. Durch eine Tür zu einer anderen Realität schien eine Realität mit allen Lebensenergien in Swamis Diensten zu stehen, als ob alle Energie der Sterne und des ganzen Universums in ihm und in seinen Augen vereint waren und er die Macht über Leben und Tod hatte.

Ich spürte auch sein tiefes Mitgefühl und seine überwältigende Liebe, die alles durchdrangen. Er starrte lange hinaus in die Nacht, in den Himmel hinein, als ob er die Energie aus dem Himmel und den Sternen in sich aufsaugen würde. Dann senkte er den Blick und hauchte den Vogel an und blies – blies unentwegt seinen Atem auf den Körper des Vogels. Ich konnte die Energie wie einen stillen Fluss spüren. Er wickelte den Schal von dem Tier ab, und der Vogel war plötzlich wieder am Leben und ganz und er schaute herum, als wäre nichts gewesen. Alles an ihm war voll funktionsfähig und unversehrt. Alles schien so unglaublich normal. Aber dieses Ereignis hatte die Tür zur Unendlichkeit aufgestoßen.

Dies war die Antwort auf die Frage: »Wieso sollten Wunder vollbracht werden?« Um hinter die Illusion von Leben und Tod zu schauen; um zu sehen, dass die Energie die gleiche bleibt, dass nichts stirbt, nichts zurückkommt; dass die Seele nicht stirbt. Dies war ein unfassbar großes Geschenk an Energie, das uns Swami machte. Die Augen sahen die gleichen normalen Dinge, aber innerlich wussten wir, dass sich alles völlig verändert hatte. Das, was bisher unsichtbar gewesen war, war auf einmal in den Vordergrund des Bewusstseins gerückt. Die Seele stand zum ersten Mal vorne auf der Bühne.

Swami ließ uns Platz nehmen und meditieren, während er die Fesseln um die Füße des Vogels löste. Er musste den Faden mit den Zähnen zerbeißen, und während ich meditierte, blinzelte ich zu ihm hinüber. Der Vogel befand sich direkt vor seinem Mund, während er an dem Faden kaute, und gelegentlich spuckte er eine oder zwei Federn mit dem gleichen unglaublichen Blick in seinen Augen aus, mit dem er in die Nacht hinaus gestarrt hatte.

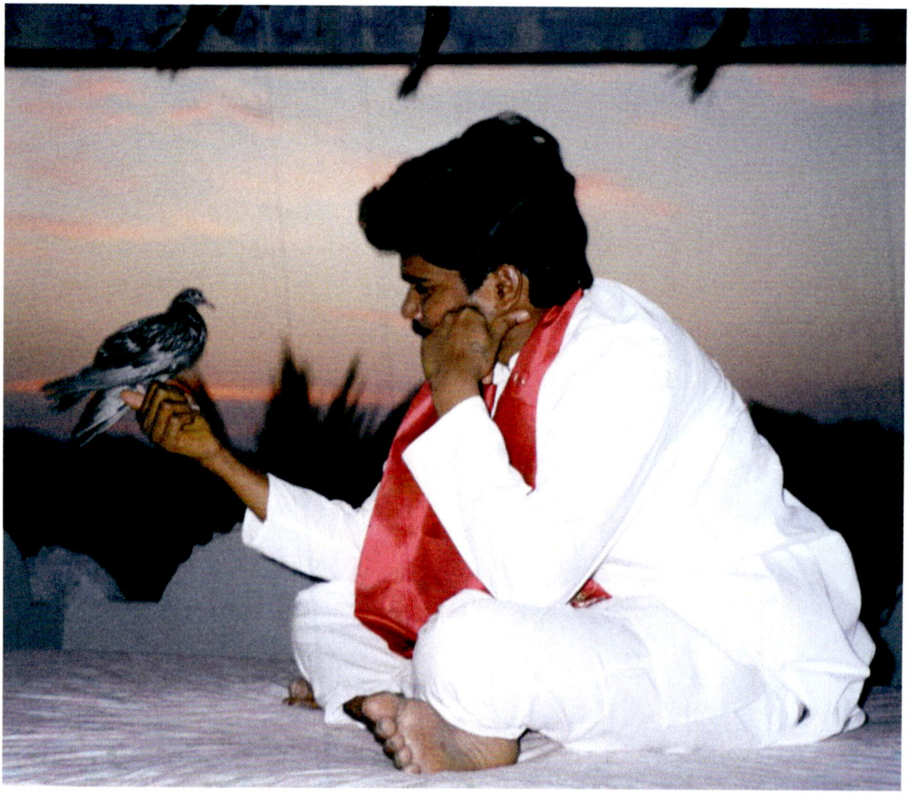

Dann sagte er: »Soll ich ihn fliegen lassen? Soll ich ihn freilassen?« Wir stimmten natürlich alle zu. Er warf den Vogel hinauf in den nächtlichen Himmel. Er flog ein bisschen umher und landete dann wieder auf der Erde. Swami sagte: »Es ist mitten in der Nacht, deshalb schläft der Vogel. Was können wir tun?« Wir sagten alle: »Wie wäre es, ihn auf einen Baum zu setzen?« Swami dachte einen Augenblick lang nach und sagte: »Anya, nimm den Vogel und setze ihn in einen Baum.« Dann ging er mit allen in Richtung Tempel.

Ich nahm den Vogel und fand im Garten einen kleinen Baum, zu dem ich hinaufreichen konnte, und der dem Vogel Schutz geben würde. Ich setzte ihn auf einen Zweig, den er mit seinen Füßen umklammerte, und er blieb dort ganz ruhig sitzen und ruhte sich aus. Ich ging zum Tempel, und Swami kam mir entgegen und wollte wissen, wohin ich den Vogel gebracht hätte. Wir gingen zurück, an den Büschen vorbei zu dem kleinen Baum, und nachdem er gesehen hatte, dass es dem Vogel dort an nichts fehlte, sagte er: »Gut.« Dann gingen wir zurück zum Tempel.

Alles war anders. Alles hatte sich verändert. Diese Erfahrung gehörte zu den besten, die ich mit Swami gemacht habe. Die Energie, die Swami benutzt hatte und die wir erfahren durften, war so eindrucksvoll, dass sie wahrhaftig die Weise, wie ich ihn und die Welt wahrnahm, veränderte. Es war, als hätte sich eine Tür zu einer anderen Welt für immer geöffnet. Ein Ort jenseits von Leben und Tod, jenseits meines Körpers und meines Verstandes und jenseits des Lebens, wie ich es bisher gekannt hatte. Die Tür hatte sich meiner Seele geöffnet, und ich schaute über das bisher Gekannte hinaus. Weder konnte ich nun noch zurückschauen, noch wollte ich es. Nachdem ich einmal diesen Augenblick erfahren hatte, wollte ich hinter dieser Tür noch viel weiter gehen, bis ich von dem Standort aus zurückschauen konnte, an dem sich Swami befand: Von diesem Ort unendlicher Liebe und grenzenlosen Mitgefühls, welcher der Schlüssel zum Leben hinter unserem Wissen ist. Mit den Augen meiner Seele wollte ich es sehen. Ich kann nur mit all meiner immer währenden Liebe zu ihm, zu meinem Swami, sagen: »Ich danke dir.«

CINDY RENFORT

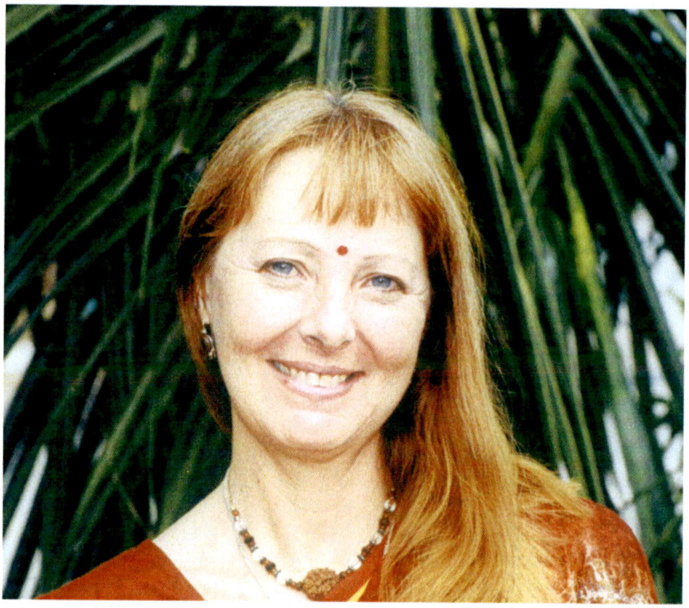

VORSICHT VOR DEN KOBRAS!

Meine erste Begegnung mit Swami fand in seinem Ashram in Penukonda in Indien statt. Ich bin ihm am Abend meines ersten Tages im Ashram auf dem Dach begegnet. Er wollte gerade die Treppe hinuntergehen, blieb aber stehen, als er mich sah. Er meinte, ich solle mich vor den Kobras in Acht nehmen – nicht nach Einbruch der Dunkelheit im Garten spazieren gehen, denn das könne gefährlich sein. Ich schaute ihn mit großen Augen an und fragte gleich: »Was mache ich denn, wenn ich auf eine Kobra stoße?« Swami antwortete mit einem Augenzwinkern: »Du packst sie beim Schwanz.« Dann machte er eine Bewegung, als würde er die Kobra um sich herumwickeln und die Haube der Schlange über seinen Kopf halten. Dabei lächelte er breit. Offensichtlich hatte er großen Spaß an meiner Naivität. Ich war ein wenig überrascht von seinem spielerischen Wesen und der Art, wie er über eine, wie ich annahm, so ernste Angelegenheit Witze machen konnte.

Ich sagte: »Ehrlich, Swami, was soll ich in so einem Falle tun?« Er lächelte nur und sagte, ich solle nachts vorsichtig sein. Dann stieg er anmutig die Treppe hinunter und schlüpfte zur Tür hinaus.

Der Skorpionstich

Es war an einem friedlichen Sonntagnachmittag, als Swami zurück in den Ashram gefahren kam. Ein Mann aus dem Dorf lief hinter Swamis Auto her in den Ashram. Er schien große Schmerzen zu leiden. Er bewegte seinen Körper in ständigen Zuckungen umher, unfähig, still stehen zu bleiben. Anscheinend hatte ihn gerade ein Skorpion in den Daumen gestochen, als er einen Stapel Abfall wegbringen wollte.

Swami setzte sich in seine Baumschaukel und sagte dem Mann, er solle die Hand so nah wie möglich ans Feuer halten. Er tat dies ungefähr zwei Minuten lang. Dann kamen einige Männer zu ihm gelaufen und massierten Blätter in seine Handfläche. Dieses Verfahren nahm wiederum ein paar Minuten in Anspruch. Der Mann wurde daraufhin angewiesen, sich vor Swami niederzusetzen. Seine Schmerzen nahmen eindeutig zu, während er mit seinem Körper hin- und herschwankte. Swami blieb sehr ruhig. Er hielt den Daumen des Mannes für ungefähr zwei Minuten zwischen seinem Daumen und seinem Zeigefinger. Während dieser Zeit beruhigte sich der Mann zusehends, seine Bewegungen wurden langsamer, und er entspannte sich. Plötzlich sprangen Swami und der Mann gleichzeitig auf und gingen mit einem strahlenden Lächeln zum Tempel. Der Mann deutete glücklich von seiner Schulter abwärts bis zu seinem Daumen, während er den Arm probeweise umherbewegte.

An diesem Abend fragte ich Swami nach dem Mann. Er war erfreut, dass ich diesen Vorfall beobachtet hatte. Ich fragte ihn, was geschehen war, und er antwortete, dass das Skorpiongift im Arm des Mannes bis zur Schulter hinaufgewandert sei, was ihm außerordentliche Schmerzen bereitet hatte. Er sagte mir, dass er den Daumen des Mannes festgehalten und alles Gift herausgezogen habe. Der Mann war vollständig geheilt! Was für ein erstaunliches Wunder!

Negativität

Eines Abends kam Swami zu uns und sagte, er wolle ein Experiment mit uns durchführen. Wir sollten in den nächsten fünf Tagen eine Blume pflücken und sie nachts auf unser Herz legen. Er wollte die Blumen benutzen, um unsere Seelen zu überprüfen. Jeden Morgen nach dem Aufwachen sah ich mir meine Blume an. An den ersten drei Tagen war jede der Blumen verwelkt, aber abgesehen davon hatte sich nicht viel verändert. Am vierten Morgen wachte ich mit dem Gefühl auf, als hätte sich eine unermessliche Liebe über mir ausgebreitet. Ich lag einfach nur auf meinem Bett und sog diese wunderschöne Liebesenergie in mich auf – es war absolut unglaublich! Ich stellte überrascht fest, dass meine Rose auf ein Viertel ihrer ursprünglichen Größe zusammengeschrumpft und vollkommen vertrocknet war. »Aha, Swami muss wohl letzte Nacht an der Arbeit gewesen sein.« Ich zwang mich schließlich aus dem Bett, stand auf und ließ den Tag beginnen.

Überall im Ashram gab es Baustellen. Ich versuchte, an den unterschiedlichsten Plätzen zu meditieren, aber ich konnte mich nirgends konzentrieren. Der Lärm, der durch das Einreißen von Mauern, Schneiden von Marmorblöcken oder durch Gießen des Betons entstand, war überall zu hören. Ich versuchte verzweifelt, an dem Gefühl dieser wundervollen Liebe festzuhalten, aber im Verlaufe des Tages verblasste es und ich wurde von Negativität erfüllt.

Es war 16.00 Uhr, Zeit zu duschen. Während ich mich duschte, spürte ich, wie eine große Enttäuschung von mir Besitz ergriff. Ich wollte Swami um Hilfe bitten. Als ich das Zimmer verließ, konnte ich Swami nirgends entdecken. So ging ich hinauf zu Terry und fragte ihn, ob er vielleicht einen Spaziergang mit mir machen wollte. Ich lockte ihn mit der Aussicht auf einige riesige schöne Grashüpfer, die in Farbschattierungen von Blau, Gelb, Rot und Grün schillerten – eine wahre Seltenheit. Ich wusste, wo die Tiere zu finden waren. Terry ist immer nett und entgegenkommend. Er sagte mit einem breiten Lächeln: »Aber sicher komme ich mit, zeige sie mir.«

So gingen wir los, schlenderten auf dem Feld umher und suchten nach den exotischen Insekten. Ich beschwerte mich bei dem armen Terry darüber, wie schön mein Tag begonnen und welch traurigen Verlauf er dann genommen hatte, von der wundervollen Liebe am Morgen bis hin zum lärmerfüllten Nachmittag. Er war so freundlich und verständnisvoll, und ich begann, mich ein wenig besser zu fühlen.

Als wir zurück zu unseren Zimmern gingen, begegneten wir Swami auf den Tempelstufen. Er blieb stehen und fragte: »Was macht ihr?« Ich erzählte ihm, dass ich mich schlecht fühlte und dass ich mir Terry für einen Spaziergang auf dem Ashramgelände geschnappt hätte. Swami sagte: »Oh, Terry, verrätst du mir deine Telefonnummer? Ich sollte wohl am besten deine Frau Michelle anrufen und ihr Bescheid sagen.« Wir lachten. Dann fragte ich Swami, wie ich mit Negativität umgehen könnte. Ich erklärte ihm, dass ich an diesem Morgen mit dem Gefühl aufgewacht sei, dass eine große Liebe über mir ausgebreitet war; dass diese Liebe so stark und wundervoll gewesen sei, dass ich sie für immer in mir behalten und nie wieder loslassen wollte.

Dennoch hatte sich die Negativität in mir breit gemacht. Ich berichtete Swami ebenso über die geschrumpfte Rose und fragte ihn, ob er letzte Nacht mit meiner Seele gearbeitet hätte. Er lächelte und bejahte. Ich sagte: »Swami, der Lärm macht mir wirklich zu schaffen. Ich kann nirgendwo meditieren. Lehre mich bitte etwas über die Negativität!« Zu seinem Glück läutete in diesem Augenblick sein Telefon. Ich sagte: »Na gut, ich sehe dich dann später.«

Ich fühlte mich sehr schlecht, weil ich mich bei Swami beschwert und all meine negative Energie über ihm ausgekippt hatte. Das war wirklich nicht sehr nett von mir gewesen. Ich war von mir selbst enttäuscht und konnte es kaum erwarten, ihm zu sagen, wie leid es mir tat. Dann überlegte ich mir, wie ich selbst mehr für mich sorgen könnte. Die Lösung war so offensichtlich! »Ich kenne doch Swamis Fünf-Elemente-System! Ich werde einfach zwei Rosen nehmen und alles in sie entladen, während ich das Erdmantra rezitiere.« So nahm ich zwei wunderschöne Rosen und ging hinauf zum Meditieren.

Ich saß ganz friedvoll mit einer Blume in jeder Hand auf dem Dach und rezitierte das Mantra. Auf einmal schnippte mir jemand die Rose aus meiner linken Hand. Ich war ganz schön erschrocken. Zu meiner Überraschung stand Swami vor mir und ließ meine Rose zwischen seinen Fingern kreiseln. Ich war so glücklich, ihn zu sehen. Ich hatte mich wegen meines Verhaltens am früheren Nachmittag so unbehaglich gefühlt, und ich wollte mich unbedingt entschuldigen. Swami besitzt ein so feines Gespür für unsere Gefühle. Es wäre nicht notwendig gewesen, sie ihm gegenüber auf diese Weise zum Ausdruck zu bringen. Ich sagte ihm, wie sehr es mir leid täte, derart meine Negativität auf ihn abgeladen zu haben. Er sagte, das sei schon in Ordnung. Ich entgegnete, es wäre überhaupt nicht in Ordnung gewesen – es sei nun einmal nicht richtig, und ich bat ihn, meine Entschuldigung anzunehmen. Er sagte: »Na gut«, aber ich müsste ihm dafür ein »Bestechungsgeld« zahlen.

So sagte ich: »Swami, wenn du mich lehrst, was es mit der Negativität auf sich hat, werde ich besser für mich sorgen können und es wird nicht mehr vorkommen, dass ich Negativität ablade.« Swami lehnte sich zurück und sagte: »Oh, Terry, diese Frau ist wahrlich gefährlich!« Dann gab er mir die Rose wieder und rieb mir den Kopf. Er sagte sanft: »Es wird alles gut werden.« Ich versprach ihm, geduldiger zu werden. Er sagte: »Bist du dir da ganz sicher – wirklich?« Ich bekräftigte: »Ja, gewiss!« Daraufhin entschwand er anmutig in sein Zimmer, um sich auszuruhen.

Ich war verblüfft. Was hatte Swami nur mit mir gemacht, als er mir den Kopf rieb? Ich fühlte mich so gut! Es war, als hätte er alle Negativität aus meinem Körper gezogen. Ich musste mich nun nicht mehr entladen. Ich konnte einfach nicht glauben, wie großartig ich mich fühlte – erfüllt mit hoher Energie und ohne jegliche Negativität. Ich war überglücklich und wieder von dieser Liebe erfüllt. Dies war wahrhaftig ein Wunder. Danke, mein geliebter Swamiji.

Wird es regnen?

An einem feuchten Abend in der Monsunzeit ging ich hinaus, um mir den Himmel anzuschauen. Würde es wieder regnen? Terry, Christin und ich nahmen unser Abendessen normalerweise draußen auf dem Dach unter dem leuchtenden Sternenhimmel ein. In letzter Zeit spielte das Wetter jedoch nicht immer so mit. Als ich in den Nachthimmel schaute, hob ich die Hand, um den Blick vor den blendenden Tempellichtern zu schützen. Ich wollte im Dunklen besser sehen können.

Swami befand sich zufällig gerade auf dem oberen Dach, schaute zu uns herunter und fragte mich, was ich denn dort mache. Ich antwortete ihm, dass ich den Himmel nach Anzeichen herannahenden Regens absuchen würde. Er fragte mich, ob ich denn wolle, dass es regne. »Aber nein!« antwortete ich. Dann fragte ich ihn: »Wenn ich ja sagen würde, würdest du es dann regnen lassen?« Ich hatte einmal in einem Buch gelesen, dass manche Meister das Wetter verändern können. Warum nicht auch unser Swami?

Sogleich antwortete er mir, er würde es für mich regnen lassen. Dann wandte er sich an Terry, meinen Zimmergenossen, und bat ihn, ein Glas Wasser in unser Zimmer zu stellen. Wenn wir heute Abend schlafen gingen, sollte er mich mit Wasser bespritzen! Oh, Swami!

Heilen mit den Fünf Elementen

Ich verbrachte den Sommer 1999 in Penukonda in Indien und studierte unter der Leitung von Swami Kaleshwar. Gegen Ende des Sommers teilte er mir mit, ich solle nach Hause reisen und beginnen, über Gott zu lehren, Menschen in Meditation zu unterrichten und sie darin unterweisen, sich selbst zu heilen – und dann selbst als Heilerin tätig werden. Ich sollte heilen, heilen und nochmals heilen. Genau das tat ich auch. Ich fertigte Plakate an, hängte sie überall in meiner Heimatstadt auf und begann, Swamis Heiltechniken zunächst bei ein paar Freunden anzuwenden, um mich darin zu üben.

Eines Nachmittags erhielt ich einen Anruf von einem Mann, der meine Werbebroschüre gelesen hatte und nun einen Termin für eine Heilung haben wollte. Er war der erste Klient, den ich nicht persönlich kannte. Er befand sich seit ungefähr 30 Jahren auf dem spirituellen Weg und übte sich in unterschiedlichen Disziplinen – von Hatha-Yoga bis hin zu buddhistischer Meditation. Er war außerordentlich stark vom Verstand geleitet, und er wusste viel über östliche Weisheiten. Er erzählte mir, dass er einige Blockaden hätte, die er loswerden wollte.

Also gingen wir hinauf ins obere Stockwerk, um die Heilung durchzuführen. Ich wandte verschiedene Heilungstechniken an, die ich von Swamis Lehren her kannte. Er fing an zu weinen, und sein Körper bewegte sich, indem er wie von selbst verschiedene Yogastellungen annahm. Er sagte, dass die Heilung für ihn sehr beeindruckend sei, dass die Blockaden verschwunden seien und dass er mein Schüler werden wolle.

Wir trafen uns danach öfter und sprachen über Spiritualität – jedes Mal erzählte ich ihm von Swamis Lehren und gab ihm ein neues Mantra, welches er üben konnte. Er erzählte mir, wie sehr ihn die vielen verschiedenen Wege, denen er gefolgt war, verunsichert hatten. Ich stimmte ihm zu, dass der Verstand von so vielen verschiedenen Richtungen verwirrt werden könnte. Sein Verstand schien völlig durcheinander, und er versuchte verzweifelt, seine Welt Stück für Stück wieder zusammenzusetzen, um ihr einen Sinn geben zu können.

Er ging nach Hause und begann mit dem ersten Erdmantra und dem Gayatri-Mantra. Zwei Tage später rief er mich an und bat mich um das gesamte Fünf-Elemente-Programm. Er war gewillt, seine gesamte Zeit zu investieren, um die Energien der Elemente in sich zu reinigen und die Mantren in sich aufzuladen. Er sagte, dass das Erdmantra unglaublich kraftvoll sei. Er fühlte sich so gut damit, dass er nun auch alle anderen Mantren einüben wollte!

Wir setzten also die Unterrichtszeiten fest. Er nahm die neuen Mantren mit nach Hause und begann sofort damit, sie zu praktizieren. Eine Woche danach rief er mich an, um mir mitzuteilen, wie es ihm damit ergangen sei.

Ich konnte kaum glauben, dass ich mit demselben Mann sprach, so dramatisch war die Veränderung! Er klang so friedvoll, ruhig und war so voller Liebe. Er sprach nicht mehr in so betont intellektueller Weise und schien so glücklich zu sein. Ich fragte ihn, was geschehen sei – er schien so verändert. Er sagte, dass er alle Mantren der Fünf Elemente auf einmal praktizieren würde. Er war so glücklich und bedankte sich nochmals bei mir für dieses große Geschenk. Ich sagte ihm, dass wir das alles Swami zu verdanken hätten. Vielen, vielen Dank für diese wunderschönen Geschenke, Swamiji.

TERRY CLARK

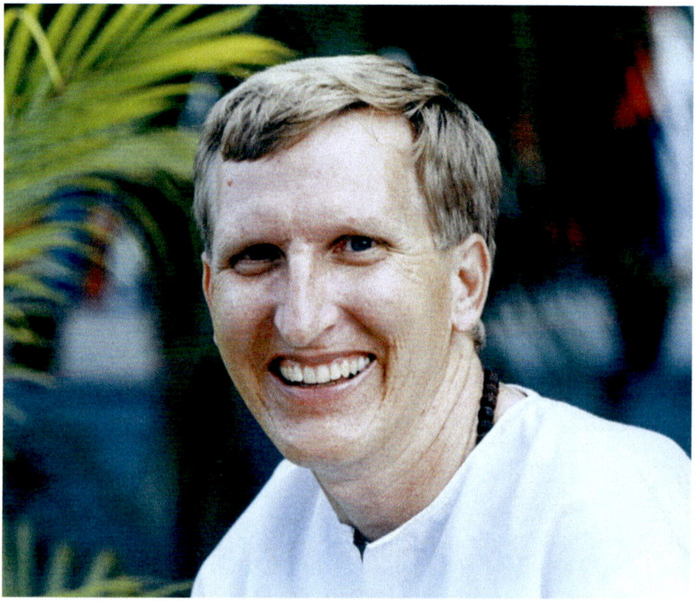

Ein Lehrer, mit dem ich seinerzeit zusammenarbeitete, erzählte mir von einer fabelhaften Möglichkeit, an einem Seminar in Malibu teilzunehmen, das ein Swami aus Indien leiten würde. Er war von diesem Mann sehr beeindruckt. Da ich seinem Urteil vertraute, entschied ich mich zur Teilnahme. Ich sage ausdrücklich: »Da ich seinem Urteil vertraute«, weil meine bisherigen persönlichen Erfahrungen mit indischen Gurus und Mantren einen schlechten Nachgeschmack hinterlassen hatten.

Meinen ersten Schrecken erlitt ich gleich zu Beginn des Seminars, als Swami uns mitteilte, dass wir Papier und Stifte benötigten. In keinem der spirituellen Seminare, die ich bislang besucht hatte, war von mir erwartet worden, dass ich mir Notizen machte, oder dass meine erworbenen Kenntnisse über das während des Seminars Gelehrte geprüft würden. Aufgrund alter Erfahrungen aus meiner Schulzeit reagierte ich sehr negativ. Ein »Schüler« im traditionellen Sinne zu sein war nicht gerade meine Stärke.

Der Kurs fand in einer halb umfriedeten Jurte statt – einer Filzhütte, wie sie von mittelasiatischen Nomaden bewohnt wird – und ich hatte damals ein gebrochenes Bein. Ich musste auf einem Stuhl sitzen, so dass mein Bein hochgelagert ruhen konnte. Weil viele Teilnehmer auf dem Boden saßen, standen die Stühle im hinteren Bereich des Raumes. Ich kam mir so weit hinten hoffnungslos verloren vor, da ich Swami dort akustisch schon nicht gut verstehen konnte. Zudem hatte ich keine Ahnung, worum es eigentlich ging, und Swami sprach zudem mit sanfter, leiser Stimme und einem starken Akzent. Obwohl er unverständliche Worte buchstabierte, konnte ich ihn aufgrund der seltsamen Betonung nicht verstehen. Er gab uns Mantren und zwischendurch sprach er über die hinduistische Mythologie, über Gottheiten und über Kosmologie – kurzum, über nichts, mit dem ich in irgendeiner Weise vertraut war. Es brachte auch nichts, dass ich versuchte, das »perfekte Bild« eines guten Schülers zu erfüllen, und ich wurde von Minute zu Minute immer verzweifelter und frustrierter.

Swami ließ uns die Mantren wiederholen, wobei einige Teilnehmer dazu in der Lage zu sein schienen, während ich hinten saß und keine Ahnung hatte, worum es ging. Schließlich war ich so verzweifelt, dass ich anfing, von meinem Vordermann einfach nur abzuschreiben.

In der Pause kam Ramakrishna zu mir und fragte mich, wie es mir ginge und was ich von Swami halten würde. Ich beschrieb ihm, wie ich mich fühlte, und er empfahl mir, einfach mein Bestes zu tun. Wenn ich nicht schon für das Sieben-Tage-Seminar bezahlt hätte, wäre ich jetzt nach Hause gefahren. Es war für mich sehr bitter, mich so unzulänglich zu fühlen.

Zu Beginn des nächsten Seminarteils ging Swami im Raum umher. Bislang war er nur vorne geblieben, nun kam er in meine Nähe. Je näher er kam, umso nervöser wurde ich. Während er herumging, überprüfte er, ob die Teilnehmer die Mantren richtig aufgeschrieben hatten. Die Vorstellung, er könnte mich bitten, ein Mantra zu wiederholen, oder er könnte zu mir kommen, um meine Notizen anzuschauen, versetzte mich in Angst und Schrecken. Die meisten Mantren hatte ich nur zur Hälfte aufgeschrieben, und es war mir unmöglich, auch nur eines davon präzise auszusprechen.

Er stellte sich genau hinter mich. Ich schwitzte Blut und Wasser. Er schaute mir über die Schulter auf meine Notizen. Sein einziger Kommentar war, dass ich ein wirklich sehr einfaches Wort falsch geschrieben hatte. Er sagte nichts weiter. Ich war so erleichtert und dankbar, als er wieder ging. Mir wurde klar, dass ihm bewusst war, wie schwierig das alles für mich war, und es berührte mich tief, dass er mich nicht vor allen anderen bloßstellen wollte.

Irgendwie ging der Rest des Tages vorüber. Ich versuchte, aus dem Seminar so viel wie ich nur konnte mitzubekommen. Ich machte mir Notizen, obwohl ich gar nicht wusste, was sie eigentlich bedeuteten.

In der ersten oder zweiten Nacht des Seminars bat uns Swami, nach Einbruch der Dunkelheit im Raum zu bleiben und zu meditieren. Da ich bereits seit Jahren meditierte, war dies, wie ich annahm, wenigstens eine Sache, die ich konnte – etwas anderes als im Seminar zu sitzen und Sanskrit-Mantren zu lernen. Swami ließ uns im Raum verteilt sitzen. Er gab uns ein kurzes Mantra und bat uns, damit zu meditieren. Dann verließ er den Raum. Da ich ja bereits seit Jahren meditierte, hatte ich eine bestimme Vorstellung davon, wie Meditation abzulaufen hatte.

Ich verlor schon sehr bald mein Bewusstsein. Das war nicht das, was ich unter Meditation verstand. Ich dachte, ich wäre dabei einzuschlafen. Als ich wieder »aufwachte«, konnte ich mich nicht mehr an das Mantra erinnern und sah im gleichen Augenblick Swami, wie er mit meinem Nachbarn etwas tat. Ich versuchte verzweifelt, mich an das Mantra zu erinnern und zu meiner Vorstellung von Meditation zurückzufinden, bevor er zu mir kam. Ich befand mich gerade inmitten eines heftigen Kampfes, der sich in meinem Verstand abspielte, und ich wollte nicht, dass er mich in diesem Zustand berührte. Natürlich dachte ich halbwegs erleichtert: »Wenigstens ist er nicht zu mir gekommen, während ich schlief.«

Swami kam zu mir und berührte mein drittes Auge. Ich befand mich immer noch inmitten meiner inneren »großen Schlacht«, aber ich versuchte, mich so weit wie möglich zu entspannen. Kurz danach war die Meditation zu Ende. Er bat einige Teilnehmer, darüber zu sprechen, was sie erlebt hatten.

Jemand beschrieb, dass er beinahe sofort in Trance gefallen sei. Swami sagte zu ihm, dass dieser Zustand der Trance die wahre Meditation sei. Da hatte ich nun gedacht, ich sei eingeschlafen, dabei war ich in Wirklichkeit in Trance. Ich hatte noch nie in meinem Leben eine solche Erfahrung gemacht. Obwohl Swami davon gesprochen hatte, dass wir Energie in uns aufsaugen, während wir im Zustand der Trance sind, kehrte ich direkt wieder zu meiner Definition von Meditation zurück, und es kam mir nicht in den Sinn, dass ich tatsächlich genau dies erleben würde.

Als Swami weitersprach, wurde mir etwas bewusst: Obwohl mir mein Verstand sagte, ich sei eingeschlafen, kam es mir nicht wirklich so vor, als wenn ich eingedöst sei. Stattdessen fühlte ich mich mit Energie aufgetankt, als ich wieder zu mir kam. Ich war erfüllt und fühlte mich voll göttlicher Energie auf eine Art und Weise, wie ich es noch nie vorher erlebt hatte.

Vielleicht konnte ich nicht so schnell Mantren lernen, aber wenn ich in der Lage war, Erfahrungen wie diese zu machen, würde ich in Zukunft alles daran setzen, um sie wieder zu erreichen.

Die Heilung meines Beins

Zu einem späteren Zeitpunkt während dieses Seminars in Malibu, als Swami gerade gehen wollte, stand ich auf Drängen eines anderen Seminarteilnehmers an einem Platz, an dem Swami mein Bein deutlich sehen konnte: den großen, entsetzlichen, schwarzen Fixierapparat aus Metall (eine ans Bein gelegte Metallschiene, die mittels Schrauben oberhalb und unterhalb des Bruches am Knochen in meinem Bein befestigt war, um die Knochenteile zu fixieren) und ich fragte ihn, ob ich dafür eine Heilung bekommen könne. Er schaute mich an und sagte: »Später.« Er sagte nicht, wann oder wie es geschehen würde.

Er ließ uns wenigstens einen oder zwei Tage später abends nach Einbruch der Dunkelheit zurückkommen, damit wir in der Nacht meditierten. Wir saßen im Kreis entlang der Wand der Jurte. Es gab nur ein schwaches Licht. Er gab uns ein Mantra, mit dem wir meditieren sollten. Dann ging er im Raum umher. Ich blinzelte und sah ihn am anderen Ende des Raumes, wie er mit seinem Arm große kreisende Bewegungen vollführte.

Dabei sprühte Vibhuti wie aus einem Feuerwehrschlauch aus seiner Hand. Er besprühte damit jemanden, der ein schweres körperliches Leiden hatte. Er ging weiter im Raum umher und wählte nur bestimmte Leute aus, die er mit Vibhuti besprühte. Als er zu mir kam, hielt ich meine Augen geschlossen. Ich spürte so etwas wie heißes Wasser, das nach Rosen duftete. Ich bekam einen Schreck, weil es sehr heiß war. Ich musste sogar aufspringen, weil es so heiß war. Ich hatte zu viel Angst, um meine Augen zu öffnen.

Als er seinen Rundgang beendet hatte und die Lichter den Raum wieder voll erhellten, öffnete ich meine Augen. Ich trug eine schwarze Sporthose, und sie war mit Vibhuti bedeckt. Es war eine große Überraschung für mich, eine physische Materialisation zu sehen, da ich ja nur heißes Rosenwasser gespürt hatte.

Später bat er uns in kleinen Gruppen zu Interviews in einen anderen Raum. Wieder saß ich wegen meines gebrochenen Beins hinten, wo es mehr Platz für mein Bein und meine Krücken gab. Er rief mich nach vorne und fragte, womit ich über und über bedeckt sei. Ich war nicht sicher, wie ich Vibhuti aussprechen sollte (zumindest nicht vor ihm). So sagte ich einfach: »Heilige Asche«. Dann meinte er, dass dies meine Heilung wäre. Da bemerkte ich, dass das Vibhuti hauptsächlich auf meiner linken Seite war, und ich hatte mein linkes Bein gebrochen. Das war ein klarer Wendepunkt in meinem Heilungsprozess. Meine Beweglichkeit verbesserte sich danach beträchtlich, und es ging mir insgesamt bedeutend besser. Der Knochen war zersplittert und die Wunde war verschmutzt. Daher war die Chance einer Komplikation besonders groß, zum Beispiel die Gefahr einer Infektion oder dass der Knochen nie wieder zusammenwachsen würde. Aber meine Heilung nahm einen außerordentlich guten Verlauf.

Ein Geschenk von Swami

Es war meine erste Indienreise, und einige von uns hielten sich in Sri Sailam auf. Wir befanden uns mit Swami auf einer Reise zu Kraftplätzen und besuchten heilige Orte in Südindien. Swami gab seinen Schülern Interviews, bevor sie aus Indien abreisten. Ich musste früher als die meisten anderen Schüler zurück in die USA, daher gehörte ich zur ersten Gruppe, die ihn sprechen durfte.

Ich betrat Swamis Bungalow und setzte mich vor ihm auf den Boden nieder. Er wollte wissen, ob ich bestimmte Fragen an ihn hätte. Ich stellte meine Frage. Er gab mir eine kurze Antwort und sagte mir dann, er würde eine Heilung für mich durchführen. Dann berührte er mich mit einer Rose auf meinem dritte Auge.

Nach der Heilung begann er, seine Hand im Kreis zu drehen. Wie ich es schon von früher her kannte, wusste ich, dass er nun etwas manifestieren würde, und ich dachte: »Ich würde gerne einen Ring haben.« Er streckte mir seine Hand entgegen – und steckte mir einen silbernen Ring mit einem weißen Stein auf meinen rechten kleinen Finger. Ich war überrascht, dass er ihn mir nicht auf meinen linken Ringfinger gesteckt hatte, aber er passte perfekt auf meinen kleinen Finger.

Am nächsten Morgen fiel mir der Ring vom Finger und hüpfte auf den Marmorboden. Ich wunderte mich, dass der Ring mir nicht mehr passte. Also band ich ihn an ein Stück Zahnseide und trug ihn um meinen Hals, so dass ich ihn nicht mehr verlieren oder beschädigen konnte. Ich wollte ihn an meinem Körper tragen, da Swami ihn mir als besonderes Geschenk materialisiert hatte.

Ramakrishna fragte mich später an diesem Morgen beim Frühstück, weshalb ich den Ring nicht tragen würde. Ich erzählte ihm, dass ich ihn um meinen Hals trug, weil er mir zuvor vom Finger gefallen war. Er empfahl mir, Swami zu bitten, ihn mir neu anzupassen. Ramakrishna sagte, dass Swami das allein dadurch fertig bringt, indem er auf den Ring pustet.

Swami war gerade nicht im Ashram, und mir kam der Gedanke, dass ich doch zunächst ausprobieren sollte, ob der Ring möglicherweise auf einen anderen Finger passte, bevor ich Swami damit belästigte. Ich probierte es mit meinem linken Ringfinger, und der Ring passte tadellos. Dann erkannte ich, dass meine Hände gestern vom langen Sitzen während der Busfahrt geschwollen gewesen waren und Swami die perfekte Größe schon von vornherein für mich ausgewählt hatte.

Swami verändert wieder mein Denken

Nach meiner ersten Indienreise wusste ich, dass ich mehr von Swami lernen wollte, und deshalb war es mein Wunsch, für längere Zeit nach Indien zu kommen. Ich musste zuvor noch ein paar medizinische und finanzielle Angelegenheiten zum Abschluss bringen. Bis ich diese Dinge erledigt hatte, musste ich in den USA bleiben und meine spirituellen Übungen dort fortsetzen.

Es gab viele Dinge zu erledigen. Eine gewisse Zeit lang fiel es mir recht leicht – Geld zu sparen, zu heilen, meine Arbeitsstelle zu wechseln, umzuziehen und auch meine Freundinnen zu wechseln. Im Allgemeinen lief alles in meinem Leben hervorragend.

Dann kam mein Vater bei einem Unfall ums Leben. Ich kehrte zurück in meine Heimatstadt und verbrachte dort mehr Zeit und gab mehr Geld aus, als ich eigentlich vorgehabt hatte. Leben und Veränderung gehören untrennbar zusammen, und es kommt nicht so, wie wir es uns vorgestellt oder geplant haben. Weil ich einiges von meinem »Geldpolster« verbraucht hatte, verschob ich meinen Indienbesuch. Ich hatte eine bestimmte Vorstellung davon, wie es sein müsste, »nach Indien zu reisen, um bei einem spirituellen Meister in die Lehre zu gehen«, und schon jetzt war mein Vorhaben von einem Makel behaftet.

Eineinhalb Jahre später war ich schließlich bereit, wieder nach Indien zu reisen. Während all dieser Zeit hatte ich niemals Zweifel daran, dass ich dorthin zurückkehren würde. Meine Freundin hatte sich meine Geschichten über Swami angehört, war ihm aber noch nie begegnet, da Swami während der gesamten Zeit, in der wir zusammen waren, nicht nach Amerika gekommen war.

Mein Freund Ramakrishna, der die meiste Zeit dieser anderthalb Jahre in Indien verbracht hatte, befand sich gerade in den USA und sagte, dass nun ein guter Zeitpunkt gekommen sei, nach Indien zu reisen. Die Vorstellung, tatsächlich zu guter Letzt ein Reisedatum festzulegen, überforderte mich ein wenig.

Überdies wollte meine Freundin mitfahren und sich anschauen, was mich denn dort so begeisterte. Einerseits spürte ich deutlich, was für eine großartige Idee es von ihr war, nach Indien zu reisen, um Swami kennenzulernen. Andererseits wusste ich jedoch, dass Swami eine Vorliebe dafür hatte, Ehen zu stiften und mich womöglich drängen würde zu heiraten, wenn sie mit mir kam. In meiner Vorstellung ließen sich ein »spiritueller Meister« und Ehe nicht miteinander in Einklang bringen. Weil ich die schwierige Ehe meiner Eltern und die leidvollen Ehen in meinem Freundeskreis miterlebt hatte, versetzte mich der Gedanke an Heirat in Angst und Schrecken.

Es war mir bisher gelungen, diesem Thema aus dem Wege zu gehen. Zu alledem kam noch hinzu, dass meine Freundin sich nur zwei Wochen von ihrer Arbeit für den Indienaufenthalt freinehmen konnte. Weil diese gerade mit Swamis Aus-Zeit zusammenfiel, war ich mir nicht sicher, ob wir die Zeit im Ashram wohnen konnten. Schon jetzt fühlte ich mich ziemlich fertig. Die erste Schwierigkeit war aus dem Weg geräumt, als wir erfuhren, dass wir tatsächlich im Ashram wohnen konnten.

Nun waren wir endlich unterwegs. Alles, was noch zu erledigen gewesen war, war getan – und alles andere musste eben warten. Auf unserem Flug wurde mir klar, dass sich nicht alles so ergeben würde, wie ich es mir vorgestellt hatte. Meine ursprüngliche Vorstellung war gewesen, dass ich die USA und alles mir Bekannte zurücklassen würde, um zielstrebig meine spirituelle Entwicklung zu verfolgen. Ich hatte mich wirklich sehr stark bemüht, mein ganzes bisheriges Leben hinter mir zu lassen. Und jetzt nahm ich meine Freundin mit.

Am späten Nachmittag erreichten wir Penukonda. Es war so aufregend, wieder hier zu sein! Als unser Taxi vorfuhr, saß Swami in seiner Schaukel und telefonierte. Es war so schön, ihn wieder zu sehen! Als sein Gespräch beendet war, winkte er uns zu sich herüber, um uns zu begrüßen. Er sah uns an, wie müde wir waren, er wollte, dass wir uns ausruhten. Er würde sich später mit uns unterhalten.

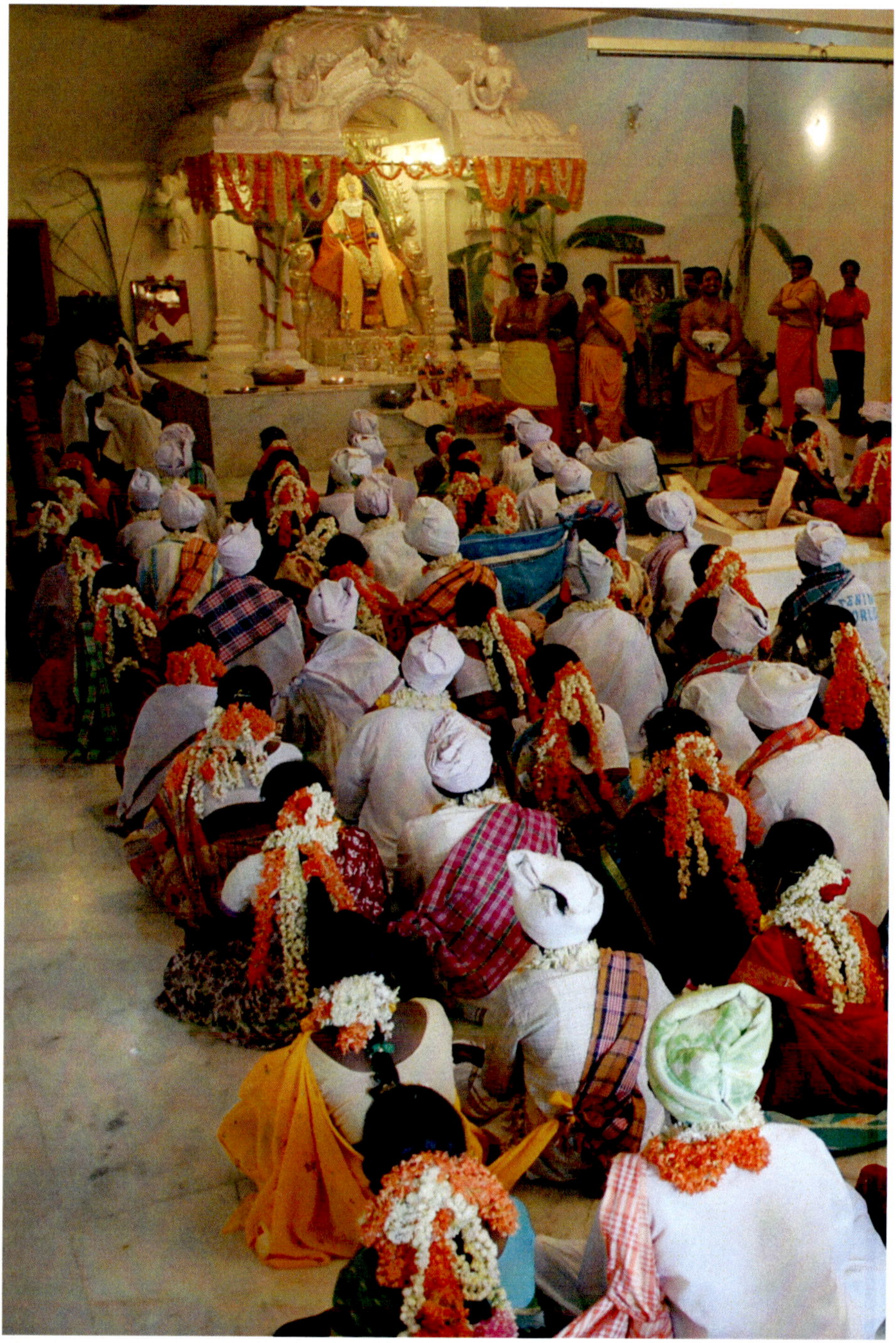

An diesem Abend führten wir ein zwangloses, freundschaftliches Gespräch mit Swami und zwei anderen Amerikanern, welche zu dieser Zeit die einzigen anderen Besucher im Ashram waren. Zuerst fragte er jeden von uns, wie lange wir bleiben würden, und dann fragte er mich übergangslos: »Also, Terry, wann werdet ihr beiden einander heiraten?« Obwohl ich diese Frage schon irgendwie erwartet hatte, war sie doch ein Schock für mich. (Ich leistete ein wenig inneren Widerstand, wie man sich unschwer vorstellen kann. Und damit nicht genug, Swami wusste das, und mit einem breiten Grinsen stellte er mir die Gewissensfrage.) Ich stammelte ein paar Mal: »Ich hab' keine Ahnung«, während meine Freundin dasaß und mich auslachte.

Einige Tage später fuhren wir nach Hampi. Wir verbrachten dort eine wunderbare Zeit. Während wir an einem traumhaft schönen Platz mit Blick auf den Fluss meditierten, schlug meine Freundin, der Eingebung des Augenblicks folgend, vor, dass wir einander unsere Heiratsversprechen geben sollten. Inzwischen hatte ich mich bereits mit der Idee genug angefreundet, dass der Gedanke an Heirat sich eigentlich ziemlich gut anfühlte. Am folgenden Tag kehrten wir zum Ashram zurück.

Am Tag, bevor meine Freundin wieder zurück in die Vereinigten Staaten flog, teilte Swami mit, dass er für ein paar Tage verreisen würde. Wir verabschiedeten uns von ihm. Ich kam mir vor, als sei ich noch einmal davongekommen, weil kein Wort mehr über unsere Heirat gesprochen worden war. Zu unserer Überraschung kehrte Swami noch am gleichen Nachmittag zurück. Trotzdem kam es an jenem Nachmittag kaum zu einer näheren Begegnung mit ihm.

An diesem Abend war Sommersonnenwende, und wir vier Amerikaner hatten geplant, ein Ritual zusammen zu feiern. Nachdem wir in unseren Zimmern meditiert hatten, stiegen wir aufs Dach des Gebäudes, um einen weiteren Teil des Rituals im Mondschein zu zelebrieren. Swami saß bereits oben und telefonierte. Als wir heraufkamen, rief er uns zu sich herüber, um mit uns zu reden. Er schien entschlossen zu sein, meine Freundin dazu zu bewegen, bis zu seinem Samadhi zu bleiben, obgleich sie glaubte, sich die Abwesenheit von ihrer Arbeit nicht leisten zu können.

Er hatte angedeutet, dass er allen Teilnehmern besondere Heilkräfte verleihen würde, die beschlossen hatten, an dem Ereignis teilzunehmen. Sie biss immer noch nicht an und er änderte seine Strategie. Er fragte mich wieder einmal, wann wir heiraten würden. Da ich ja wusste, dass meine Freundin schon am kommenden Morgen abreisen würde, antwortete ich, wenn er die Hochzeitszeremonie nicht jetzt gleich auf der Stelle vollziehen würde, wüsste ich auch nicht, wann. Er gab vor, es nicht gehört zu haben und fragte erneut. Dieses Mal fragte ich ihn, ob er es tun würde. Und er sagte: »Oh! Du möchtest, dass ich sie heirate?« Wir machten deutlich, dass ich gemeint hatte, ob er die Zeremonie vollziehen würde. Mit einem Leuchten in den Augen sagte er, wenn er uns verheiraten würde, würde er den Zeitpunkt festlegen, und sicher würde es an dem Tag sein, an dem er in den Samadhi ginge. Nicht nur, dass er meine Freundin erfolgreich geködert hatte, zu ihrem eigenen Hochzeitstag zurückzukehren, nämlich genau zu dem Tag, den er selbst dazu bestimmt hatte – er hatte mich ebenso davon überzeugt zu heiraten – etwas, was ich mir niemals hätte vorstellen können.

Weihnachten

Swami ließ alle Teilnehmer des Weihnachtsprogramms des Jahres 1999 im Tempel meditieren. Vorab hatte er gesagt, er würde einige auswählen, ihn hinab in die Höhle zu begleiten. Sie sollten ihm bei einem besonderen Prozess behilflich sein, bei dem ein Kreuz eine zentrale Rolle spielte, das von einigen Studenten eigenhändig aus dicken Ästen angefertigt worden war. Während ich in meinem Stuhl saß, spürte ich, dass Swami in den Tempel zurückkehrte. Er ging herum und suchte diejenigen aus, die er mitnehmen wollte. Ich saß recht weit hinten in der Halle, und er begann, seine Auswahl bei den vorne Sitzenden zu treffen, so dass ich der Letzte war, den er schließlich auswählte. Als er bei mir angekommen war, bemerkte ich, dass er in Eile war und dass die Energie schnell anstieg. In meiner Hast stand ich zu schnell auf, ohne dass ich bemerkt hätte, dass mir eines meiner Beine eingeschlafen war, und ich fiel prompt vornüber. Als Swami sagte: »Hallo, Mann! Ist alles in Ordnung?« stellte ich fest, dass wir schon eine geraume Zeit meditiert hatten, auch wenn es nach meinem Gefühl erst wenige Minuten gewesen zu sein schienen. Ich kam wieder auf die Beine, und wir machten uns auf den Weg zur Höhle.

Wir, die wir ausgewählt worden waren, gingen hinunter in die Höhle, und als wir hereinkamen, konnte ich spüren, dass die Energie in der Halle zwar durch unsere Meditation schon bedeutend zugenommen hatte, aber hier unten war sie bereits um einiges höher. Es brannten vier Kerzen in der Höhle. Swami fragte, ob die Beleuchtung in Ordnung sei. Wir bestätigten, dass alles in Ordnung war, woraufhin Swami zwei Kerzen ausblies. Dann fragte er uns, ob wir irgendwelche Zweifel hätten. Ich selbst hatte keine, und auch den übrigen schien es nicht anders zu gehen. Dann ließ er uns mit dem Gesicht zum Lingam Platz nehmen und mit der Meditation beginnen.

Swami legte sich nieder und bat Jonathan, seine Füße zu massieren. Er sagte, wir sollten ihn nach 20 Minuten aus seiner Trance holen. Kurz danach hörte ich, wie sich sein Atem veränderte und wusste, dass er sich in tiefe Trance begeben hatte. Wieder spürte ich einen Anstieg des Energiepegels. 20 Minuten später schüttelte Jonathan Swami, um ihn aus seiner Trance zu holen. Daraufhin erhielt ich von Swami Anweisungen für alle Meditierenden oben in der Halle. Ich ging hinauf und sagte jedem, dass in 20 Minuten das Blut erscheinen würde. Sie sollten alle meditieren und an ihre Wünsche denken. Mein Gefühl war, dass er damit gemeint hatte, wir sollten daran denken, was jeder sich als höchstes Ziel in seinem Leben ersehnte.

Ich kehrte zur Höhle zurück. Swami veränderte die Ordnung unserer Gruppe, und dann begann der nächste Teil des Prozesses. Er ließ einen von uns direkt vor dem Kreuz sitzen und eine weitere Person in einem Winkel von 90 Grad dazu, das Kreuz im Blick, und sie sollten mit beiden Händen das Kreuz festhalten. Anfangs ließ er mich hinter ihnen sitzen und meine Handflächen zwischen ihre Schulterblätter legen. Swami sagte mir, ich solle mein Herz für die Energie öffnen und die Energie von ihnen in mich einsaugen. Nachdem wir einige Minuten lang in dieser Weise dagesessen hatten, bedeutete mir Swami, zu ihm herüber zu kommen, mich vor den Lingam-Stein niederzuknien und ihn mit meiner Stirn zu berühren.

Dann begann Swami sehr klar, einfach und langsam, wunderschöne Mantren zu rezitieren, die mir unbekannt waren. Bald steigerte sich das Tempo und die Energie stieg noch weiter an.

Es kam mir so vor, als würde er hinter uns umhergehen. Schließlich fing Swami an, in die Hände zu klatschen. Mein Kopf war nach unten gesenkt und ich hatte die Augen geschlossen. Das plötzliche Geräusch ließ mich zusammenfahren. Gleichzeitig hörte ich unmittelbar einen Laut wie von einem Schwall oder Guss vom Kreuz her kommen und sah vier oder fünf weiße Lichtblitze in meinem dritten Auge, das auf dem Lingam ruhte. Es war, als würde ich enorme Energie mit jedem dieser Lichtblitze in mich aufnehmen. (Tatsächlich hatte ich aufgrund der großen Energie, der ich ausgesetzt gewesen war, in den nächsten drei Tagen gewaltige Kopfschmerzen.) Als nächstes erinnere ich mich, dass ich Swami die Treppe hinauf aus der Höhle laufen hörte, während er weiterhin Mantren rezitierte, aber nicht mehr in die Hände klatschte. Wir blieben, wo wir waren und wussten nicht, was wir tun sollten.

Kurz danach kamen drei weitere Personen in die Höhle herunter und teilten uns mit, dass Swami unsere Anwesenheit oben in der Halle wünsche. Als ich mich zum Gehen wandte, berührte mich der Gesichtsausdruck der drei anderen tief, in dem sich der Schock und die Erkenntnis des großen Wunders, an dem wir gerade teilgenommen hatten, widerspiegelte. Alles hatte sich in so rasender Geschwindigkeit abgespielt, dass uns noch gar nicht recht zu Bewusstsein kommen konnte, dass dieses großartige Ereignis eigentlich schon wieder der Vergangenheit angehörte. Diese drei Personen lebten schon recht lange bei Swami und waren in seiner Gegenwart bereits Zeugen vieler Wunder gewesen. Die Erkenntnis, dass selbst sie so tief beeindruckt von den jüngsten Geschehnissen waren, erschütterte mich bis ins Mark.

Wir drei, die wir teilgenommen hatten, erhoben uns. Dann erst sahen wir das Blut. Einer von uns hatte einen dicken Blutklumpen auf dem Kopf. Bei einem anderen hatte sich die Rückseite seines weißen Leinengewandes vollgesogen, während meine Hosenbeine von den Knien abwärts, dort wo sie den Boden beim Knien berührt hatten, blutdurchtränkt waren. Es bildete sich auch eine immer größer werdende Blutlache auf dem Boden der Höhle. Wir gingen in einem veränderten Bewusstseinszustand in die Halle hinauf. Als wir die Halle betraten, spürte ich die Erschütterung und die Ehrfurcht derjenigen, die darauf warteten, ihrerseits das Wunder in der Höhle zu erleben.

Teil vier

Der Geschmack der Mango

Ich war immer der Ansicht gewesen, dass manche Dinge im Leben zu schön oder zu persönlich seien, um sie mit anderen zu teilen, weil sie dann manchmal ihre Kostbarkeit einbüßten. Die Schönheit und Kraft mancher Erfahrungen kann nicht in ihrer vollen Bedeutung wiedergegeben werden. Wenn man einem Menschen begegnet, dessen Herz nicht offen dafür ist, fühlt es sich manchmal so an, als würde das Glitzern dieser Edelsteine, die tief in meinem Herzen ruhen, getrübt. Zumindest glaubte ich das bis zu meinem letzten Besuch bei meiner Zahnärztin.

Nachdem ich über zweieinhalb Jahre von Swami in Indien in seinen Lehren unterwiesen worden war – der Zahnarzttermin lag im März des Jahres 2000 – hatte sich meine Auffassung vom Leben inzwischen in dramatischer Weise geändert. Das Wunderbare, das ja im Leben eines jeden Menschen eine eher seltene Begebenheit ist, war für mich vollkommen normal und schon fast alltäglich geworden. Die Zahnarzthelferin stellte die scheinbar harmlose Frage: »Wie haben Sie denn Ihren Urlaub verbracht? Waren Sie mit Ihrer Familie zusammen?« Na ja, im gewissen Sinne traf das durchaus zu.

Ich war mir meiner vollkommenen Abwendung von den Ansichten des Durchschnittsbürgers durchaus bewusst und war mir sicher, dass dieser fremden Frau unbehaglich werden und sie mich für verrückt erklären würde, wenn sie hörte, was ich während des vergangenen Weihnachtsfestes gemacht hatte. Jemand, der mit scharfen Gegenständen in meinem Mund herumstocherte, war der Letzte, den ich aus der Fassung bringen wollte.

Zudem hatte meine Erfahrung für mich eine solche Tiefe, dass sie nicht in Worte zu fassen war. Ich hatte bisher noch mit niemandem das geteilt, was wirklich geschehen war, weil ich diese Erfahrung nicht entweihen wollte, indem ich sie zum Gegenstand eitlen Geschwätzes machte. Aber während ich mit weit offenem Mund zurückgelehnt auf dem elektronisch gesteuerten Stuhl saß, mit einem blauen Latz auf meiner Brust und dem Strahl einer Hallogenlampe auf meine Mandeln gerichtet, beugte sich Linda, die unbekannte Zahnarzthelferin, mit Schutzmaske, Gummihandschuhen und Plastikbrille bekleidet, über mich und ich begann, ihr meine Weihnachtsgeschichte zu erzählen.

Eine Weihnachtsgeschichte

Im November des Jahres 1999 sagte mir Swami, dass das kommende Weihnachtsprogramm in seinem Ashram wegen der Jahrtausendwende etwas ganz Besonderes werden würde. Er wußte allerdings noch nicht genau, was geschehen würde. »Wir werden sehen« sagte er. »Ich habe noch keine Vorstellung davon, was die Energie bewirken wird.«

Die Wenigen, die bei Swami im Ashram wohnten, erlebten die letzten beiden Monate des Jahres hier besonders intensiv, weil Swami gesagt hatte, dass die Energie den ganzen Dezember 1999 über etwas ganz Besonderes sei – eine Gelegenheit, die nur einmal im Leben kommt. Swami ließ uns, die wir im Ashram lebten, ein bestimmtes Programm durchlaufen, das täglich viele Stunden Meditation und bestimmte Übungen beinhaltete. Eines dieser Programme sah vor, dass jeder für sich und ohne fremde Hilfe ein kleines Holzkreuz schnitzen sollte, das niemand außer uns selbst berühren durfte. Diese Kreuze würden, wenn wir sie in rechter Weise hergestellt hätten, für jeden von uns zu machtvollen Heilungsgegenständen werden. Swami sagte uns, wenn wir sie zu Heilzwecken benutzten, würden die Kreuze irgendwann einmal bluten, und dieses Blut würde viele Wunderheilungen bewirken.

Nachdem wir die Kreuze geschnitzt hatten, meditierten wir täglich mit ihnen, während wir gleichzeitig ein besonderes Mantra rezitierten, das Swami uns gegeben hatte, um die Energie von Jesus herbeizurufen. Wir mussten das Mantra nur an 41 aufeinanderfolgenden Tagen jeweils 108-mal rezitieren, wobei der letzte Tag der erste Weihnachtstag sein sollte. Das Mantra an sich war nicht schwierig, obwohl es ein wenig umfangreicher war als die meisten anderen Mantren. Die Energie war jedoch so schwer und dicht, dass wir es nicht verhindern konnten, immer wieder in eine tiefe Trance zu fallen. Für eine Mala (das sind 108 Wiederholungen des Mantras) brauchte ich wenigstens drei Stunden, während ich sonst nur ein Drittel dieser Zeit benötigte. Die Hälfte der Zeit konnte ich nicht einmal sagen ob ich wach war, oder mich in einem klaren Traum befand. Jedes Mal, wenn ich einige Minuten das Mantra rezitiert hatte, verfiel ich, unabhängig von der Tageszeit, in Trance.

Die Energie war so stark, dass manchmal, wenn ich die Augen öffnete, alles wie in Dunst gehüllt schien und ich keine Geräusche hörte, so dass ich annahm, ich würde träumen. Und während ich mich mit geschlossenen Augen in Trance befand, sah ich mitunter alles um mich herum sehr klar. So nahm ich an, ich wäre wach, bis ich einen Augenblick später meine Augen öffnete und alles genau so sah, wie ich es mit geschlossenen Augen gesehen hatte, nur ein wenig vernebelt.

Man könnte meinen, mich hätte es überrascht oder erschreckt, sehen zu können, ohne meine Augen zu benutzen, aber es war mir vollkommen gleichgültig. Der innere Zustand von Frieden war so mächtig, dass ich einfach keinerlei Gefühle aufbringen konnte. Es war, als wäre ich trunken vor Energie. Ich konnte meine Augen nicht auf einen bestimmen Punkt konzentrieren, mein Atem ging schwer, und ich glitt urplötzlich in die Trance hinein und wieder heraus.

Obwohl das Mantra laut in meinem Kopf widerhallte, als würde es jemand über einen Lautsprecher abspielen, verharrte meine Hand oft wie erstarrt nach oben gerichtet, ohne eine einzige Perle an der Gebetskette zu zählen. Manchmal bekam ich meine Sinne so weit zusammen, dass ich auf die Uhr schauen konnte, um zu erkennen, dass ich fast drei Stunden lang in diesem Zustand gewesen war. Wenn ich mich dann wie betrunken auf meine Mala konzentrierte, um zu sehen, wie viele Wiederholungen ich noch zu machen hätte, entdeckte ich, dass ich lediglich 15 oder 20 Perlen abgezählt hatte.

Einmal hatte ich innerhalb von zwei Stunden das Mantra nur dreimal wiederholt. Wenn ich in dieser Geschwindigkeit weitermachte, würde ich drei Tage für einen Durchgang brauchen! Weil ich den Prozess aber als so bedeutend empfand, wollte ich sicher gehen, dass ich es richtig machte. Und so benötigte ich manchmal vier bis sechs Stunden, um eine einzige Mala zu beenden! Ehrlich gesagt, habe ich dennoch meistens nicht einmal die Hälfte der Gebetsperlen der Kette abgezählt, obwohl ich das Mantra innerlich wohl tausendmal rezitiert haben muss. Kein Mantra, das ich bisher rezitiert hatte oder je wieder rezitiert habe, hat mich so stark berührt wie das Jesus-Mantra während des letzten Monats des letzten Jahrtausends.

Nach dem Weihnachtsprogramm rezitierte ich das Mantra nebenbei weiter, aber die Wirkung war eigentlich gleich null. Ohne Swami davon zu erzählen, dass ich die Rezitation eigenmächtig fortsetzte, fragte ich ihn eines Tages, ob es ratsam sei, dieses Mantra weiter zu praktizieren. Er sagte beiläufig: »Sicher, kein Problem, aber es hat keine Auswirkung. Ich habe den Energiekanal geschlossen.«

Bevor wir die Meditation mit dem Kreuz nach den vorgeschriebenen 41 Tagen abschlossen, sammelte Swami die Kreuze ein und gab sie einem Silberschmied, um jedes Kreuz mit Silber einfassen zu lassen. Während ich diese Zeilen niederschreibe, ist es über acht Monate her, und seither hat niemand von uns die Kreuze je wieder zu Gesicht bekommen. Werden wir sie je wieder zurückerhalten? Keiner weiß es, außer vielleicht Swami.

Am Tag vor Heiligabend sagte Swami zu mir und drei anderen Schülern, dass wir am nächsten Tag ein circa zwei Meter hohes Kreuz ohne jede fremde Hilfe bauen sollten und niemand außer uns das Holz berühren dürfe, nachdem die Äste, die wir für die Herstellung benötigten, vom Baum abgeschlagen worden seien. Obwohl manche von Swamis Bitten merkwürdig klingen, sagt er nichts unbegründet. Wenn seine Anweisungen nicht genau befolgt wurden oder für selbstverständlich gehalten wurden, habe ich manchmal auf schmerzhafte Weise feststellen müssen, dass Aufgaben nicht erledigt werden konnten oder wie von selbst völlig schief liefen.

Wir vier arbeiteten von zehn Uhr morgens bis elf Uhr in der Nacht an dem Kreuz. Einmal wollte eine Schülerin helfen und berührte eines der Holzstücke, und wir mussten wieder von vorne anfangen. Schließlich brachten wir das Kreuz spät abends – ungeduscht, wie wir waren, mit sonnenverbrannter Haut und müde – in die Meditationshalle. Wir vier hatten das Kreuz mit eigenen Händen gebaut und es nie auch nur eine Minute lang aus den Augen gelassen. Es waren ganz einfach zwei eingekerbte Hölzer, die mit zwei Eisennägeln zusammengehalten wurden. Es hatte eine ungefähre Höhe von 1,65 m und war wunderschön anzuschauen.

Die Szenerie in der Halle war atemberaubend schön. Alle Frauen saßen in roten, seidenen Saris auf der linken Seite der Halle und alle Männer saßen in weißen Punjabis auf der rechten Seite.

Es waren insgesamt ungefähr 150 Menschen. Hunderte von Kerzen, Blumen und herrlich duftenden Räucherstäbchen verwandelten die Halle in einen beschaulichen, leuchtenden Garten.

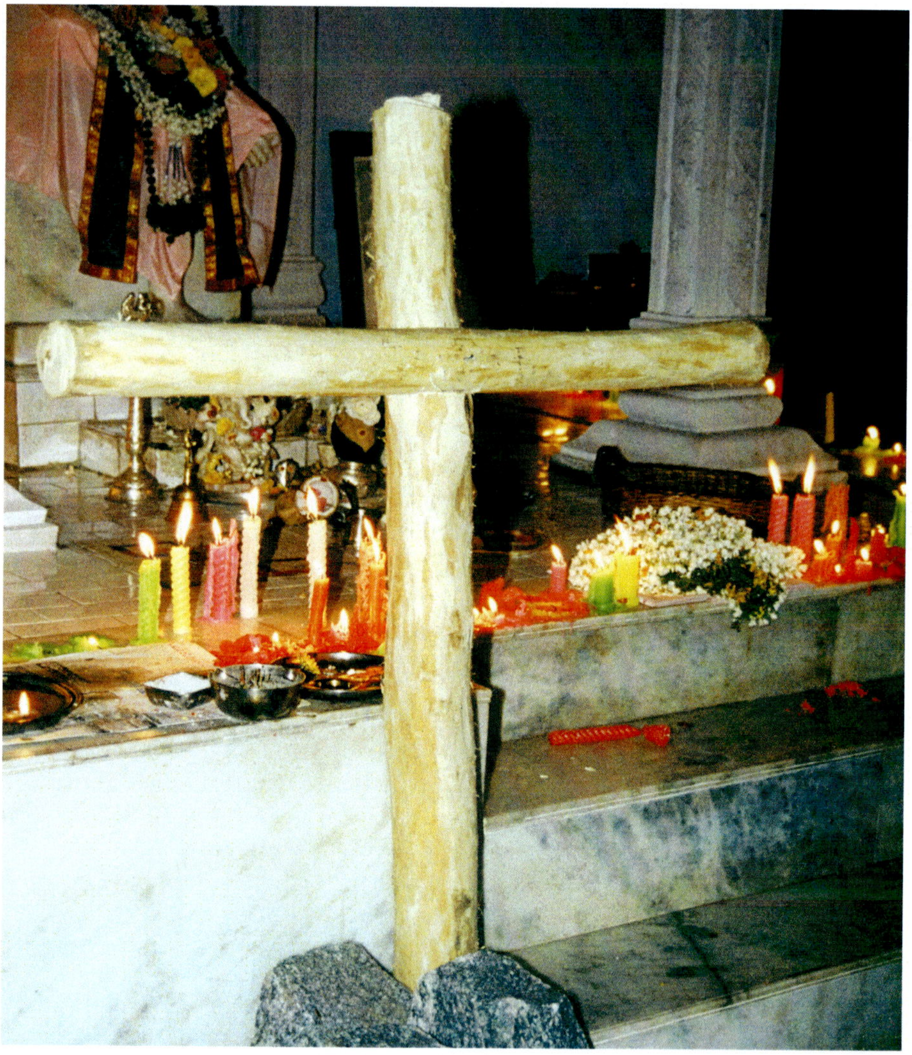

Wir lehnten das Kreuz gegen den Altar und verließen die Halle, um zu duschen und uns umzuziehen. Ich kam als Letzter von uns Vieren vom Duschen zurück und setzte mich, ein wenig müde von der Arbeit der letzten Tage, hinten in die Halle.

Swami hielt eine unglaubliche Rede über die Größe Jesu und erzählte uns, weshalb nach seinem Verständnis Jesus der größte Heilige der Weltgeschichte werden konnte. Dann sagte Swami allen, dass um 0.30 Uhr, kurz nach Mitternacht, die Jesus-Energie kommen und das Kreuz bluten würde. Jeder von uns würde das Blut berühren und das Kreuz bluten sehen können. Diese Mitteilung versetzte meine Aufmerksamkeit sofort wieder in höchste Bereitschaft. Es war bereits Mitternacht.

Swami wies uns vier Männer an, das Kreuz in die »Höhle« zu bringen. Die Höhle ist genau genommen ein Kellerraum, der als Shiva-Tempel benutzt wird. Früher war er Swamis privater Meditationsort. Die Energie in dieser Höhle ist unglaublich. Swami ging früher jede Nacht um ein oder zwei Uhr morgens in die Höhle und zündete eine kleine Öllampe an. Er blieb für ein paar Augenblicke zum Gebet stehen, brach dann einfach auf dem Sandfußboden zusammen und verharrte für Stunden so, wie er gefallen war, in Meditation. Er hat uns oft gesagt, dass die Höhle der eigentliche Kraftort des Ashrams sei. Vor einem Jahr hat er einen Schieferboden legen lassen und erlaubt seitdem seinen Schülern, dort unten zu meditieren.

Wir Männer trugen also das Kreuz aus der Halle in die Höhle. Die anderen meditierten ungefähr 20 Minuten lang in der Halle, bis Swami zurückkam, die Hosenbeine circa zehn Zentimeter hoch von hellrotem Blut gefärbt, als seien sie in Jod getaucht worden. Ich wusste, dass dies wohl Blut sein sollte, aber es war ein solch leuchtendes Rot, dass ich dachte, es sei unecht. Ich hatte bis dahin in meinem wirklichen Leben noch nicht so viel Erfahrung mit Blut gemacht und wusste nur, wie vermutlich richtiges Blut in Kinofilmen aussah – nämlich wie dunkles Rot in Richtung Purpur. Spannung und Erwartung stiegen an, als Swami lässig zu seinem Stuhl vorne in die Halle schlenderte.

Er setzte sich, wischte sich die Hände an seinem Handtuch ab und saß einige Minuten lang schweigend da. Ich hatte noch nie bei ihm so glasige Augen gesehen. Swami ist immer sehr präsent und außerordentlich wachsam; niemals entgeht ihm ein neuer Sari, ein neuer Haarschnitt oder auch nur eine winzige Veränderung. Sein Blick zeugt immer von großer Wachheit, seine Augen leuchten, und er zeigt niemals übertrieben seine Gefühle, auch wenn er unter größten körperlichen Schmerzen leidet.

Er kann stundenlang mit seinen Anhängern zusammensitzen und wie mit Seinesgleichen mit ihnen reden, ohne dass er seine überragende Weisheit herauskehrt. Aber wie er jetzt in seinem Sessel saß, war er eindeutig unfähig, seine Sinne mit der vollen Aufmerksamkeit zu konzentrieren. Er trank, ohne die Flasche abzusetzen, fast einen ganzen Liter Wasser – auch wieder etwas, was ich bei ihm noch nie erlebt hatte. Danach begann er zu reden. Seine Worte kamen nur langsam und ohne die gewohnte Deutlichkeit.

Er sagte: »Also, Leute, es ist vollbracht. Das Blut fließt aus dem Kreuz heraus.« Er beschrieb dann, wie drei der Männer das Kreuz festhielten und ihre Kleidung sich mit Blut vollsog, und wie das Blut literweise am Kreuz herab auf den Boden floss. Swami hatte sich dem Kreuz nie ganz genähert, sondern stand mit ausgebreiteten Armen ungefähr zwei Meter vom Kreuz entfernt. Als die Energie kam, kippte das Kreuz langsam um, und einer der Männer tauchte in der Fallbewegung unter dem Kreuz hindurch, um es aufzufangen und wieder aufzurichten. Dann waren alle drei zur Stelle, um es zu halten. Daraufhin bat Swami sie, ihre Augen zu schließen. Swami klatschte laut in die Hände, und auf einmal strömte das Blut literweise aus dem Kreuz. Die drei Männer teilten später ihre Erfahrungen mit, und ich erinnere mich noch recht gut, dass sie sagten, es habe sich für jeden von ihnen so angefühlt, als würde er die Beine von Christus halten. Obwohl das Kreuz sehr leicht von nur einer Person getragen werden konnte, hatten die drei redliche Mühe, es gemeinsam aufrecht zu halten.

Ich stellte mir vor, wie das Blut, wie in einem schlechten Horrorfilm, eimerweise überall umherschwappte. Swami schaute mich an und sagte: »Du und Clint, ihr geht jetzt hinunter. Schickt alle, die unten sind, wieder hinauf, berührt das Blut und kommt dann schnell wieder.« Als wir uns auf den Weg machten, betonte er nochmal nachdrücklich das Wort »schnell«.

Clint und ich machten uns sofort auf zur Höhle. Phillip meditierte oben auf dem Dach der Höhle, und als wir die Stufen hinunterstiegen, war mein erster Gedanke: »Wo ist denn all das Blut geblieben, das hier angeblich nur so strömen soll?« Drei Männer knieten zusammengedrängt am Fuße des Kreuzes, mit zwei brennenden Öllampen auf dem Altar neben ihnen.

Ungefähr ein Liter Blut war zwischen ihnen hindurch zur Mitte des Schieferbodens geflossen – der Anblick bot nicht annähernd das Blutbad, das ich erwartet hatte. Wir sagten den Männern, dass Swami sie in der Halle erwartete, und als sie aufstanden, sah ich, dass ihre Hosen und Hemden tatsächlich an verschiedenen Stellen voll Blut waren. Aber es sah eben nicht ganz so aus wie Blut, weil es leuchtend rot war. Ich verdrängte die Zweifel schnell und kniete mich nieder, um die Arbeit zu erledigen, die zu tun jetzt anstand. Dies war der Augenblick, auf den ich mich monatelang vorbereitet hatte, und ich wollte ihn voll auskosten.

Als die drei hinausgegangen waren, knieten Clint und ich uns nieder, berührten das »Blut«, welches in der Mitte des Bodens zusammengeflossen war, schauten einige Augenblicke lang bedachtsam auf das Kreuz, sprachen ein paar Gebete und gingen wieder. Swami hatte uns gesagt, wir sollten uns beeilen, und als ich mit Clint rasch zurück zur Halle ging, fragte ich ihn, ob er glaube, dass es Blut sei. Es fühlte sich nicht so klebrig wie Blut an, duftete ein wenig parfümiert, nicht wie der metallische Geruch von Blut. Ich fragte Clint, der ein hoch angesehener Arzt war, ob es sich tatsächlich um Blut handelt oder ob Swami möglicherweise irgendeine Flüssigkeit von irgendwoher teleportiert hätte um den Anschein zu geben, das Kreuz würde bluten. Clint wollte mir nicht widersprechen und schaute auf seine Finger, während er sie aneinander rieb. Dann gab er ein vollkommen unverständliches Grunzen von sich, gepaart mit einer gleichermaßen unverständlichen Kopfbewegung. Er erwiderte nichts auf meine Fragen.

Später fand ich heraus, dass er keinen Zweifel an der Echtheit dieses Blutes hatte, da er als Arzt ja jeden Tag damit zu tun hatte, und nun kam ich und störte seine heilige Erfahrung. Damals wusste ich allerdings nicht, ob er verärgert war oder ob er mir zustimmte oder ob er mich einfach nicht verstand. Ich sagte: »Glaubst du, dass Swami mit einer Blutimitation die Leute bloß glücklich machen will? Glaubst du, Swami würde so etwas je tun? Das sähe ihm doch eigentlich gar nicht ähnlich.«

Clint sagte nichts, und als wir die Halle erreicht hatten, ließ ich meine Fragen zunächst einmal auf sich beruhen. Wir kamen zurück in die Halle, gingen nach vorne und setzten uns zu Swamis Füßen, so dass ich ihn fragen konnte, ob es sich wirklich um Blut handelte, aber ich bekam nicht die Gelegenheit dazu. Während er zu den Anwesenden sprach, bat er mich, seine Füße zu massieren. Sie waren glühend heiß und geschwollen. Ich gebe Swami fast jeden Tag eine Fußmassage und seine Füße werden immer heiß, wenn er lange Zeit starke Energiearbeit leistet. Aber ich hatte seine Füße nie zuvor als so heiß empfunden. Ich bat jemand anderes, seine Füße zu berühren und es war erschreckend. Sie fühlten sich wie Felsstücke an, die für lange Zeit in der Nähe eines Feuers gelegen hatten – ohne Verbrennungen, aber immer noch unglaublich heiß angesichts des Umstandes, dass es sich um menschliche Haut handelte.

Swami sagte den Leuten, sie sollten sich zu fünft zu einer Gruppe zusammenschließen und den Vorgang, in die Höhle zu gehen, das Blut zu berühren, ein Gebet zu sagen und wieder herauszukommen, schnell hinter sich bringen. Keiner durfte das Kreuz berühren. Unglücklich darüber, wie langsam die Dinge vorangingen, bat mich Swami nach zehn Minuten, mich an den Eingang der Höhle zu stellen und die Leute anzutreiben. Also ging ich hinaus und machte den Zuchtmeister. Erst als ich dort so stand, bemerkte ich die Wirkung der Energie. Ich war nicht benommen im Kopf, aber ich fühlte mich sehr leicht und musste mich ein wenig mehr als sonst konzentrieren, durch die Menge zu gehen.

Auf den Stufen, die hinunter in die Höhle führen, hat nur jeweils eine Person Platz. So wurde ich zu einer Verkehrsampel, welche den Fünfergruppen jeweils signalisierte, wann sie herauf- oder hinuntergehen konnten. Die Energie kam mit Wucht aus der Höhle wie Hitze aus einem Ofen. Als ich am Eingang stand und den Leuten dort unten sagte, wann ihre 15 Sekunden abgelaufen waren, bemerkte ich, dass alle vollkommen »neben der Spur« waren. Sie waren wie Zombies, wie Untote. Ich bin mir allerdings sicher, dass damals niemand bemerkte, wie die Energie auf sie wirkte. Es ist seltsam, aber normalerweise bemerken wir die unglaublichen, übernatürlichen Ereignisse erst in rückblickender Betrachtung. Im Augenblick des Ereignisses sind wir normalerweise in Gedanken und nicht mit der Geschichte beschäftigt, die sich um uns herum entfaltet.

Swami kam aus der Halle und ging schnurstracks auf mich zu. Er fragte, wie viele Leute bereits hinuntergegangen waren, wie viele noch übrig waren und wieviel Zeit wir noch benötigten.

Ich gab ihm meine bestmögliche Einschätzung, woraufhin er für einige Minuten hinunter in die Höhle ging und die Leute noch mehr als zuvor antrieb. Er erlaubte niemandem, auch nur mehr als ein paar Sekunden dort stehen zu bleiben. Sie berührten das Blut und gingen dann wieder hinauf. Als Swami wieder aus der Höhle hervorkam, sah er vollkommen betrunken aus. Er bat mich mit undeutlich artikulierten Worten, den Prozess noch weiter zu beschleunigen. Ich hatte Swami bis zu diesem Tag noch nie in einer solchen Verfassung gesehen. In diesem Augenblick begann eine Frau, die in der Reihe wartete, unkontrolliert zu atmen. Sie hyperventilierte nicht, es war eher eine emotionale Überforderung. Ich wollte zu ihr hingehen, aber Swami hielt mich zurück und sagte, er würde sich um sie kümmern.

Swami stolperte und fiel fast hin, als er sich auf dem Weg zu der Frau befand. Es standen zwei stämmige junge deutsche Männer zu beiden Seiten der Frau, aber sie bemerkten nicht einmal, dass die Frau zwischen ihnen nahe daran war, in Ohnmacht zu fallen. Als Swami sie erreichte, schauten sie ihn an und erst, als Swami der Frau seine Hände auflegte, um ihr zu helfen, bemerkten sie, dass sie in Schwierigkeiten war. Überrascht sprangen sie auf und stützten sie.

Ich eilte in die Höhle hinunter, um die Angelegenheit zu beschleunigen. Ich war schon hunderte Male unten in der Höhle gewesen. Ich wohnte sogar einmal mehrere Monate lang dort unten. Aber als ich die Stufen hinunterstieg, glaubte ich, in eine andere Welt einzutreten. Das war ungefähr eine Dreiviertelstunde, nachdem ich das erste Mal mit Clint hinuntergegangen war, die Energie forderte nun ihren Tribut. Jetzt konnte ich spüren, wie stark die Energie eigentlich war. Sie war so dicht und mächtig, dass mir die Beine nachgaben, so schwach fühlte ich mich. Ich verstand nun, wie die Energie Swami in Mitleidenschaft zog, und weshalb es so wichtig war, alle so schnell wie möglich durch diesen Prozess hindurchzuschleusen.

Ich blieb nur etwa zehn Minuten in der Höhle, um die Leute hinein und hinaus zu leiten, aber es kam mir wie eine Ewigkeit vor. Ich lehnte mich an die dem Kreuz gegenüberliegende Wand und stürzte ein paar Mal fast zu Boden, weil diese Kraft wie ein Gewicht auf meinem ganzen Körper lastete.

Es war, als hätte mein Körper mit jeder Minute 100 Pfund zusätzliches Gewicht zu tragen. Schließlich kam Anya zu mir herunter und sagte: »Swami sagt, wir müssen den Rest der Leute in den nächsten zwei bis drei Minuten hier durchschleusen, sonst könnte es seinen Tod bedeuten.« Ich verstand. Sie sprach die reine Wahrheit. Swami war das Tor, das es der Christus-Energie ermöglichte einzutreten. Ich wusste, dass die Größe dieser Kraft proportional zu Swamis Fähigkeit stand, und dass diese enorme Energie, die durch ihn hindurchfloss, unbedingt ihren Tribut forderte. Ich riss mich zusammen und bewerkstelligte es, die verbleibenden Leute in ein paar Minuten hindurchzuschleusen.

Nachdem alle unten in der Höhle gewesen waren, ging ich zum Kreuz und untersuchte es sorgfältig. Im Verlauf des Querbalkens hatte das Blut ein vollkommen symmetrisches Muster hinterlassen. Ich konnte es einfach nicht glauben. Es war nicht aufgemalt worden, sondern offensichtlich von oben herabgefallen und dann heruntergetropft, aber es war ohne Frage vollkommen symmetrisch. Eine menschliche Hand konnte das nicht vollbracht haben. Ich wollte die Stelle finden, von der das Blut herkam. Von dem Zeitpunkt an, als ich das erste Mal hinunter in die Höhle gegangen war bis zu diesem Augenblick, hatte sich die Blutlache immer weiter ausgebreitet, bis sie den Durchmesser von ein bis anderthalb Metern erreicht hatte; das Blut floss also anscheinend immer noch aus dem Kreuz heraus. Genau in der Mitte des Kreuzes, an der sich die beiden Teile trafen, sah ich das Blut langsam herausfließen. Es kam mehr heraus als ich erwartete. »Vielleicht täuschen mich meine Augen«, dachte ich, denn bei Kerzen-licht war es schwer zu sehen, ob das Blut sich tatsächlich im Fluss befand. Daher drückte ich meinen Fingerrücken genau unterhalb dieser Stelle an das Kreuz und beobachtete, wie das Blut über meine Finger und weiter bis zum Boden floss. Plötzlich traf mich die Erkenntnis der Bedeutung dessen, was sich gerade ereignete, wie ein Blitz.

Ich erkannte in diesem Augenblick, dass die Christus-Energie so stark gegenwärtig war, dass sie sich als Blut manifestierte, welches aus dem Kreuz floss. Worte werden der tiefen Bedeutung dieses Ereignisses nicht gerecht, ich weiß, aber ich lege nicht bloß das Offensichtliche dar.

Schwerer als das Wunder des aus dem Kreuz tretenden Blutes wog, worauf dieses Phänomen hinweisen wollte. Die Kraft war so stark, dass sie ein solch unglaubliches Symbol verwirklichen konnte. Es hatte den Anschein, als ob das Symbol selbst so heilig wäre, dass es gar nicht verfälscht reproduziert werden konnte. Christus war da, und das unglaubliche Zeichen seiner Anwesenheit war das Symbol des Blutes, welches aus einem Kreuz floss. Diese Erkenntnis traf mich, und auf einmal stand ich vor Jesus.

Ich ging ein paar Schritte zurück und schaute nun nicht auf das Kreuz, sondern scheinbar auf einen Punkt darüber. Die gesamte Wand hinter dem Kreuz verschwand in einer Schwärze. Der Anblick wirkte wie ein gigantisches Fenster zum Universum. Ein schwaches, aber beständiges Licht von der Größe eines Mannes erschien in der Mitte. Es war Jesus. Die Gegenwart, die Macht, die Liebe und die Herrlichkeit – sie waren vollkommen überwältigend. Er war mir so vertraut, dass ich vor Erleichterung beinahe in Tränen ausbrach; es war, als hätte ich schon seit Jahrtausenden nach ihm Ausschau gehalten. Ich fühlte mich so wahnsinnig gut, dass ich die Arme weit ausbreitete, meine Augen schloss und innerlich sagte: »Danke. Ich habe schon so lange auf dich gewartet. Es ist so wundervoll, dich endlich wieder zu spüren. Ich liebe dich so sehr, bitte sei für immer bei mir.«

Die Kraft dieser wenigen Augenblicke war mit keiner Erfahrung zu vergleichen, die ich bisher erlebt hatte. Ich habe noch nie vor einer Flutwelle oder einem Tornado gestanden, aber genau so stellte ich es mir vor. Mein Eindruck von Jesus aus meiner Erfahrung an Heiligabend ist, dass seine Energie absolut durch nichts aufzuhalten ist. Was immer Sein Wille auch sein mag, es wird geschehen. Die Begegnung war so stark, dass mein Körper furchterfüllt war, als wenn er es mit einem fünf Tonnen schweren Löwen zu tun hätte. Ich war ihm auf Gedeih und Verderb ausgeliefert. Und dennoch war mir seine Energie so vertraut – nicht etwa aus einem anderen Leben oder ähnlichem, sondern weil Jesus ein grundlegender Bestandteil eines jeden Menschen ist. Mein Gefühl ist, dass jeder in dieser Situation die gleiche Vertrautheit gespürt hätte. Das Göttliche ist in uns allen und ist das, wonach wir uns unbewusst sehnen. Jesus ist ein Teil dieser göttlichen Energie und verkörpert besonders den menschlichen Aspekt dieser göttlichen Energie.

Swami sagt, die Definition von Jesus sei Liebe. Wie eine Gleichung, Jesus ist gleich Liebe, Liebe ist gleich Jesus. Genauso wie man Hitze und Feuer nicht voneinander trennen kann, kann man Jesus nicht von der Liebe trennen.

Ich spürte, dass es Zeit für mich war zu gehen, weil die Energie, so wunderbar sie auch war, mich beträchtlich in Mitleidenschaft zu ziehen begann. Ich schwebte die Stufen hinauf in die Halle, wo ich mich in eine Ecke setzte. Ich fühlte mich, als würde ich in einem Mikrowellenherd geschmort. Jede einzelne Zelle meines Körpers schien umherzuwirbeln und zu kochen, als würde das ordnende Prinzip meiner Lebenskraft mit einem Ebbstrom davongetragen. Ich schloss die Augen, um mich zusammenzureißen. Ich hatte in voller Absicht die Möglichkeit genutzt, zu lange in der Höhle zu bleiben und das war möglicherweise ein Fehler gewesen. Ich ergab mich den Konsequenzen meines Handelns und akzeptierte, was immer mit meinem Körper geschehen würde. Nach einigen Minuten normalisierte sich alles wieder. Dann begann Swami, mit seiner hohen melodiösen Stimme Mantren zu singen.

Mein Magen streikte vor lauter Schmerzen. Swami sang ein Mantra, machte eine Pause und setzte mit einem weiteren Mantra fort. Sein Gesang schwächte mich so sehr, dass mir extrem übel wurde und ich der Ohnmacht nahe war. Jedes Mal wenn er eine Pause machte, konnte ich mich für ein bis zwei Sekunden erholen, bevor er wieder anfing zu singen. Mein Körper rutschte zur Seite, weil ich sogar die Kraft verloren hatte, aufrecht sitzen zu bleiben. Ich verstand auf einmal, wie diese Erfahrung in der Höhle mich über meine bisherigen Grenzen hinaus geöffnet hatte, und während Swami sang, traf mich die Macht seiner Gebete mit voller Wucht. Ich konnte diese Energie kaum verkraften. Ich besaß keine Grenzen mehr.

Er musste wohl etwa fünf Minuten lang gesungen haben, und es war eine solche Qual für mich, dass ich, unabhängig davon wie schlecht es mir ging, die Ironie darin bemerken musste. Hier hatten wir einen wundervollen Swami, der sich das Herz aus dem Leib sang, etwas, was einem leicht die Tränen der Rührung in die Augen trieb, und ausgerechnet das brachte mich gerade um! Wenn ich mich hätte bewegen können, hätte ich die Halle verlassen.

Nach drei Minuten beabsichtigte ich ernsthaft, Swami die Bitte zuzurufen, mit dem Gesang der Mantren aufzuhören. Aber es waren so viele andere Leute anwesend, die diese Zeit so genossen, dass es mir sehr selbstsüchtig erschien, dies zu tun. So gab ich es wiederum auf, die Kontrolle darüber gewinnen zu wollen, mich zu erbrechen oder in Ohnmacht zu fallen oder meinen Kopf vor dem Explodieren zu bewahren – ich wartete nur noch den Sturm ab.

Nachdem die ganze Angelegenheit vorüber war, bat Swami fünf von uns, hinunter in die Höhle zu gehen, um sie vollständig zu reinigen. Mit Papierhandtüchern sogen wir das Blut auf. Als ich das Kreuz und die großen Steine, die ihm als stützenden Sockel gedient hatten, bewegte, sah ich mich Kugeln aus geronnenem Blut von enormer Größe gegenüber. Nun gab es keine Zweifel mehr. Der Duft nach Parfum, den ich und viele andere wahrgenommen hatten, war verschwunden und ersetzt durch den metallenen Geruch von Blut. Es war Blut. Blut, nichts als Blut und davon jede Menge! Nun sah ich, dass sich viel von dem Blut am Fuße des Kreuzes gesammelt hatte und nicht zur Mitte des Bodens geflossen war, obwohl es fast die andere Seite der circa drei Meter breiten Höhle erreicht hatte. Wenn man die paar Liter bedenkt, die von der Kleidung der drei Männer aufgesogen wurden, die zugegen waren, als die Energie das erste Mal kam, würde ich vermuten, dass insgesamt acht oder neun Liter Blut während des einstündigen Prozesses geflossen sind.

Mein Weihnachtsgeschenk von Swami war die Begegnung mit Jesus. Mir war erlaubt worden, einen Schimmer von seiner Erhabenheit und seiner Herrlichkeit zu erhaschen. Seither weiß ich ohne jeden Zweifel, dass er wirklich ist, und dass er für diejenigen sorgt, die auf ihn schauen. Swami hat stets das höchste Lob und die höchste Liebe für Jesus.

Aufgrund meiner Erfahrungen an Weihnachten weiß ich nun, dass es nicht wichtig ist, wen wir als Gott wahrnehmen, ob es Jesus, Buddha, Krishna oder Mohammed ist. Es ist nur wichtig, dass wir nach Gott Ausschau halten. Der Glaube an eine göttliche Seele reicht aus, denn Gott kann für jeden sorgen und tut es auch. Nochmals kommen mir Swamis Worte in den Sinn: »Es gibt unterschiedliche Kerzen, aber das Licht ist das gleiche.«

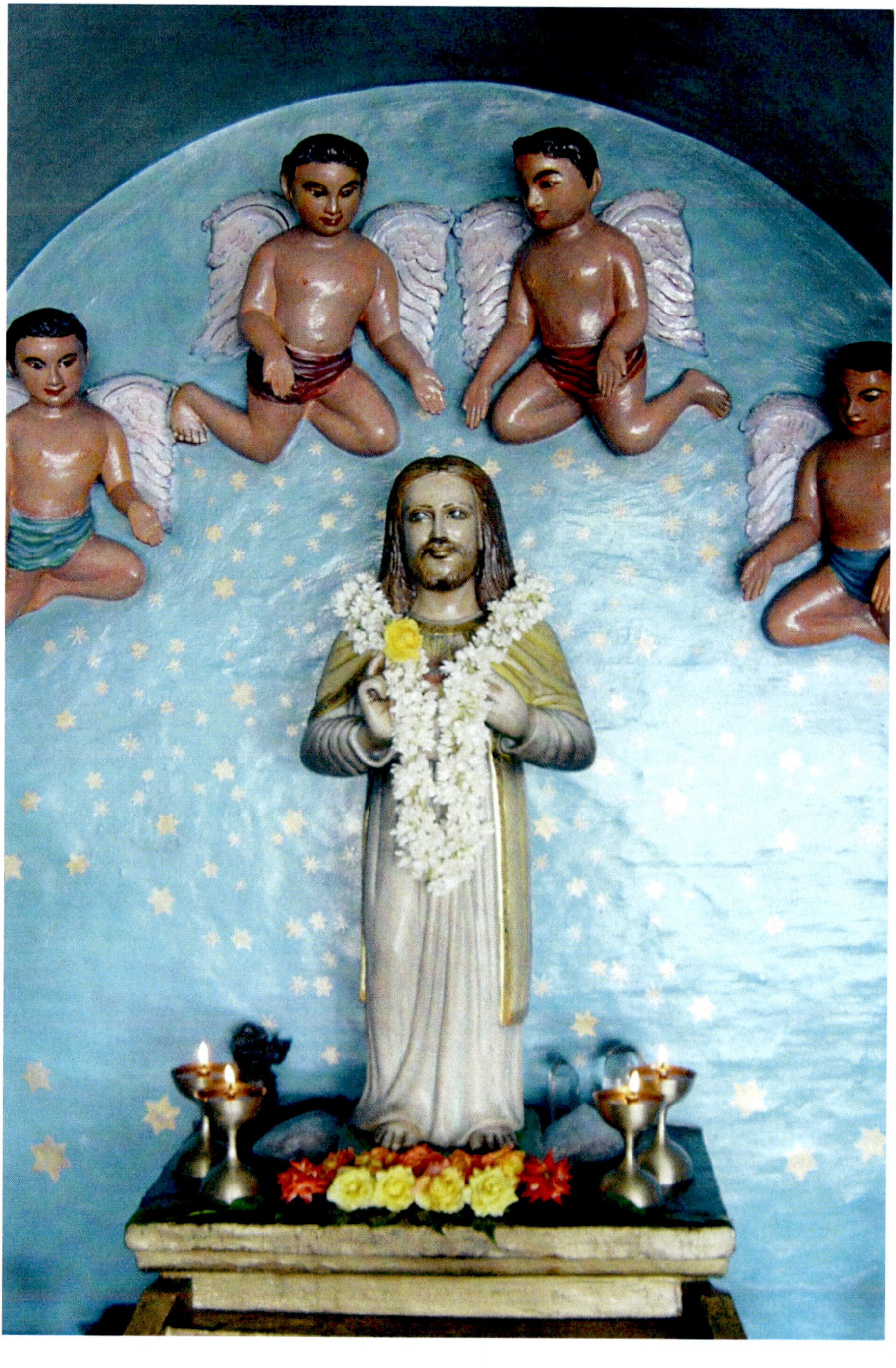

Nichts geht über Gottes Macht hinaus, und wenn wir dies wahrhaftig verstehen, dann ist unser Vertrauen nicht mehr nur blindes Vertrauen. Wenn wir dies wahrhaftig erkennen, dann stehen wir in direkter Beziehung zu Gott.

Linda begegnet Jesus

Ich schaute auf zu der wie hypnotisiert wirkenden Zahnarzthelferin und bemerkte, dass sie während der zehn Minuten, in denen ich es gewagt hatte, meine weihnachtliche Erfahrung zu erzählen, buchstäblich bewegungslos dagestanden hatte, mit der einen Hand ihr Reinigungsbesteck hochhaltend und einen kleinen Spiegel in der anderen Hand. Ich hatte nur die Hauptpunkte des Heiligen Abends beschrieben – ein kleiner Tropfen im Ozean des gesamten sechswöchigen Programms, aber wie Swami schon viele Male gesagt hat: »Wir brauchen nicht den ganzen Ozean auszutrinken, um seinen Geschmack zu entdecken. Schon ein einziger Tropfen genügt.« Erst bei meinem Zahnarzttermin hatte ich die tiefere Bedeutung dieser Feststellung nun verstanden. Meine kurze Zusammenfassung, wenngleich in absurder Weise unvollständig, genügte, um eine tiefe Wirkung auf Linda auszuüben.

Als ich meine Erfahrung mit Jesus am Heiligen Abend erzählte, erfüllte die gleiche Energie, diese enorme und nicht zu leugnende Energie, dieses winzige weiße Sprechzimmer. Diese Energie war auf intensive Weise dicht und dennoch so zart. Als ich begann, meine Eindrücke von Jesus nach der »Begegnung« mit ihm in jener Nacht zu erzählen, flutete Energie geradezu aus mir heraus. Ich sagte: »Jede göttliche Seele kann sich deiner Probleme annehmen, du musst nur an sie glauben.« Nach diesem Satz hörte ich mich zu meiner Verwunderung über einige ihrer ganz besonderen Lebensprobleme sprechen und teilte ihr mit, dass ihre Gebete zu Jesus erhört worden seien. Der Probleme würde sich in ein paar Wochen angenommen werden.

Es war das erste Mal, dass ich Linda begegnete, und ich konnte unmöglich etwas über sie persönlich oder ihr Familienleben wissen. Innerlich zögerte ich, ihr diese Dinge zu sagen, weil ich nicht wusste, ob sie der Wahrheit entsprachen oder nicht. Sobald die Worte jedoch meine Lippen verlassen hatten, wusste ich, dass sie wahr waren.

Indem ich die Möglichkeit wahrnahm, diese Worte auszusprechen, öffnete ich anscheinend eine Tür, und ich fühlte diese Energie physisch in meinen Körper eintreten. Es war genau die gleiche Jesus-Energie, die ich bereits erfahren hatte.

Auf einmal fühlte ich mich, als würde ich zu meiner eigenen Tochter sprechen, obwohl ich keine Kinder habe. Solch ein extremes Gefühl von Fürsorge und Mitgefühl war noch nie zuvor von meinem eigenen Herzen ausgegangen. Meine Stimme wurde sanft, als ich das Bedürfnis hatte, ihr mitzuteilen: »Ich bin da. Zweifle nicht. Ich halte dich für alle Zeiten in meinen Händen. Ich werde immer bei dir sein.« Aber stattdessen sagte ich zu ihr: »Jesus ist wahrhaftig, er ist da. Zweifle nicht. Er kann alles tun. Er hält dich für alle Zeiten in seinen Händen. Wann immer du ihn brauchst, wird er da sein. Er ist immer bei dir.« Die Kraft, die von diesen Worten getragen wurde, welche aus meinem Mund kamen, kann ich nicht gebührend zum Ausdruck bringen. Damals, in jenem Augenblick, waren sie unbestreitbar die Wahrheit. Nicht anderes im Universum besaß mehr Wirklichkeit als diese Worte. Als ich in ihre Augen sah, strömten Tränen der Freude unter ihrer Schutzbrille hervor. Jesus nahm sich seines Kindes an, indem er sich meiner bediente. Mir war erlaubt, seine Gefühle zu fühlen. Ich fühlte seine unvergleichliche Liebe und sein Mitgefühl für Linda. Es war einfach unfassbar. Mein Herz verspürte körperlichen Schmerz, der seinen Ursprung in der schrecklichen Süße dieser Liebe hatte, als wollte es versuchen, sich über seine Grenzen hinaus zu öffnen.

Ich erkannte, welch ein Verbrechen es wäre, diese Geschenke, die ich erhalten hatte, nicht zu teilen, ungeachtet dessen, wie die Leute reagierten. Wie wahrhaft selbstsüchtig es wäre, diese kostbaren Juwelen für sich zu behalten und, indem man sie nicht mit anderen teilt, andere, aber ebenso sich selbst, von der Möglichkeit abschneidet, einen Tropfen der Essenz Gottes zu kosten. Linda sagte, sie hätte dadurch, dass ich ihr meine Geschichte mitteilte, eine direkte Erfahrung mit Jesus gemacht und war »bis ins Mark« ihres Seins berührt. Ihr Glaube an Jesus hatte sich bestätigt und war noch stärker geworden. Jahrelange Gebete waren nun beantwortet worden. Sie dankte mir überschwenglich während der verbleibenden Zeit unseres Termins, hatte aber keine Vorstellung davon, welch ein Geschenk auch ich bekommen hatte, als ich meine Erfahrungen mitteilte.

Ich wollte ihr ebenfalls danken! Und das tat ich auch. Was für eine wundervolle Möglichkeit, den wahren Wert von dem, was ich zu Weihnachten bekommen hatte, zu erfahren! Durch meinen Zahnarztbesuch konnte ich nun viel mehr von dem erkennen und verstehen, was ich von Swami gelernt hatte, und jetzt war dieses Verstehen und Erkennen zu einem makellosen kleinen Päckchen zusammengeschnürt. In einem Zeitraum von nur zehn Minuten, zu einer Zeit und an einem Ort, wo man es am wenigsten erwarten würde – nämlich auf einem Zahnarztstuhl, wo alles für meine halbjährliche Zahnreinigung vorbereitet war, lernte ich unschätzbare Lektionen für mein Leben.

Ich gewann den Mut, das zum Ausdruck zu bringen, von dem ich wusste, dass es die Wahrheit war, das Risiko einzugehen, das Herz eines anderen Menschen zu berühren. Ich verstand, wie ein Samenkorn, das man erhalten hat, dazu bestimmt ist, eine Frucht wachsen zu lassen, die ihrerseits weitere Saat streuen wird. Von Samenkorn zur Frucht zu Samenkorn zu weiterer Frucht, genauso hört ein wahres Geschenk nicht auf zu geben und zu wachsen. Alles, was ich bisher von oder durch Swami bekommen habe, war nicht nur etwas Wundervolles im Empfangen, sondern es war sogar noch wundervoller, es zu teilen. Ich empfand das unvorstellbare Mitgefühl und die unaussprechliche Hingabe der göttlichen Liebe. Die Erkenntnis vieler weiterer Lebenslehren, ausgelöst durch diesen kleinen Zahnarztbesuch, traf mich gleichzeitig, und, so einfach es auch klingt, sie veränderten mich unauslöschlich. Am deutlichsten jedoch erkannte ich, dass Gottes Wege unergründlich sind. Wir wissen nie, wie sich das Göttliche zeigen wird, aber wir können sicher sein, dass es stets größer sein wird als alles, was wir uns je vorstellen können.

Dies sind meine Gedanken und Gefühle, die ich zur Begegnung mit meinem wundervollen Meister habe. Als ich die Zahnarztpraxis verließ, zeigte ich meine frisch polierten Zähne der Welt, als ich an Swami Kaleshwar dachte.

GLOSSAR

Abishek	Rituelle Waschung einer Gottesstatue mit sieben heiligen Substanzen: Milch, Joghurt, Ghie, Honig, Zucker, Bananen und Kokosnusswasser.
Amrutha	Der Nektar der Unsterblichkeit.
Arathi	Das Schwenken einer Flamme vor einer Statue oder vor einem Bildnis.
Atma Lingam	Ein eiförmiger Stein, der im Körper eines heiligen Mannes wächst und von ihm geboren wird.
Avatar	Eine Inkarnation Gottes in einem menschlichen Körper, der auf die Erde kommt, um der Menschheit zu dienen.
Bhajan	Ein Lied zur Lobpreisung Gottes.
Bidjakshara	Ein Samenwort oder ein Satz als zentrale Kraft oder Energie eines Mantras.
Brahma	Die Schöpferkraft des Universums.
Chakra	Energiezentrum im Körper.
Darshan	Das Göttliche sehen. Eine visuelle Erfahrung Gottes.
Dattatreya	Die Inkarnation von Brahma, Vishnu und Shiva in einem Körper. Er wird oft mit drei Köpfen dargestellt, die die drei Aspekte der Schöpfung symbolisieren – die Schöpfung, die Erhaltung und die Zerstörung. Er ist der ursprüngliche Guru aller spirituellen Meisterlinien.
Dharma	Heilige Pflicht.
Dhuni	Heilige Feuerstelle.
Durga	Ein Aspekt der Göttlichen Mutter mit acht Armen, die acht verschiedene Waffen in den Händen hält, während sie auf dem Rücken eines Tigers reitet. Die acht Arme symbolisieren die acht Siddhikräfte.

Dwarkamai	(in Penukonda) Ein Gebäude im Ashram, das Sri Kaleshwars Kraftplatz ist, benannt nach dem Dwarkamai seines Meisters Shirdi Sai Baba.
Dwarkamai	(in Shirdi) Die Moschee, in der Shirdi Sai Baba lebte.
Entladen	Prozess, bei dem man sich von negativen Energien wie Ärger, Stress oder Depressionen befreit.
Fünf Elemente	Die fünf Säulen, auf denen die gesamte Schöpfung aufgebaut ist: Erde, Feuer, Himmel (Äther, Raum), Wasser und Luft.
Ganesh	Eine Gottheit, die zum Schutz Hindernisse beseitigt oder solche errichtet. Er ist der erste Gott, der in jeder hinduistischen Zeremonie geehrt wird.
Gayatri	Das machtvollste Mantra, dem man nachsagt, dass es allen vier Veden gleicht. Eine Göttin der Erleuchtung.
Ghie	Geklärte Butter, die als Opfergabe in heiligen Zeremonien benutzt wird.
Göttliche Mutter	Der Aspekt der Urenergie der Schöpfung, aus der alles entsteht.
Gurustan	Wörtlich: »Sitz des Gurus«, auch als das dritte Auge bekannt; der mächtigste Energiepunkt im Körper.
Guruparampara	Die Meisterlinie von Gurus; der höchste Guru, der innere und der äußere Guru. Der Ursprung aller Meisterlinien ist Dattatreya, der erste/ursprüngliche Guru.
Hanuman	Affenkönig, der aufgrund seiner tiefen Hingabe an Rama den Zustand der Göttlichkeit erlangte. Der Gott der Luft.
Homa	Heilige Feuerzeremonie, um die göttlichen Energien zu bestimmten Zielen und Vorhaben zu lenken. (siehe auch Yagyas)
Japa	Das meditative Wiederholen eines Mantras.

Kalajnana	Ein historisches Manuskript Indiens, vor 400 Jahren von Virabramhendra verfasst, in dem viele Prophezeiungen enthalten sind, einschließlich des Kommens von Sri Kaleshwar nach Penukonda sowie seine Mission in der Welt. Es wird als Heiligtum Indiens betrachtet und von der Regierung aufbewahrt. Teile daraus wurden in der indischen Sprache Telugu veröffentlicht.
Kali	Eine Form der Göttlichen Mutter als Zerstörerin der Negativität.
Kali Yuga	Das gegenwärtige Zeitalter, das dunkelste aller vier Zeitalter. Obwohl die Energie auf der Erde während dieser 5000 Jahre zu 75 Prozent negativ ist und nur zu 25 Prozent positiv, ist es in diesem Zeitalter am leichtesten, Gott zu erreichen.
Karma	Die guten und schlechten Folgen unserer Handlungen.
Krishna	Der Avatar des Dwapara-Zeitalters, eine Verkörperung Vishnus.
Lakshmi	Göttin des Wohlstandes; Krishnas erste Frau.
Lila	Das göttliche Spiel oder Drama.
Lingam	Ein Stein, der die Kraft und die Energie Shivas symbolisiert. Er ist üblicherweise rund und natürlich geformt.
Mala	Eine Kette aus 108 Samenkörnern oder Perlen, die zum Zählen der rezitierten Mantren benutzt wird. Rudraksha-Samen oder Lotus-Samen werden bevorzugt.
Mandir	Hinduistischer Name für einen Tempel.
Mantra	Ein heiliges Wort, ein heiliger Vers oder eine heilige Formel.
Maya	Die Illusion, welche die Seele umgibt. Die Traumwirklichkeit oder falsche Realität.
Meister	Guru; spiritueller Lehrer.

Parvati – Der Aspekt der Göttlichen Mutter, der mit Shiva verheiratet ist. Auch Shakti genannt.

Puja – Eine religiöse Zeremonie, in der Opfergaben an Gott entweder geistig oder physisch in Form von Feuer, Wasser, Räucherwerk, Früchten, Blumen etc. dargereicht werden.

Rama – Eine Inkarnation Vishnus. Der Held der Ramayana (indisches Nationalepos).

Sadhana – Spirituelle Übungen.

Sankalpam – Willenskraft; Absicht; göttliche Kraft.

Shakti – Die Göttliche Mutter; die Frau Shivas oder die spirituelle Energie; der dynamische, schöpferische Aspekt der kosmischen Energie; die Urkraft, die das Universum erschafft.

Shaktipat – Eine Übertragung von Shakti oder spiritueller Energie von einer Seele auf eine andere durch die Gnade des Guruparampara – eine Kerze entzündet eine andere.

Shirdi Sai Baba – Sri Kaleshwars Meister, der in Shirdi lebte (ca. 1840 – 1918). Er war eine Inkarnation von Shiva und wird als einer der größten Heiligen Indiens verehrt. Er vollbrachte unzählige Wunder während seines Lebens und tut dies immer noch, auch nach seinem Tod.

Shiva – Die transzendente, höchste, unendliche Wirklichkeit; in der Schöpfung ist er Teil der Dreifaltigkeit: Brahma, Vishnu und Shiva. In diesem Aspekt agiert er als die zerstörerische Kraft des Universums.

Siddha – Eine göttliche Seele, die Siddhis besitzt und die Fünf Elemente befehligen kann.

Siddhi – Eine übernatürliche, Wunder wirkende Kraft, die durch Meditation oder das Rezitieren von Mantren erlangt wird.

Stithapregnatata	Ein Zustand der Ausgeglichenheit; die Bewusstheit, dass alles auf Gottes göttlichem Spiel beruht; alle Geschehnisse, ob gut oder schlecht, werden gleichermaßen akzeptiert.
Suryaprozess	Eine spirituelle Übung zur Reinigung der Seele. Göttliche kosmische Energie wird durch das erste Sonnenlicht am frühen Morgen übertragen. Der Meditierende blickt während des Sonnenaufgangs nach Osten und rezitiert die Sonnenmantren und andere Gebete.
Swami	In der indischen Tradition eine respektvolle Anrede für einen spirituellen Lehrer.
Tirupati	Der Ort in Südindien, an dem der Goldene Tempel steht, der reichste und meistbesuchte Tempel Indiens, erbaut von König Krishnadevaraya nach den Regeln des Vaastu.
Veden	Die älteste Wissenssammlung, die der Menschheit bekannt ist. Die vedischen Abhandlungen erschienen zum ersten Mal in schriftlicher Form vor über 5000 Jahren. Sie enthalten riesige Bände – schätzungsweise über 60.000. »Veda« bedeutet im Sanskrit, der ältesten überlieferten Sprache: »Wahrheit« und »Wissen«. Die Veden behandeln jeden Aspekt der Menschheit in seiner Beziehung zur Natur und zum Göttlichen.
Vishnu	Der bewahrende, erhaltende Aspekt der Dreifaltigkeit, bestehend aus Brahma, Vishnu und Shiva. Rama und Krishna waren Inkarnationen von Vishnu.
Yagya	Eine heilige Feuer-Zeremonie, die zur Ehrung Gottes und mit der Absicht durchgeführt wird, bestimmte Vorteile und Segnungen zu erhalten.
Yantra	Ein Seelendiagramm, ein Energiesymbol; das einer göttlichen Seele oder einer Gottheit innewohnende Energiemuster.

BILDERVERZEICHNIS

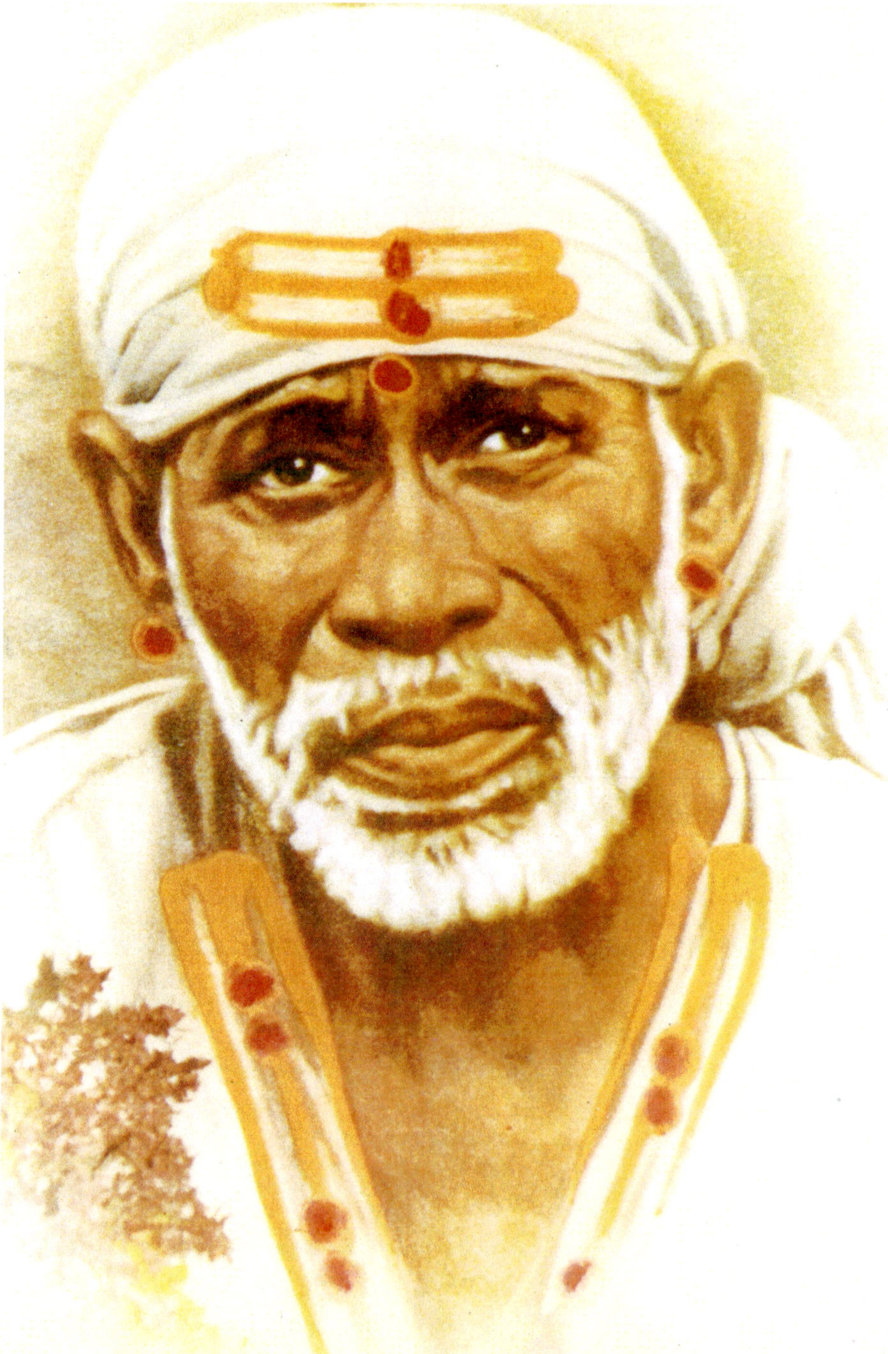

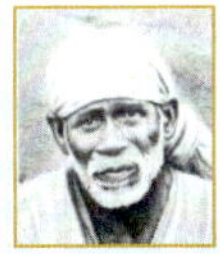

Sri Kaleshwar Publishing

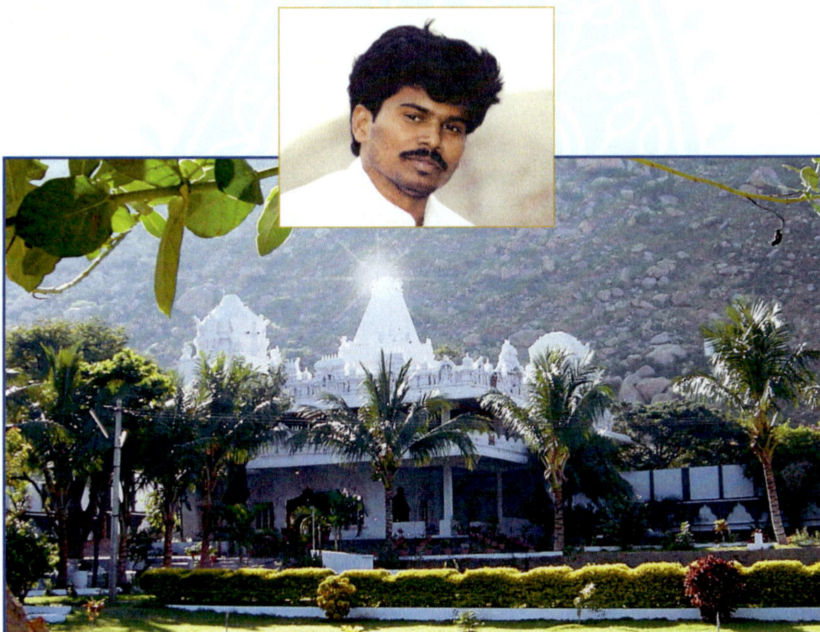

Buch-Empfehlungen von Sri Kaleshwar

Kaleshwara Vaastu

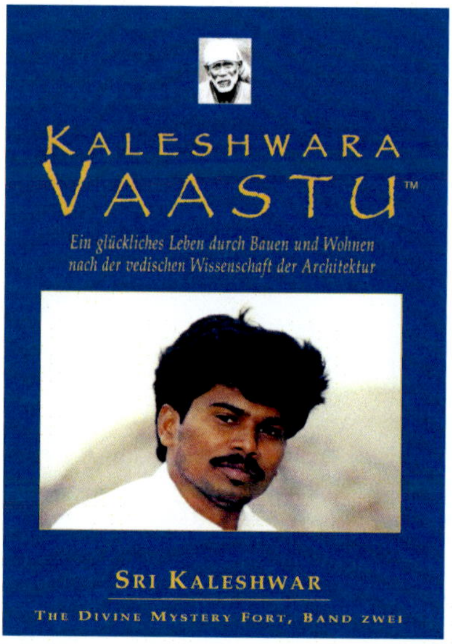

Einband:	Softcover
Preis:	30,00 Euro
Seiten:	330 / 20,5 x 28 cm
Zusatz:	18 Fallstudien

Das "Vaastu Shastra" gehört zu den wertvollsten Schätzen des alten Indien. Es ist Teil der umfassenden vedischen Wissenssammlung, die vor über fünftausend Jahren von den Weisen Indiens verfasst wurde. ‚Vaastu' bedeutet ‚wohnen' und ‚Shastra' ‚wissenschaftliche Abhandlung'. Es ist die Wissenschaft der richtigen Platzierung von Grundstücken und Gebäuden sowie deren Gestaltung und Bauweise nach den ewig geltenden Naturgesetzen.

In der Schöpfung besteht eine natürliche Ordnung und Struktur, die in das Leben und Zuhause von Menschen übertragen werden kann. Durch die exakte Anwendung der Vaastu-Grundregeln lassen sich ideale harmonische Lebensräume gestalten, die auf die in der Natur verborgenen, lebenserhaltenden Kräfte abgestimmt sind. Jeder Mensch kann mit diesen Vaastu-Grundsätzen sein Leben transformieren und sein Schicksal verändern. Durch das Vaastu lassen sich achtzig Prozent der Lebensprobleme lösen. Wird ein Grundstück und seine Umgebung sowie ein Haus und seine Inneneinrichtung nach den Vaastu-Prinzipien gestaltet, kehren Frieden, Wohlstand, Kraft und Lebensfreude ein.

Dieses Buch führt seine Leser Schritt für Schritt durch den vedischen Wissensschatz des Vaastu und ermöglicht es, positive und negative Aspekte schnell zu verstehen. Anschließend lassen sich die Grundregeln leicht anwenden: wie man Grundstücke und Gebäude richtig einschätzt; wie man sein perfektes Zuhause entwirft, baut und umgestaltet sowie negatives Vaastu vermeiden oder zum Positiven verändern kann. Sri Kaleshwar hat die Vaastu-Grundsätze selbst getestet und bei Tausenden von Menschen angewandt, um ihnen zu helfen und ihr Leben zu verbessern.

ISBN:	Sprache:	Buchtitel:	Lieferbar:
978-3-940656-04-9	Englisch	Victory Through Vaastu	verfügbar
978-3-940656-05-6	Deutsch	Kaleshwara Vaastu	verfügbar

Shirdi Sai Baba – Der universelle Meister

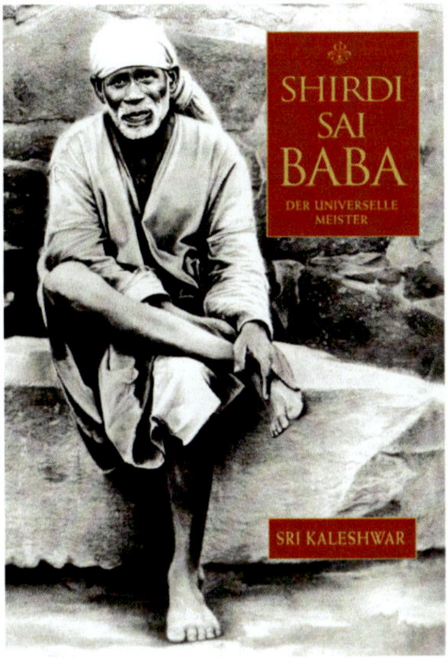

Einband:	Softcover
Preis:	18,00 Euro
Seiten:	280 /15 x 23 cm
Zusatz:	Bildergalerie

Dieses Buch über die Lebensgeschichte des legendären indischen Heiligen Shirdi Sai Baba wird erzählt von Sri Kaleshwar, einem der höchst angesehensten spirituellen Führer in Indien. Es offenbart die verborgene und tiefere Bedeutung der göttlichen Lebensgeschichte und Handlungen von Shirdi Babas großartiger Seele. Sri Kaleshwar sagt: *»In meinen Meditationen sah ich die bedeutendsten Dinge von Baba's Leben wie in einem Film. Jedermann kann durch kraftvolle Kanäle die Lebensgeschichte einer Seele sehen. Baba war eine bescheidene Persönlichkeit und er genoss den göttlichen Duft in seinem Leben. Dies ist eine der besten göttlichen Geschichten die je geschrieben wurde.«*

Er lebte als Ausgestoßener achtzehn Jahre außerhalb von Shirdi bevor er dann sein restliches Leben in einem verfallenen Tempel verbrachte, den er ‚Dwarkamai' nannte. Während Shirdi Sai Baba als einfacher Bettler lebte, vollbrachte er Wunderheilungen und nahm die Schmerzen und das Leiden der Welt auf sich. Er sagte: *»Ich bin ein Großvater für alle Menschen. Ich bin für alle da die mich von ganzem Herzen anrufen. Ich werde mich um euch kümmern wo immer ihr auch seid.«*

Shirdi Baba's Leben demonstrierte die Einheit aller Religionen. Niemand wusste welcher Religion er zugehörte. Er wurde gleichermaßen von Hindus, Muslimen und Christen verehrt. Baba sagte: *„Alle Menschen sind Eins. Unsere Religion ist die Menschlichkeit. Gott ist Eins."*

ISBN:	Sprache:	Buchtitel:	Lieferbar:
978-3-940656-20-9	Englisch	Shirdi Sai Baba - The Universal Master	verfügbar
978-3-940656-21-6	Deutsch	Shirdi Sai Baba - Der universelle Meister	verfügbar

Das wahre Leben und die Lehren von Jesus Christus

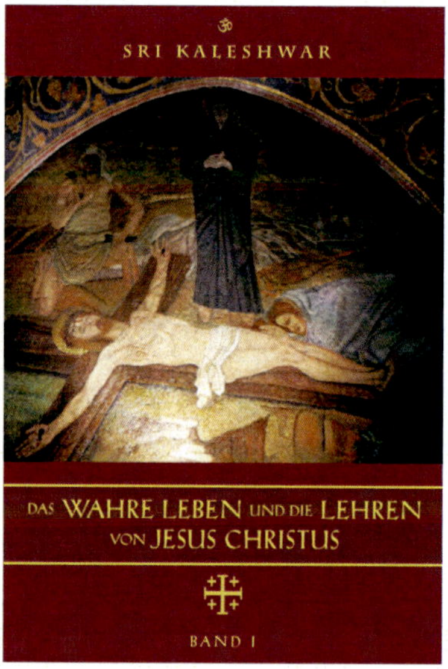

Einband:	Flexcover
Preis:	25,00 Euro
Seiten:	312 /15 x 23 cm
Zusatz:	Audio-CD

Dieses Buch – der erste Band in einer Reihe von insgesamt fünf Bänden – offenbart das wahre Leben und die Lehren von Jesus Christus, basierend auf historischen Belegen und Beweisen, einschließlich eines authentischen, Jahrtausende alten Palmblatt-Manuskripts, das von Sri Kaleshwar, einem der angesehensten lebenden Heiligen Indiens, übersetzt wurde. Es bringt Licht in die Geheimnisse von Jesus Christus' Leben, die bisher nur wenigen indischen Heiligen bekannt waren.

Es beinhaltet Sri Kaleshwars Berichte über seine Beziehung mit Jesus in einer früheren Inkarnation, die Wahrheit über die Kreuzigung und wie Jesus durch den fortgeschrittenen yogischen Prozess des Khandana Yoga und die Hilfe seiner Mutter wieder zum Leben erweckt wurde. Dieses Buch enthält Informationen über Mary's wundersame Fähigkeiten, über die spirituellen Praktiken von Jesus und und seine Forschung über Gott in Indien vor der Kreuzigung und beschreibt zuletzt seine Mission, das Wissen aus den alten Manuskripten der Welt zugänglich zu machen – um Seelen mit großen spirituellen Fähigkeiten zu entwickeln, die die Menschheit anheben können. Sri Kaleshwar legt archäologische Beweise für diese Informationen vor, die von jedem Wissenschaftler oder Gelehrten überprüft und ausgewertet werden können.

»Jesus Christus war ein sehr außergewöhnlicher und kraftvoller Mensch. Ich kannte ihn persönlich. Er war ein Avadhut, eine unbändige, sanfte Seele von wunderschöner Gestalt und einem Gesicht gleich einer blühenden Blume. Sein Blick war so voll reiner Liebe. Er war eine Blume, die in der Dunkelheit blühte.«

ISBN:	Sprache:	Buchtitel:	Lieferbar:
978-3-940656-10-0	Englisch	The Real Life and Teachings of Jesus ...	verfügbar
978-3-940656-11-7	Deutsch	Das wahre Leben und die Lehren von ...	verfügbar